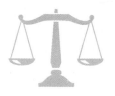

国际药品监管制度研究丛书

药物临床试验动态管理改革与创新

杨悦　编著

沈阳药科大学国际食品药品政策与法律研究中心

中国医药科技出版社

图书在版编目（CIP）数据

药物临床试验动态管理改革与创新 / 杨悦编著 . — 北京：中国医药科技出版社，2018.1

（国际药品监管制度研究丛书）

ISBN 978-7-5067-9569-2

Ⅰ．①药… Ⅱ．①杨… Ⅲ．①临床药学 – 药效试验 – 药事法规 – 对比研究 – 世界 Ⅳ．① R951

中国版本图书馆 CIP 数据核字（2017）第 211548 号

美术编辑 陈君杞

版式设计 锋尚设计

出版 中国医药科技出版社

地址 北京市海淀区文慧园北路甲 22 号

邮编 100082

电话 发行：010–62227427 邮购：010–62236938

网址 www.cmstp.com

规格 710×1000mm $^1/_{16}$

印张 23³/₄

字数 330 千字

版次 2018 年 1 月第 1 版

印次 2018 年 1 月第 1 次印刷

印刷 三河市万龙印装有限公司

经销 全国各地新华书店

书号 ISBN 978-7-5067-9569-2

定价 68.00 元

序 Foreword

中共中央办公厅国务院办公厅印发《关于深化审评审批制度改革鼓励药品医疗器械创新的意见》（以下简称《意见》）发布，该指导意见是在国家食品药品监督管理总局在2017年5月11日和12日4个征求意见稿的基础上广泛征求意见后最终形成的。

《意见》以简化审批、强化监管、鼓励创新为主线，使审评审批改革由解决积压转向系统性的审评审批改革，甚至整体性的药品监管改革方向迈进。《意见》给业界传递一个重大信号，以审批为主的药品审评模式将成为历史，以患者需求为导向的动态药品监管模式将成为未来的主流。《意见》首先关注改革临床试验管理。

从鼓励药品医疗器械创新的角度讲，临床试验是药品上市的一个关键环节，新的药品医疗器械不开展临床试验就无法评价安全性有效性，临床试验有风险，但患者急需治疗，对于尚无有效治疗手段的危重疾病患者来说，无药是最大的风险，《意见》试图建立一个政策平衡点，在适度简化许可的同时，强化动态监管和风险控制，主要解决三个方面的问题：

第一是解决临床试验资源短缺的问题，临床试验机构资格认定由许可制改为备案制，具备临床试验条件的机构均可以备案，成为临床试验机构不再是医疗机构的特权，医疗机构、医学研究机构、医药高等学校符合条件的也开展临床试验，鼓励社会资本投资设立临床试验机构。该项改革可以扩大临床试验机构的数量，对于可能由此带来的临床试验风险，引入第三方对临床试验机构评估认证，加强临床试验动态管理，严肃查处临床试验造假行为，建立行业退出机制等强化临床试验监管。

第二是解决新药临床试验时滞的关键限速环节，具体表现在审批时间长、境外境内临床试验数据要求不一致导致的时滞、伦理审查在临床试验批准之后进行延迟临床试验开展、涉及国际合作的人类遗传资源活动审批造成的时滞，分别采取针对性改革措施，即临床试验由审批制，改为默示许可，同时加强动态风险控制；以是否存在种族差异作为境外临床试验数据可接受性的判断标准；伦理审查前置；优化人类遗传审批程序。此外，引入拓展性临床试验，为未能参加药品医疗器械临床试验，但患有严重危及生命且尚无有效治疗手段疾病的患者，提供更早更快更及时获得治疗的灵活路径。

第三是解决数据造假的问题。临床试验委托协议签署人和临床试验研究者是临床试验数据的第一责任人，针对存在数据真实性问题的违法行为，针对临床试验中的关键责任人进行界定，包括非临床研究机构和临床试验机构责任人、虚假报告提供责任人、注册申请人及合同研究组织责任人，体现"责任到人，处罚到人"的基本原则。建立基于风险和审评需要的检查模式，未通过检查的，相关数据不被接受，对于申请人来说，违法成本高昂，起到惩罚和遏制违法的双重作用。

《意见》为临床试验改革指明了方向，但《药品管理法》和《药品注册管理办法》如何做出相应的修改和完善是值得研究的问题，本书以国际视野研究药物临床试验动态管理模式和机制，以期为相关制度改进和调整提供参考。

沈阳药科大学国际食品药品政策与法律研究中心研究生孙宇昕、魏芬芳、袁丽等同学参与国内外文献资料搜集和调研过程。本书在写作过程中得到国家食品药品监督管理总局和RDPAC及其会员单位相关专家的大力支持，在此表示深深的感谢！

目 录 CONTENTS

摘 要 ABSTRACT

1 研究背景

新药研发是一个漫长而复杂的创新过程，伴随着高投入、高风险。一个新药从发现到成功上市通常要花费10～15年。临床试验是新药研究过程中耗时最长（平均6～7年）、成本最高（约占总费用67%）的阶段。而进入临床试验阶段的药物，最终只有不到12%被批准上市。相对于新药不确定性较强的研发特点，仿制药研发由于建立在与原研药一致基础上，临床研究阶段的安全风险较小。

本研究认为，新药临床试验管理制度的目标是以最大限度优先满足患者严重疾病治疗需求为导向，保证受试者参与临床试验过程中的安全和权利，并确保申请人在临床试验过程中获得可靠、完整的药品安全性、有效性、治疗可控性的数据，以供监管机构审评或评价。而仿制药临床研究［如生物等效性（BE）试验］制度设计的目标是保证受试者安全和权利，并确保申请人提供可靠的用于评价与参比药一致性的有效性数据。

新药与仿制药制度目标不同，制度要素应有所差异，我国的药物临床试验管理制度设计应侧重于新药临床试验制度改革与调整，以提高药物临床试验审评效率，使新药研发上市速度提升，满足公众未满足的医疗需求。

本书针对我国临床试验管理法律制度存在的问题，总结美国、欧盟、日本临床试验管理的关键要素，深入分析，提出适合目前国情的临床试验改革要点。

2 我国临床试验的问题

2.1 临床试验监管范围局限，审评审批原则不清晰

长期以来，我国的药物临床试验管理缺乏明确的审评审批原则，延续仿制药审评模式下对上市前临床试验审批程序的关注，对药物研发规律的认识不足，鼓励创新制度设计不明确，保护受试者安全和权利作用较弱。

临床试验管理范围局限。研究者发起的科研性临床研究（IIT）缺乏法规界定，Ⅳ期临床试验监管力度不够，临床试验的法律界定与管理范围存在漏洞。

审评审批原则与药物临床试验特点不吻合。临床试验技术审评过于关注确定性因素，对新药研究的不确定性因素的把控没有遵循临床研究的基本规律，过分强调临床前资料确定性，申报资料要求与上市申请相同，对受试者安全和权利关注不足。

2.2 重审批，轻过程控制，审批程序设计不够合理

临床试验机构资格认定作为单独行政许可事项，经查CFDA官网，截至2017年底药物临床试验机构获得资质的已有600余家。临床试验机构数量和地区、专业分布不合理，无法满足日益增长的临床试验和BE试验需求，临床试验机构资格认定也造成一定程度上的垄断，临床试验机构的试验过程缺乏有效监管。

技术审评程序复杂，缺乏动态性，申请人主体地位不明。审批程序包括形式审查、研制现场核查、技术审评和行政审批等多个环节，现场核查实质上是监管部门代替申请人承担临床试验风险。临床试验批准后，申请人主体责任缺失，对临床试验过程风险控制缺乏，审评程序设计又缺乏试验过程随时停止和恢复的动态监管程序，无法保证临床试验数据的真实可靠性。

审评时间较长，创新药上市缓慢。临床试验技术审评与伦理审查先后进行。创新药IND技术审评时间长（145日），加上受理号等待时间，创新药IND平均需要14个月批准。伦理审评在技术审评之后，平均需要1~2个月时间。对于外资企业药物临床试验，人类遗传资源审批程序又会延长3个月的法定审评时间。创新药在中国上市，往往滞后于欧美国家2年或者更长的时间，对于许多临床急需疾病和严重疾病的患者来说，可能丧失了治疗时机。

国际多中心临床试验申报审批程序重复，国外数据可接受性未作实质性规定。MRCT三报三批申报审批程序是对境外申请人的特殊要求。我国新药定义转变为全球新，而MRCT申报范围为"已在境外注册的药品或者已进入Ⅱ期或者Ⅲ期临床试验的药物"，对研究阶段、申报主体的条件设定与鼓励创新药上市存在矛盾。国际多中心药物临床试验完成后再重复申报临床试验是不科学的，是重复性工作，对研究资源和审评资源来说都是一种浪费。

沟通交流对审批的支持作用未有效体现。2016年6月6日CFDA发布《药物研发与技术审评沟通交流管理办法（试行）》，为临床试验阶段技术问题沟通提供了直接途径。沟通交流文件刚发布，处于试行状态，对审批的支持作用未有效体现。

仿制药审批与备案相结合，虽程序简化但仍有改进空间：2015年12月1日正式启动，化学药生物等效性试验由审批制改为备案管理。随着，BE试验单品种指导原则的建立并不断完善，未来仍有取消备案简化程序的改进空间。

临床试验检查以试验机构检查为主，缺少专业化检查队伍。GCP检查未针对特定临床试验项目，特定责任主体职责不明确；关注数据检查，忽视问题调查，责任不明；专业检查队伍和人员缺乏，检查队伍不固定，检查标准不统一。

2.3 伦理审查与知情同意法律地位不明，监管缺失

伦理审查法律地位缺失。伦理审查与知情同意是保障受试者权益的主要措施。目前，伦理审查仅在GCP层面予以规定，伦理委员会独立性受其隶属的临床试验机构影响，"独立"性缺失可能会导致审查公正性的缺失。监督主体责任不明，卫生监管机构和药监部门的监管职责未能有效区分，导致伦理委员会的管理存在缺位。

受试者、研究者、申办者、医疗机构的知情同意的责任划分不明确，知情同意及损害赔偿规定较少。

2.4 临床试验阶段安全性报告范围、程序、方式不明确

我国临床试验阶段安全性报告研究者报告主体错位，申请人报告主体缺位、报告要求不合理，不规范，安全性报告对申请的支撑作用以及对试验风险的监控作用未能体现，也未与产品上市后药品安全性监测相关联。

2.5 临床试验登记与信息公示未涵盖技术审评和监督检查结果

目前，临床试验信息登记并不要求过程和结果信息的登记，信息公示记

录中也不对药品技术审评和监督检查结果公开。

2.6 关键责任主体界定与法律责任缺失

关键责任主体地位缺失。 现行法规体系中临床试验各方主体的界定和责任尚不明确，申办者（包括CRO）、研究人员、伦理委员会责任主体缺位。监管与检查体系中缺少申办者、伦理委员会以及合同研究组织的专门和具体规定。

法律责任缺失。 除对申办者造假行为和临床试验机构违反GCP有行政处罚措施外，对研究人员、伦理委员会在试验过程中违反GCP及其他法规的行为，缺少明确的追究和处罚措施。临床试验恶意造假缺少刑事制裁措施。

3 国内外药物临床试验管理制度的关键要素和差异点 ‖‖‖‖‖‖‖‖‖

比较研究结论认为，药物临床试验管理制度定位于保护和促进公众健康。药物临床试验是验证过程，具有很大的不确定性，同时伴随着风险。对于新药，风险不确定更为明显，如何保证受试者风险效益达到平衡，试验过程中数据获得的真实、可靠和完整，促进患者及时获得更好的治疗，加速新药上市是监管机构需要考虑的问题。

药物临床试验管理制度应定位于保护和促进公众健康，通过制度设计鼓励创新，促进患者更加可及、及时地获得更加合理的、更好的治疗，并确保临床试验过程遵循GCP，监控风险，减轻伤害，减少伤害，避免伤害，预防伤害。

3.1 审评审批原则关注受试者的安全与权利

审评审批原则贯穿药物临床试验的全过程，指导临床试验的审评和监管，应在法律体系中予以明确。比较结果表明，保护受试者的安全和权利，同时确保临床试验的科学与规范，保证试验结果的客观、真实、可靠是通用原则，一般在法律法规中予以明确。我国法律法规层面对药物临床试验审评审批原则规定不明确，仅反映在GCP层面。

3.2 科学审查许可类型、程序、时限与灵活性

（1）许可类型：各国临床试验许可和上市许可采取不同模式，临床试验多采用默示许可模式，与我国分段许可制度设计存在较大差异。药物临床试验申请作为药品上市的一个环节，其本质并不是决定药品安全性、有效性的许可事项，只是允许申请人（发起人）获得临床试验证据的一个必要步骤，可作为药品上市许可的一个阶段对待，制度设计应符合药物研发规律，使申请人（发起人）成为保护受试者安全和权益，并对试验过程质量进行控制的责任主体，控制试验过程风险，并把风险及时监测、报告给监管机构，并根据情况采取必要的控制措施，对临床试验采取灵活的暂停、恢复进行、中止或终止等监管措施。仿制药BE试验则区分风险类型，对于高风险品种仍沿用与新药相同的许可模式，如默示许可；一般BE试验则不设行政许可，简化程序提高审评效率，同时对仿制药申请人通过发布单品种指南的方式给予必要的指导。

（2）审评审批过程。我国临床试验审批没有分阶段提交申请与审批程序设计，审批在先，伦理审查在后，审批时限长，药物临床试验的限速环节包括：研制现场检查、一次提交、审批与伦理审查顺序进行，另外，针对外资制药企业的遗传资源登记程序也是限速环节所在。从理论上计算，上述限速步骤将导致我国临床试验与国外同步申请到正式开展延迟3~4个月，甚至6~7个月时间。

美欧等临床试验审评或默示许可在较短时间内（30~60天）完成，审评时限很短，很大程度上，依赖于分段提交申请、申报资料阶段性提交、新药申请前沟通，以及审评标准的科学与灵活性设计，这一系列的设计使审评时限缩短，审评效率提高，申请人主体地位更加清晰，临床试验过程控制更加充分，临床试验数据对上市许可支撑作用最终得以真实体现。

（3）申报资料要求：对材料的提交方式和内容的要求上，我国对临床试验申请材料的要求比较严格，尤其是药学研究资料要求在 I 期临床前全部提交，并在4个月内补齐所有材料。这与国外的通行方式有所不同，如美国允许CMC资料随着研究计划的开展、研究范围的扩大以及可获得信息量的增加而逐步提交；对药理毒理研究资料，以及有关安全性的附加信息，可在合适的时间提交修正案。日本法律规定供人体使用的支持性资料为3至5页的简明摘要。

（4）沟通与争议解决程序：临床试验本质是科学研究，需要监管部门和申办者对科学问题和潜在风险进行沟通交流，使IND申请成功率大大提升，节约研发投入，提高审评效率；同时，有利于审评过程中有关科学问题的争议解决。我国技术审评沟通交流相关文件刚发布并处于试行状态，具体沟通效果有待考察。美国技术审评会议沟通在上位法予以明确规定，特殊和一般审批途径所适用的各类型会议适用范围具有区分性，明确轻重缓急，使沟通资源能更好地分配到临床前景较好的新药审评中。

（5）GCP检查与临床试验现场检查：我国申报IND时需要进行研制现场检查，试验机构资格认定检查和复核检查占据GCP检查的大部分内容，对试验项目和人员的合规性检查较少。根据对比结果，GCP检查应以相关人员的合规性检查为主，在NDA申报阶段开展，以保证临床试验数据用于注册上市的真实可靠性为目的。

3.3　伦理审查与知情同意的法律地位

中国《药品管理法》等其他法律中未对伦理委员会地位和伦理审查予以明确规定，伦理审查流程等在GCP中有详细规定，伦理审查作用未能体现。美欧等均在法律法规中规定临床试验必须经伦理审查通过后方能展开，对伦理委员会实行注册登记或第三方认证，美国实行卫生与公共服务部（HHS）官方网站注册；英国设有专门的伦理委员会机构UKECA，负责对全英伦理委员会的成立、认可与监督。我国则采取备案的形式，伦理委员会缺乏主体地位。伦理委员会和知情同意作为保护受试者权利的重要条件，我国均未在法律法规中给予足够的重视。

3.4　关键责任主体、职责划分以及法律责任

关键责任主体即在法律法规层面中有明确界定、职责及法律责任设定的个人或组织，即应在临床试验中独立承担法律责任的主体。从比较研究结果看，发起人（申办者）、CRO、研究人员、伦理委员会均应作为关键责任主体，并应承担相应的法律责任。我国目前对CRO、研究人员、伦理委员会的

责任定位空缺，对发起人（申办者）的主体责任并未在法律法规中予以明确。

发起人（申请人）是药物临床试验的主要责任主体，承担对药物临床试验全过程质量、受试者安全和权益保护义务，具体体现为选择合适的CRO、临床试验机构和研究人员，并监督临床试验按GCP执行，管理临床试验过程，并承担相应的法律责任。发起人（申请人）可以通过协议方式向CRO转移全部或部分职责，此种责任转移必须以向监管机构提交说明，方具有法律效力。

CRO是临床试验的主要参与者，其法律地位必须明确，由于CRO可能接受委托替代发起人（申请人）承担部分职责，两者之间的责任划分也必须明确。CRO基本信息及所承担责任范围应在IND申报资料中予以体现，以便进行责任追溯。

从比较结果看，研究人员（PI）是临床试验的实际操作者，申报资料中有关基本信息的掌握也是日后追责的重要依据。

伦理委员会作为临床试验伦理审查机构，其地位独立，同时也是临床试验参与者，其资质、法律地位、过程监控职责等对临床试验实施具有重要保证意义。美欧等对伦理委员会采用登记或第三方审查方式，强调其独立性，申报资料中必须提交详细信息，以便进行责任追溯。

对于各类责任主体的违法行为，各方均规定了相应的法律责任。责任主体与法律责任是建立临床试验责任追溯体系的关键节点，根据情节采取不同的追责手段、追责方式，处罚幅度与违法情节相适应是责任体系设置的关键。从美欧经验看，对于违规违法情节较轻的行为，如责任主体反复、故意或明显违规违法时，多采取行政处罚，如取消资格和公示等。对于违法情节严重的行为，适用于刑事处罚，包括监禁、罚款等。我国目前责任主体缺失，违法行为的恶劣程度没有区分，因此处罚规定比较单一，行政处罚缺少灵活性，严重违法时的刑事处罚缺少法律依据。

3.5 发起人（申请人）强制安全报告要求

美欧等对临床试验的前置许可程序简化，而管理重点在于临床试验开展过程中的控制，发起人（申请人）是临床试验过程控制的责任主体，承担临床试验过程的各项报告义务，确保申请人及时向监管机构报告临床试验过程中的风险效益信息，并采取相应的风险控制措施。我国对临床试验过程风险控制相对较弱，申请人责任不明晰，临床试验安全性报告义务不明确，不系统。

3.6 试验用药品管理

我国在《注册管理办法》、GCP层面对试验用药品的生产、使用、标签、收费等均有原则性的规定，不够细化。美欧日则在法规层面对上述要素有明确详细的规定，对各阶段的责任主体较为明确。

3.7 临床试验数据公开与信息公开

临床试验信息公开是国际惯例，各国和地区药品监管机构都建立起了临床试验信息公开网站，如美国国立卫生研究院（NIH）建立的ClinicalTrials.gov，欧盟的临床试验注册网站（EUCTR），但各国公开的程度和范围有所不同。美国要求公开药品和医疗器械临床试验注册和结果数据库，早期/Ⅰ期试验除外，报告仅限于已批准产品，但美国食品药品管理局（FDA）未批准产品的结果公开，还包括不良事件公开，在法规中还规定了申请人未按要求公开的法律责任。欧盟要求公开内容更广，在基本注册信息和结果数据公开的基础上，还公开了监管机构关于临床试验的行政处理措施。我国目前对试验结果和审评结果并没有要求公开。

3.8 其他

关于国外临床试验数据可接受性。美国在法律中鼓励国外临床试验数据用于上市注册，法规中规定国外临床试验满足GCP即可用于上市注册。日本对国外临床试验数据的接受程度有专门的技术指南。我国对国外临床试验数据的接受程度和范围并不明确，仅在《药品注册管理办法》中对于国际多中心临床试验有相应规定。

关于药物临床试验管理范围——上市前、后临床研究，同情使用。临床试验按目的可分为以药品上市注册为目的的临床试验、上市后研究临床试验以及研究者发起临床试验。我国对于研究者发起临床试验没有清晰界定，对上市后研究和研究者发起临床试验没有明确的监管要求。在美国，除了满足豁免条件的风险较低的临床试验可豁免FDA审评以外，其他无论是否以注册为目的，临床试验均应提出申请。欧盟对所有药品临床试验都要按照相同程序申报和管理。

美日的法律体系中均明确提出了扩大使用临床试验的概念，并将其纳入法规管理，尤其是美国作为提高患者可及性的一项重要规定。

儿科药物临床试验要求。儿童是弱势群体，是发达国家立法特别关注的重点领域，体现健康权平等维护的立法理念。美欧对儿科药物临床试验立法基础完善，儿科药物临床试验是临床试验制度的重要组成部分。中国目前尚未对儿童药品管理单独立法，但发布了指导原则。

4 对我国临床试验管理法律制度调整建议 ||||||||||||||||||||||||||||||||||||||||

本研究建议将药物临床试验管理的审评审批原则、制度要素调整关键点在法律法规中予以修订，主要是对《药品管理法》和《药品管理法实施条例》做出修改。

4.1 药物临床试验管理法律制度的定位与审评审批原则

药物临床试验管理制度应定位于保护和促进公众健康，通过制度设计鼓励创新，促进患者更加可及、及时地获得更加合理的、更好的治疗，并确保临床试验过程遵循GCP，监控风险，减轻伤害，减少伤害，避免伤害，预防伤害。

药物临床试验中，受试者的权利、安全应得到保护。受试者的利益应始终优先于其他所有利益。申请人应保证提交数据和资料的真实可靠。药物临床试验审评审批程序和决策应具有灵活性，且有效率，并以不损害受试者安全或公共健康为目标。审评标准兼顾科学与灵活性，如科学合理地使用替代终点指标代替终点指标，加速新药研发。

4.2 药物临床试验管理范围应予以明确

从保护受试者安全和权利的目的出发，药物临床试验的管理范围应从以上市为目的的临床试验，扩大至研究性临床试验和上市后临床试验。

4.3 新药临床试验由审批改为默示许可

新药临床试验许可由审批改为默示许可，审评时限缩短至60天。

开展药物临床试验，申请人应向国务院食品药品监督管理部门药品审评机构提出申请，并在获得药品审评机构书面受理通知后60天后开展临床试验，但申请人在收到受理通知后60天内收到药品审评机构暂缓临床试验通知的情形除外。

开展仿制药生物等效性研究，申请人应向国务院食品药品监督管理部门药品审评机构备案，但申请人生物等效性研究设计有充分依据的，可免于备案。

4.4 技术审评与伦理审查程序并行安排

伦理审查应纳入《药品管理法》条款，采取伦理审查与技术审评并行的制度设计，减少临床试验延迟。此项调整将使理论上新药临床试验正式开展时间提前3～5个月。

药物临床试验必须经过伦理委员会审查后方可开展，申请人必须在药品技术审评与伦理委员会审查通过后方可正式开展临床试验。

伦理委员会应在国家药物临床试验信息管理信息系统中备案，被取消伦理审查资格的伦理委员会不得开展伦理审查工作。

伦理委员会实行第三方认证管理，并应保持独立性。

4.5 临床试验机构许可改为备案

药物临床试验机构是实际承担药物临床试验的医疗单位和科研单位，药物临床试验机构应在国家药物临床试验信息管理信息系统中登记备案，被取消药物临床试验机构资格的机构不得承担药物临床试验。

4.6 现场检查与审评结论相关联

建立临床试验过程中现场检查与上市许可申请审评中现场检查制度，对于发现严重缺陷或可能导致受试者安全和权益受到损害的，采取暂停、中止或终止临床试验的措施。

临床试验过程中，发现严重缺陷或可能导致受试者安全和权益受到损害时，国务院食品药品监督管理部门药品审评部门可以根据审评需要对申请人、合同研究组织、药物临床试验机构、研究人员执行GCP情况进行现场检查，必要时采取暂停、中止或终止临床试验的措施。

国务院食品药品监督管理部门药品审评部门在临床试验申请技术审评或现场检查中发现数据可疑，申请人无法证明数据真实性的，临床试验不予批准或终止。

临床试验机构存在多项临床试验数据造假行为的，取消该临床试验机构资格，并在国家药物临床试验信息管理信息系统中公示。

4.7 临床试验过程中的安全性报告

药物临床试验过程中的安全性报告应纳入上位法规定，建立申请人报告主体责任，并强化申请人对临床试验过程中风险识别、评估和控制义务要求。

临床试验过程中，研究人员应搜集试验用药品有关的不良反应/事件信息，并向申请人报告，申请人在规定时限内向国务院食品药品监督管理部门药品审评机构提交安全性报告，严重不良反应/事件在15天内报告，危及生命的不良反应/事件在7天内报告，每半年提交一次定期安全性汇总报告。申请人应对药物临床试验过程中发生的不良反应/事件信息进行汇总、分析和评价，并采取适当的风险控制措施。

4.8 关键人员职责与法律责任

药物临床试验管理制度能否有效实施的关键在于建立完整的关键人员责任体系，并建立责任追究机制，包括资格罚、禁业罚、行政处罚、刑罚。临床试验过程中关键责任人包括申请人（发起人）、合同研究机构（CRO）、临床试验机构、研究人员（PI）、伦理委员会。其中申请人是临床试验关键责任人员中的严格责任承担者，其对CRO、临床试验机构、研究人员选择负责，并承担最终法律责任。本研究对上述关键人员法律界定，法律责任均提出明确建议，并建议在刑法中增加【陈述或申请造假罪】。

4.9 建立临床试验申请及审批灵活沟通程序

治疗危及生命或严重疾病的药品申请人可在临床试验申请前，向国务院食品药品监督管理部门药品审评机构申请召开临床前会议。

会议应以书面形式就有关临床试验设计和规模参数达成一致的协议，并作为监管记录的一部分，试验开始后不得改变协议，除非满足下述条件：①发起人或申请人的书面同意；②审评负责人在试验开始后发现药品安全有效性的关键性科学问题。

审评过程和检查程序中出现科学问题和监管问题时，一般以召开会议或书面回复的形式，给予申请人回复和解释问题的机会。

4.10 临床试验数据公开应纳入法律规定

我国药物临床试验管理信息系统应建立药物临床试验注册和结果数据库，公开临床试验基本注册信息、临床试验结果数据、临床试验过程中安全性报告信息、审批结果与行政处理措施等。

药物临床试验注册信息、结果数据、安全性报告信息、临床试验审评结果、临床试验现场检查结果、临床试验违规处理措施等信息应公开。

4.11 临床试验管理制度改革的其他配套措施

（1）建立药物临床试验管理信息系统

在原来CDE建立的临床试验登记平台基础上，扩展平台功能，涵盖药物临床试验注册信息、结果数据、安全性报告信息、临床试验审评结果、临床试验现场检查结果、临床试验违规处理措施等信息。

建立黑名单制度，在该平台进行临床试验责任主体资格罚、禁业罚公示，包括申请人、CRO、伦理委员会、研究人员、临床试验机构。

（2）遗传资源登记程序建议调整为与临床试验技术审评、伦理审查并行

新药上市时间对于患者意味着生命和健康，鼓励创新是我国药品审评审批改革的重要内容，新药受药品审评制度影响非常巨大，其中制约临床试验审评速度的制度设计是影响新药上市的重要因素。新药临床试验开始的时间取决于多重限速环节，其中，外资企业开展药物临床试验前的遗传资源登记程序就是限速环节之一，为了加快新药物试验在我国开展的进程，建议把临床试验技术审评与伦理审查、遗传资源登记并行处理，理论计算，可加速临床试验开展120天时间。

（3）儿科药物临床试验管理单独立法

儿童是一个国家的未来，也是需要保护的弱势群体。儿童药物研发需要政策支持，也需要制度保障。我国儿童药物研发亟待单独立法，鼓励儿童药物创新，关注儿童疾病治疗特殊领域，强化儿童药物临床试验伦理要求，保障儿童受试者安全和权利。

（4）仿制药生物等效性试验由现有的备案逐渐过渡为无需备案

我国应逐步建立完善的BE试验参考药物目录（桔皮书）和单品种指南，为仿制药申请人BE试验提供指导，在参考体系成熟的情况下，BE试验可由备案管理逐渐过渡为无需备案，同时进一步强化申请人的主体责任。

（5）优化新药的国际多中心临床试验审评程序

国际多中心临床试验是吸引新药进入我国同步开展临床试验的重要途径，制度完善应引导MRCT临床数据支持国际新药在我国上市，加速患者及时获得药物治疗。建议国际多中心临床试验申报审批不再特殊设置，不论国际多中心还是国内多中心临床试验均采用相同的申报审批程序，并使多中心临床

试验审批管理与国际接轨，简化行政流程，鼓励国际多中心临床试验，特别是
Ⅰ期临床试验在国内的开展。

（6）加强试验用药品管理及可追溯性

临床试验用药品具有特殊性，不同研发阶段和临床试验各分期，药品生产质量控制程度应有所不同，明确试验用药品质量、标签、分配、使用全过程的责任主体，建立以记录溯源的追责体系，同时制定临床试验用药品生产、监管的技术标准及行政规章，为试验用药品的生产及质量控制提供指导。

引 言 INTRODUCTION

新药研发以市场需求为导向，以满足患者治疗需求为原动力。然而新药研发是一个漫长而复杂的创新过程，伴随着高投入、高风险。一个新药从发现到成功上市通常要花费10～15年。临床试验是新药研究过程中耗时最长（平均6～7年）、成本最高的阶段[1]，来自clinicaltrial.gov的数据表明，由于临床试验管理制度灵活，鼓励创新，Ⅰ期临床试验主要在北美和欧洲进行，而中东和拉美地区则诱集众多Ⅲ期和Ⅳ期临床试验，虽然中等收入国家承担的各期临床试验数量有很大增长，但仍占全球总数的一小部分（15%），其中值得注意的是，中国和巴西在中等收入国家中承担的临床试验数量最多，各占11%。近年来，中国与韩国所承担的各期临床试验数量一直保持持续的增长状态，Ⅰ期临床试验数量在中国、印度和韩国均有显著的增加[2]。

1 新药研发伴随高风险、高投入 ||||||||||||||||||||||||||||||||||||||||||||||

新药从研发到上市的产业链是一个漫长且复杂的过程，高风险意味着高的研发失败率。通常，平均每5000~10000个化学或生物分子中可筛选出250个先导化合物进入临床前研究阶段，其中5个可以进入临床研究阶段，最终仅有1个被批准上市[3]（图1）。2014年11月18日，塔夫茨大学药物研发研究中心（Tuffs CSDD）发布研究结果：目前研发一个新药的平均成本为25.58亿美元，其中每个上市药物的平均研发投入为13.95亿美元，新药临床研究费用一般约占整个新药研发总费用的67%。同期，由于临床试验失败、研发时间长导致的投资损失高达11.63亿美元[4]（图2）。

---

[1] EFPIA.The Pharmaceutical Industry in Figures Key Data 2012 [EB/OL].[2012-06-15].http：//www.efpia.eu/sites/www.efpia.eu/files/EFPIA%20 Figures%202012%20Final.pdf

[2] IFPAM. Policies that encourage innovation in middle-income Countries

[3] 袁丽，杨悦. 国际新药物研发现状及未来发展趋势［J］. 中国新药杂志，2013，22（018）：2120-2125.

[4] Tufts Center for the Study of Drug Development. Cost of Developing a New Drug [EB/OL]. [2014-9-18] http：//csdd.tufts.edu/files/uploads/Tufts_CSDD_briefing_on_RD_cost_study_-_Nov_18,_2014.pdf.

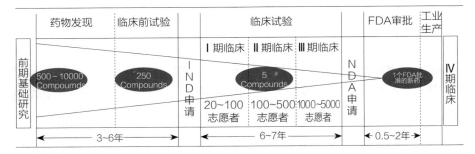

图 1   药物研发与上市过程

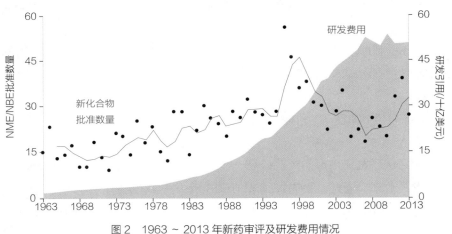

图 2   1963 ~ 2013 年新药审评及研发费用情况
数据来源：塔夫茨大学药物研发研究中心
（Tuffs CSDD），Cost of Developing a New Drug

2 临床试验审批通过率低

临床试验成功率不容乐观。塔夫茨大学研发研究中心选取1995～2007年间进入临床试验的1442个化合物进行研究，截至2013年，这些进入临床试验阶段的药物只有不到12%的药物最终被批准上市（图3），而在2003年这个数字是21.5%[1]。

1 Don Seiffert. Tufts study：it takes eight drugs in clinical trials to get one approval [EB/OL] [2015-4-16] http：//www.bizjournals.com/boston/blog/bioflash/2014/11/tufts-study-it-takes-eight-drugs-in-clinical.html?page=all

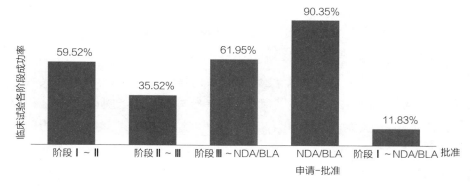

图 3 1995 ~ 2013 年临床试验各阶段成功率
数据来源：塔夫茨大学药物研发研究中心（Tuffs CSDD），
Cost of Developing a New Drug

3 新药与仿制药研发过程差异明显

　　新药与仿制药研发过程具有明显差异，新药临床试验从未知开始，该阶段不确定性因素有很多，随着研发进程的展开，剂型、规格、处方工艺等CMC资料均会发生变化，安全性、有效性资料也会逐步获得。临床前研究获得的动物药理毒理资料，虽对临床试验初步开展有重要作用，但还需在临床试验阶段得到进一步验证[1]。仿制药研发建立在与原研药一致基础上，相对来说临床研究阶段安全风险较小，仅特定仿制药需要在临床试验阶段加以关注。

4 临床试验应符合保护受试者健康和权利的伦理标准

　　临床试验研究应遵循科学和伦理原则。世界医学会（WMA）制定的《赫尔辛基宣言》（2013年）是医学研究包括临床试验遵循的国际惯例和规则，其中规定，医学研究要遵循那些促进和确保尊重人体受试者、保护他们的健康和权利的伦理标准。在医学实践和医学研究中，大多干预措施具有风险，会造成负担。唯有研究目的之重要性超出受试者承担的研究内在的风险和负担时，涉及人体受试者的研究方可开展。

---

[1] 陈震. 新药和仿制药审评的基本考虑及策略调整［N］. 医药经济报，2012-06-04009.

新药物临床试验是未上市药物在人体进行的试验，除成药性的不确定外，也给受试者带来了安全风险，特别是Ⅰ期临床试验，而随着临床试验的进程，风险效益会逐步显现，并不断进行评价和干预。

本研究认为，新药物临床试验管理制度的目标是以最大限度优先满足患者严重疾病治疗需求为导向的，保证受试者参与临床试验过程中的安全和权利，并确保申请人在临床试验过程中获得可靠的完整的可供监管机构审查药品安全性、有效性、治疗可控性的数据，以供监管机构审评或评价。而仿制药临床研究（如BE试验）制度设计的目标是保证受试者安全和权利，并确保申请人提供可靠的用于评价与参比药一致性的有效性数据。

新药与仿制药制度目标不同，制度要素应有所差异，我国的药物临床试验管理制度设计应侧重于新药临床试验制度改革与调整，以提高药物临床试验审评效率，使新药研发上市速度提升，满足公众未满足的医疗需求。

第一部分
中国药物临床试验管理法律
制度现状与问题

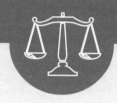

1 临床试验管理法律规定发展历程

　　中国最早关于药物临床试验的规定是1963年由卫生部、化工部、商业部联合下达的《关于药政管理的若干规定》，其中对新药（该规定中称新产品）的定义、新药报批程序、新药临床试验、新药生产的审批、设立药品审定委员会以及哪些类药品属卫生部审批等，均给予了明确的规定。1965年由卫生部和化工部联合下达了《药品新产品管理暂行规定》。1978年由国务院批准颁发的《药政管理条例》，就新药的临床验证和审批作了专门的规定。1979年，卫生部根据该条例中有关新药的规定，组织制定了《新药管理办法》。这个办法较以往的管理规定有了更系统、更明确的要求，对新药的定义、分类、科研、临床、鉴定、审批以及生产管理均做了全面具体的规定，并将审批权从国家局下放到省局。但是，由于当时没有制定统一的新药审批技术标准和要求，各地卫生部门在审批新药时，宽严尺度掌握不一，某些药品的基础研究工作较薄弱，临床试验方案的设计不够科学，因而对疗效和毒副作用所下结论也就不够准确，导致上市的药品疗效不确定，质量不高；某些药品的名称、处方、质量标准不统一，判断疗效标准缺乏科学、统一的要求，造成药品品种的混乱。1985年7月1日《中华人民共和国药品管理法》颁布，是新药管理和审批的上位法规定。1985年，卫生部根据该法制定颁布了《新药审批办法》，对新药申请生产之前必须呈报的临床试验、各类新药安全性和有效性评价及有关技术要求等均做出了具体规定，从而对新药的审批建立了一套比较完整明确的科学指标。

　　为提高药品临床试验的科研技术水平，1983年、1986年和1990年，卫生部先后分三批批准了46个临床药理基地，涵盖100多个专业学科。1995年2月卫生部颁发《卫生部临床药理基地指导原则》，又开始新一轮受理临床药理基地申请，临床药理基地数量达到113个，专业种类达到70个。1998年国家药品监督管理局成立后，对原卫生部临床药理基地进行了再确认，并更名为"国家药品临床研究基地"。在再确认过程中，有部分原来以大学为依托的基地变更为以其所属医疗机构为依托，对某些相似但异名的专业名称进行了统一[1]。

---

[1]　武小军. 我国GCP与药物临床试验监管机构［D］. 天津大学药物科学与技术学院，天津，2009.

1995年卫生部起草《药物临床试验管理规范（送审稿）》，并开始在全国范围内组织GCP知识的培训；1998年3月，卫生部颁布了《药物临床试验管理规范》（试行）。1998年8月，原国家药品监督管理局成立后对该试行版本进行了进一步的讨论和修改，于1999年9月1日正式颁布并实施《药物临床试验管理规范》（GCP）。2001年12月1日修订后的《药品管理法》施行，对药物临床试验机构资格和临床研究审批设定行政许可事项。2002年《药品注册管理办法》（试行）颁布实施，第47条对国际多中心临床试验正式定义，明确了国际多中心药物临床试验用于上市申请的注册途径。2003年9月原国家食品药品监督管理局对GCP再次修订后颁布，强化了临床试验的伦理原则以及对试验记录和报告的要求，由此标志着我国的药物临床试验管理进入了国际化时代。

2004年，原国家食品药品监督管理局与卫生部共同制定《药物临床试验机构资格认定办法》，要求对申请承担药物临床试验的医疗机构所具备的条件，药物临床试验机构的组织管理、研究人员、设备设施、管理制度、标准操作规程等进行系统评价，从而做出其是否具有承担药物临床试验资格的决定。

2007年实施的《药品注册管理办法》对药物临床试验的实施过程和要求及药品注册程序进行了规定。2008年5月颁布《药品注册现场核查管理规定》，该法规首次提到了"药物临床试验现场核查"的概念，并将临床试验现场核查作为药品注册研制现场核查的一个重要组成部分，同时规定了临床试验现场核查的程序、要求以及核查要点等，加强了药品注册现场核查管理，规范药品研制秩序。

2013年2月，原国家食品药品监督管理局发布《关于深化药品审评审批改革进一步鼓励药物创新的意见》中，调整药学审评方式，基于新药物研发各个阶段的特点，遵循国际通用技术要求，建立新药物临床前药学评价模板和研发期间的年度报告制度，实现药学更新或变更的资料滚动提交。2015年11月11日，关于药品注册审评审批若干政策的公告（2015年第230号），对新药临床试验申请，实行一次性批准，不再采取分期申报、分期审评审批的方式。2015年12月1日，《关于化学药生物等效性试验实行备案管理的公告（2015年第257号）》出台，化学仿制药生物等效性试验由审批改为备案管理。

2 临床试验管理法律框架 ||||||||||||||||||||||||||||||||||||||||||||

我国药物临床试验审批注册等条款涉及《药品管理法》《药品管理法实施条例》《药品注册管理办法》，现场检查则主要集中在《药品注册现场核查管理规定》中。各责任主体的职责和操作规范主要规定在《药物临床试验质量管理规范》中。各责任主体专门的部门规章及以上规定仅有《药物临床试验机构资格认定办法》，缺乏对申办者、研究人员、临床试验评审及管理委员会（IRB）的法规。我国临床试验管理法律框架见图1-1；临床试验管理法律文件见表1-1；临床试验管理上位法依据见表1-2。

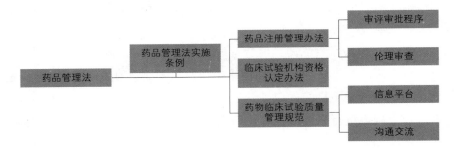

图 1-1 我国临床试验管理法律框架

表1-1 我国临床试验管理法律文件

管理要素	法律法规	年份	发布机关
申报及审评审批程序	《关于深化药品审评审批改革进一步鼓励药物创新的意见》	2013	原SFDA
	《国务院关于改革药品医疗器械审评审批制度的意见》	2015	国务院
	《化学药生物等效性试验备案范围和程序》	2015	CFDA
	《化学药品注册分类改革工作方案》	2016	CFDA
	《化学药品新注册分类申报资料要求（试行）》	2016	CFDA
现场检查	《药品注册现场核查及抽样程序与要求（试行）》	2005	原SFDA
	《药品注册现场核查管理规定》	2008	原SFDA
	《药物临床试验数据核查工作程序（暂行）》	2016	CFDA

续表

管理要素	法律法规	年份	发布机关
试验机构资格认定与检查	《药物临床试验机构资格认定办法》	2004	原SFDA
	《药物临床试验机构资格认定复核检查工作方案》	2009	原SFDA
	《药物临床试验机构资格认定复核检查标准》	2009	原SFDA
沟通和争议解决	《国家食品药品监督管理总局行政复议办法》	2013	CFDA
	《药物研发与技术审评沟通交流管理办法（试行）》	2016	CFDA
	《药品审评中心与注册申请人沟通交流质量管理规范(试行)》	2012	CDE
信息平台	《关于药物临床试验信息平台的公告》	2013	CFDA
伦理审查	《涉及人的生物医学研究伦理审查办法（试行）》	2007	卫生部
	《药物临床试验伦理审查工作指导原则》	2010	原SFDA
其他	《药物I期临床试验管理指导原则（试行）》	2011	原SFDA
	《国际多中心药物临床试验指南（试行）》	2015	CFDA
	《儿科人群药物临床试验技术指导原则》	2016	CFDA

表1-2 我国药物临床试验管理上位法依据

《药品管理法》涉及药物临床试验管理相关规定	
审评审批	第二十九条 研制新药，必须按照国务院药品监督管理部门的规定如实报送研制方法、质量指标、药理及毒理试验结果等有关资料和样品，经国务院药品监督管理部门批准后，方可进行临床试验。药物临床试验机构资格的认定办法，由国务院药品监督管理部门、国务院卫生行政部门共同制定。完成临床试验并通过审批的新药，由国务院药品监督管理部门批准，发给新药证书
临床试验机构违反GCP的处罚	第七十八条 药品的生产企业、经营企业、药物非临床安全性评价研究机构、药物临床试验机构未按照规定实施《药品生产质量管理规范》《药品经营质量管理规范》《药物非临床研究质量管理规范》《药物临床试验质量管理规范》的，给予警告，责令限期改正；逾期不改正的，责令停产、停业整顿，并处五千元以上二万元以下的罚款；情节严重的，吊销《药品生产许可证》《药品经营许可证》和药物临床试验机构的资格
申办人提交虚假资料的处罚	第八十二条 违反本法规定，提供虚假的证明、文件资料、样品或者采取其他欺骗手段取得《药品生产许可证》《药品经营许可证》《医疗机构制剂许可证》或者药品批准证明文件的，吊销《药品生产许可证》《药品经营许可证》《医疗机构制剂许可证》或者撤销药品批准证明文件，五年内不受理其申请，并处一万元以上三万元以下的罚款

续表

《药品管理法》涉及药物临床试验管理相关规定	
GLP执行与规定	第二十八条 药物非临床安全性评价研究机构必须执行《药物非临床研究质量管理规范》，药物临床试验机构必须执行《药物临床试验质量管理规范》。《药物非临床研究质量管理规范》《药物临床试验质量管理规范》由国务院药品监督管理部门分别商国务院科学技术行政部门和国务院卫生行政部门制定
临床试验应在具有资格的试验机构进行	第三十条 研制新药，需要进行临床试验的，应当依照《药品管理法》第二十九条的规定，经国务院药品监督管理部门批准。药物临床试验申请经国务院药品监督管理部门批准后，申报人应当在经依法认定的具有药物临床试验资格的机构中选择承担药物临床试验的机构，并将该临床试验机构报国务院药品监督管理部门和国务院卫生行政部门备案 药物临床试验机构进行药物临床试验，应当事先告知受试者或者其监护人真实情况，并取得其书面同意
试验机构违规开展试验处罚	第六十九条 违反《药品管理法》第二十九条的规定，擅自进行临床试验的，对承担药物临床试验的机构，依照《药品管理法》第七十八条的规定给予处罚
临床试验申报资料造假处罚	第七十条 药品申报者在申报临床试验时，报送虚假研制方法、质量标准、药理及毒理试验结果等有关资料和样品的，国务院药品监督管理部门对该申报药品的临床试验不予批准，对药品申报者给予警告；情节严重的，3年内不受理该药品申报者申报该品种的临床试验申请

3 关于深化审评审批制度改革鼓励药品医疗器械创新的意见

中共中央办公厅、国务院办公厅印发了《关于深化审评审批制度改革鼓励药品医疗器械创新的意见》提出改革临床试验管理，主要包括：

（一）临床试验机构资格认定实行备案管理。具备临床试验条件的机构在食品药品监管部门指定网站登记备案后，可接受药品医疗器械注册申请人委托开展临床试验。临床试验主要研究者应具有高级职称，参加过3个以上临床试验。注册申请人可聘请第三方对临床试验机构是否具备条件进行评估认证。鼓励社会力量投资设立临床试验机构。临床试验机构管理规定由食品药品监管总局会同国家卫生计生委制定。

（二）支持临床试验机构和人员开展临床试验。支持医疗机构、医学研究机构、医药高等学校开展临床试验，将临床试验条件和能力评价纳入医疗机构等级评审。对开展临床试验的医疗机构建立单独评价考核体系，仅用于临床试验的病床不计入医疗机构总病床，不规定病床效益、周转率、使用率等考评指标。鼓励医疗机构设立专职临床试验部门，配备职业化的临床试验研究者。完善单位绩效工资分配激励机制，保障临床试验研究者收入水平。鼓励临床医生参与药品医疗器械技术创新活动，对临床试验研究者在职务提升、职称晋升等方面与临床医生一视同仁。允许境外企业和科研机构在我国依法同步开展新药临床试验。

（三）完善伦理委员会机制。临床试验应符合伦理道德标准，保证受试者在自愿参与前被告知足够的试验信息，理解并签署知情同意书，保护受试者的安全、健康和权益。临床试验机构应成立伦理委员会，负责审查本机构临床试验方案，审核和监督临床试验研究者的资质，监督临床试验开展情况并接受监管部门检查。各地可根据需要设立区域伦理委员会，指导临床试验机构伦理审查工作，可接受不具备伦理审查条件的机构或注册申请人委托对临床试验方案进行伦理审查，并监督临床试验开展情况。卫生计生、中医药管理、食品药品监管等部门要加强对伦理委员会工作的管理指导和业务监督。

（四）提高伦理审查效率。注册申请人提出临床试验申请前，应先将临床试验方案提交临床试验机构伦理委员会审查批准。在我国境内开展多中心临床试验的，经临床试验组长单位伦理审查后，其他成员单位应认可组长单位的审查结论，不再重复审查。国家临床医学研究中心及承担国家科技重大专项和国家重点研发计划支持项目的临床试验机构，应整合资源建立统一的伦理审查平台，逐步推进伦理审查互认。

（五）优化临床试验审批程序。建立完善注册申请人与审评机构的沟通交流机制。受理药物临床试验和需审批的医疗器械临床试验申请前，审评机构应与注册申请人进行会议沟通，提出意见建议。受理临床试验申请后一定期限内，食品药品监管部门未给出否定或质疑意见即视为同意，注册申请人可按照提交的方案开展临床试验。临床试验期间，发生临床试验方案变更、重大药学变更或非临床研究安全性问题的，注册申请人应及时将变更情况报送审评机构；发现存在安全性及其他风险的，应及时修改临床试验方案、暂停或终止临床试验。药品注册申请人可自行或委托检验机构对临床试验样品出具检验报告，连同样品一并报送药品审评机构，并确保临床试验实际使用的样品与提交的样品一致。优化临床试验中涉及国际合作的人类遗传资源活动审批程序，加快临床试验进程。

（六）接受境外临床试验数据。在境外多中心取得的临床试验数据，符合中国药品医疗器械注册相关要求的，可用于在中国申报注册申请。对在中国首次申请上市的药品医疗器械，注册申请人应提供是否存在人种差异的临床试验数据。

（七）支持拓展性临床试验。对正在开展临床试验的用于治疗严重危及生命且尚无有效治疗手段疾病的药品医疗器械，经初步观察可能获益，符合伦理要求的，经知情同意后可在开展临床试验的机构内用于其他患者，其安全性数据可用于注册申请。

（八）严肃查处数据造假行为。临床试验委托协议签署人和临床试验研究者是临床试验数据的第一责任人，须对临床试验数据可靠性承担法律责任。建立基于风险和审评需要的检查模式，加强对非临床研究、临床试验的现场检查和有因检查，检查结果向社会公开。未通过检查的，相关数据不被接受；存在真实性问题的，应及时立案调查，依法追究相关非临床研究机构和临床试验机构责任人、虚假报告提供责任人、注册申请人及合同研究组织责任人的责任；拒绝、逃避、阻碍检查的，依法从重处罚。注册申请人主动发现问题并及时报告的，可酌情减免处罚。

4 临床试验监管范围不足，审评审批原则不清晰

长期以来，我国的药物临床试验管理缺乏明确的审评审批原则，延续仿制药审评模式下对上市前临床试验审批程序的关注，对药物研发规律的认识不足，鼓励创新制度设计不明确，保护受试者安全和权利作用较弱。

4.1 临床试验管理范围不足

临床研究按照目的可分为三类：用于支持药品上市申请的临床研究；上市后临床研究；研究者发起的科研性临床研究（IIT）。目前法律法规仅对上市申请的临床研究有监管要求，而对其他两类临床研究没有申请注册要求，监管力量也较为薄弱。

（1）研究者发起的科研性临床研究尚未纳入监管范围

IIT是医学研究的重要组成部分，有助于新药或新治疗策略的检验和发展，与制药企业发起的临床试验并行，互为补充。目前我国暂无明确针对IIT的相关法规，但基本管理模式主要以风险为导向，即对于新药临床研究以及药物上市后扩大适应证等可能增加受试者风险的研究，无论发起者是制药企业、研究者或学术机构，均应向CFDA递交新药试验申请，批准后在CFDA的监督下实行并定期提交相关研究资料。其他不增加受试者用药风险，或用药风险已有文献或临床实践支持的IIT，可以通过研究者所在机构学术专业委员会和伦理委员会审评批准后，并在上述机构的监管下进行[1]。一些临床试验机构对于IIT的申请流程及监管有各自的详细规定，多以GCP为基础。对于IIT数据的使用，CFDA于2012年5月15日发布的《已上市抗肿瘤药物增加新适应证技术指导原则》中指出，高质量的IIT结果也可以作为支持批准增加新适应证的重要参考。IIT在我国的监管不能说是空白的，但缺乏IIT的明确界定，对IIT的鼓励缺乏，导致我国IIT数量明显落后于发达国家。

（2）Ⅳ期临床试验监管力度弱

Ⅳ期临床试验是属于新药的延续性研究，应属于临床药品机构管理与监督范围，因此需要向其相关的药物伦理委员会申请批准后进行。药品上市后研究大多数是科研性的，应由科研部门管理与监督，并向其所属的伦理委员会申请批准后进行。目前我国Ⅳ期临床试验的管理模糊，《药品注册管理办法》第三十条提到"Ⅳ期临床试验：新药上市后应用研究阶段。其目的是考察在广泛使用条件下的药物的疗效和不良反应，评价在普通或者特殊人群中使用的利益与风险关系以及改进给药剂量等。"第一百四十四条提到"申请人应当跟踪药品上市后的安全性和有效性情况，及时提出修改药品说明书的补充申请。"此外，仅有2008年药品审评中心颁发的《药品Ⅳ期临床试验备案申请评价工作程序（试行）》，规定了药品Ⅳ期临床试验应向药品审评中心备案，却未规定备案程序适用的药品。

对Ⅳ期临床试验缺乏强制性的申请和监管要求，说明我国对药品上市后的监管力度不够。由于缺乏新药Ⅳ期临床试验的规范性技术要求和指导性细

---

[1] 杨志敏，耿莹，高晨燕. 对研究者发起的临床研究的认识和思考［J］. 中国新药杂志，2014，23（4）：388-389.

则，我国Ⅳ期临床试验质量参差不齐，许多企业没有按照生产批件上的Ⅳ期临床试验要求执行，再加之由省市药品监管机构对Ⅳ期临床试验进行审查[1]，无法保证临床数据审评的延续性，也无法保证数据研究质量。

4.2 审评审批原则与药物临床试验特点不吻合

我国于2011年开始区分设置新药和仿制药药学审评部门，随后引入新药临床试验申请（IND）和生产申请（NDA），仿制药生物等效性试验（BE）和生产申请（ANDA）等国际通用概念，新药仿制药的审评理念逐步体现差异化，审评策略和审评机制也进行了科学地调整，如BE试验由审批改为备案管理，符合仿制药安全性风险较小的特点。具有一定风险的仿制药BE试验仍需审批。目前IND仍采取审批制，与新药阶段性、不确定性较强的研发特点不吻合。在申报资料和审评程序上，过多关注临床前的确定性因素，对不确定性因素的容忍度较小，而实际临床试验全过程的风险监测、识别、控制较弱。对最初提交的申请资料要求较为严格，不符合新药临床研究阶段性的特点。试验过程中提交的安全性资料、年度报告等试验风险的资料却没有标准和程序上的要求，重视前置审批而忽略过程监管以及后续资料的提交，不利于临床试验全过程的受试者保护。IND审评审批定位于保证CMC资料、临床前资料的真实性，那么监管部门就要为申请人的资料真实性把关，导致申请人责任意识不足。

药物临床试验是未上市药物在人体上进行的试验，试验的潜在安全性风险会直接给受试者带来损害，因此能否保证受试者的安全与权利应是技术审评和伦理审查的首要关注点。GCP第8条规定"在药物临床试验的过程中，必须对受试者的个人权益给予充分的保障，并确保试验的科学性和可靠性。受试者的权益、安全和健康必须高于对科学和社会利益的考虑。伦理委员会与知情同意书是保障受试者权益的主要措施。"但是该条规定仅要求试验操作过程应确保受试者安全权利。2015年11月11日CFDA发布的《关于药品注册审评审批若干政策的公告（2015年第230号）》，对受试者安全保护提出了更高的要求："优化新药临床试验申请的审评审批，审评时应重点审查临床试验方案的科学性和对安

---

[1] 单爱莲.新药Ⅳ期临床试验与药品上市后再评价的异同点以及存在的问题［J］. 中国临床药理学杂志，2014，30（5）：390.

全性风险的控制，保障受试者的安全。"我国药品审评思路长久以来受仿制药影响，过于关注确定性因素，对新药研究的不确定性因素的把控不科学，临床试验审评思路强调临床前资料的保证作用，而忽视了受试者安全与权利的关注。

5　重审批，轻过程控制，审批程序设计不够合理

5.1　临床试验机构资格认定作为单独许可事项

2004年，原国家食品药品监督管理局与卫生部共同制定《药物临床试验机构资格认定办法》，要求对申请承担药物临床试验的医疗机构所具备的药物临床试验条件，药物临床试验机构的组织管理、研究人员、设备设施、管理制度、标准操作规程等进行系统评价，从而做出是否具有承担药物临床试验资格的决定。2009年，原国家食品药品管理局审核查验中心发布《药物临床试验机构资格认定复核检查工作方案》及《药物临床试验机构资格认定复核检查标准》，这两个规定的出台提高了药物临床试验机构的准入门槛。

临床试验机构资格认定制度是我国临床试验体系中特有的，在法律体系中有重要地位：①《药品管理法》第29条明确规定"药物临床试验机构资格的认定办法，由国务院药品监督管理部门、国务院卫生行政部门共同制定"；②《药品管理法实施条例》第30条"药物临床试验申请经国务院药品监督管理部门批准后，申报人应当在经依法认定的具有药物临床试验资格的机构中选择承担临床试验的机构"；③《药品注册管理办法》第34条"药物临床试验批准后，申请人应当从具有药物临床试验资格的机构中选择承担药物临床试验的机构。"《药物临床试验机构资格认定办法（试行）》及其附录规定了资格认定和检查标准。

我国药物临床试验发展历程如表1-3所示。

表1-3　我国药物临床试验发展历程

发展阶段	认定时间	名称	累积数量	累积专业数量
第一阶段	1983、1986、1990年	临床药理基地	46	100多
第二阶段	1998年2月和4月	临床药理基地	113	70个专业种类

续表

发展阶段	认定时间	名称	累积数量	累积专业数量
第三阶段	1998年国家药品监督管理局成立后	药品临床研究基地	132（西药96，中药36）	560
第四阶段	2004年2月国家食品药品监督管理局	药物临床试验机构	132	560
第五阶段（资格认定制）	2005/2/3～2009/2/3（第1～19号认定公告）	药物临床试验机构	236（中医医院40，民族医院4，综合医院和专科医院167，军队医院25）	1733（军队医院专业184）
	2009/03/13～2010/11/30（第20～24号认定公告）	药物临床试验机构	298（综合医院153，专科医院60，中医医院45，军队医院34，民族医院4，国际医院2）	2053（专业种类为137）[1]
	2011/02/09～2011/12/22（第25～30号认定公告）	药物临床试验机构	356	/
	2012/03/13～2012/10/29（第31～34号认定公告）	药物临床试验机构	391	/
	2013/01/04～2013/12/30	药物临床试验机构	475	/
	2014/05/07～2014/10/20	药物临床试验机构	574	3843

资料来源：CFDA及相关会议资料[2]。

（1）机构数量与试验扩张的矛盾

经查CFDA官网，2005～2014年的《国家食品药品监督管理总局药物临床试验机构资格认定公告》共574家获得资质的药物临床试验机构。认定时间及认定数量见图1-2（资料来源：CFDA）。

药物临床试验机构地区分布排名靠前的分别为北京、上海、江苏、广东（图1-3）。临床试验机构数量和分布不合理，主要集中在直辖市和一些发达地区（省会城市等一线大城市）；而不发达地区和中小城市的数量很少。专业数量上，西医要高于中医。在所认定的西医专业中，内科专业要远远高于外科和

1 束辉. 我国药物临床试验机构批准动态 [J]. 中国临床药理学杂志，2011（12）：991-991.

2 胡晋红. 我国药物临床试验伦理审查能力建设发展趋势 [C] // 学术年会. 2013.

其他科室。儿科专业认定数目，远远不能满足临床试验的要求[1-4]。

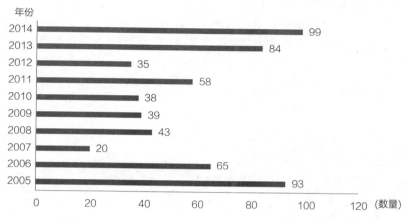

图 1-2 自 2005 ~ 2014 年的药物临床试验机构认定时间分布

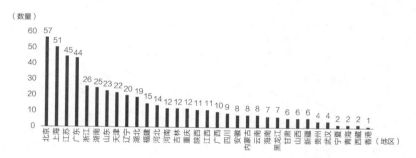

图 1-3 自 2005 ~ 2014 年的药物临床试验机构地区分布

注：根据CFDA《国家食品药品监督管理总局药物临床试验机构资格认定公告》和《国家食品药品监督管理局药物临床试验机构资格认定复核检查公告》统计。

CFDA公告中有资质的临床试验机构是509家，而CDE临床试验登记平

---

[1] 赵秀丽，单爱莲，王淑民，等. 我国药物临床试验机构资格认定现状［J］. 中国临床药理学杂志，2011，27（10）：809-811.

[2] 武小军，李欣. 我国药物临床试验机构的发展与现状［J］. 中国药物经济学，2009（2）：36-41.

[3] 赵静，王松林，郭冬梅，等. 我国药物临床试验机构发展现状分析［J］. 中国新药杂志，2013（4）：384-386.

[4] 赵秀丽，单爱莲，王淑民，等. 我国药物临床试验机构资格认定现状［J］. 中国临床药理学杂志，2011，27（10）：809-811.

台（2013年运行以来至今）目前在进行中的有1950项和2121项未知状态的临床试验。平均下来，每一家临床试验机构需要承接约3~6项临床试验。一个一类新药从基础研究开始直到获得承认、生产上市，一般需要10年以上的时间，每个新药的平均开发费用约为12亿美元，70%以上的费用及时间是花在临床研究上。一项临床试验的完成需要6个月~6年不等。按照这样的速度，假设未来不增加新的临床试验，当前的临床试验全部完成还需要十来年的时间。

（2）BE试验机构数量严重不足

通过以下三种途径获取有关BE/Ⅰ期的承接机构清单[1]：①CFDA发布《关于药物临床试验数据自查情况的公告》（2015年第169号），有1094个品种提交了自查资料。对所涉及的药物临床试验机构和CRO进行核查，并在CFDA《药物临床试验机构和合同研究组织开展临床试验情况的公告（2015年第172号）》发布了承接人体生物等效性试验和Ⅰ期临床试验的临床试验机构82家；②CDE临床试验登记平台103家（2013年开通至今）和中国临床试验注册中心ChiCTR 30家（2005年注册至今）；③其他途径了解到表示开展过BE/Ⅰ期项目的机构。删去重复后，总计122家临床试验机构可承接BE/Ⅰ期项目，但是由于各种原因，以上122家机构目前并非都承接BE/Ⅰ期项目。初步了解，目前只有53家机构承接BE/Ⅰ期试验项目。

查询CDE临床试验登记平台（2013年运行以来至今）和中国临床试验注册中心ChiCTR（2011年运行以来至今）上的BE项目，人工删去重复后获得近5年来中国BE项目开展情况（不含PK和PD）：CDE 402项，ChiCTR 33项。CDE 402项进行中的BE试验有64项，已完成的有66项，主动暂停1项（原因未知），其余状态未知。按照当前情况，承接BE/Ⅰ期试验项目的53家机构，可平均获得1~2项BE/Ⅰ期试验项目。全国承接BE/Ⅰ期临床试验机构各省分布如图1-4所示。

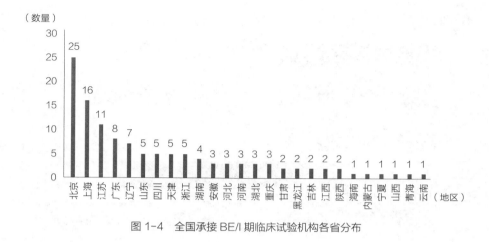

图 1-4　全国承接 BE/I 期临床试验机构各省分布

5.2 技术审评程序复杂，缺乏动态性，申请人主体地位不明

我国新药临床试验采取行政许可的审批形式。《药品管理法》第二十九条规定"研制新药，必须按照国务院药品监督管理部门的规定如实报送研制方法、质量指标、药理及毒理试验结果等有关资料和样品，经国务院药品监督管理部门批准后，方可进行临床试验……完成临床试验并通过审批的新药，由国务院药品监督管理部门批准，发给新药证书。"《药品管理法实施条例》第三十条规定"研制新药，需要进行临床试验的，应当依照《药品管理法》第二十九条的规定，经国务院药品监督管理部门批准……"。

临床试验审批程序十分复杂冗长，包括形式审查、研制现场核查、技术审评和行政审批等多个环节（图1-5）。《药品注册管理办法》第50～55条及附件规定了新药临床试验申请和审查的资料要求和程序。新药临床试验申报后，先经省级药监部门形式审查、初审及现场核查，由省级药监部门将审查意见、核查报告、申报资料等送交总局CDE，总局将综合CDE的技术审评意见，发出临床试验批件。申请人在取得临床试验批件的情况下，选择具备药物临床试验资格的机构，再通过伦理审查，方能开展临床试验。现场核查实质上是监管部门代替申请人承担临床试验风险。临床试验批准后，申请人主体责任缺失，对临床试验过程风险控制缺乏，我国IND审批制度是节点式、静止的，缺乏灵活性，缺少试验过程随时停止、恢复的动态监管程序，无法保证临床试验获得数据的真实可靠性。

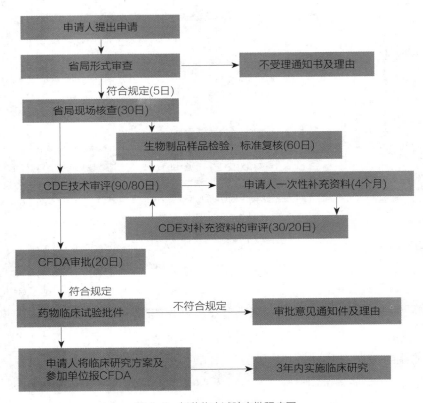

图 1-5   新药临床试验审批程序图

注：斜线前为一般审批时限，斜线后为特殊审批时限，均为工作日。

5.3 审评时限漫长，新药上市缓慢

5.3.1 技术审评时间长

我国新药临床试验从申报到临床试验批件给出的法定时限共为145日，包括形式审查（5日）+研制现场核查（30日）+技术审评（90日）+国家局审批（20日）。根据 INSIGHT - China Pharma Data 数据库统计，2011~2014年获得批准的1.1类新药中，申报临床的平均审评时间为14个月，总体趋于稳定。2011~2014年获得批准的3.1类新药中，申报临床的平均审评时间为27

个月，逐年持续增加，总体水平是1.1类新药审评时间的近2倍；对2013年和2014年获得批准的6类仿制药进行统计，申报临床试验的平均审评时间为29个月[1]。总体来说，再加上研制现场检查以及省局到国家局的审查，实际新药临床试验审评时间是较为漫长的。审评时间长对申请人来说延缓了新药研发进程，对监管机构来说有限的审评资源更为紧张，对患者来说则可能失去治疗的机会。

> 注　此处的药品审评时间，指申报临床的药品品种从进入药审中心到得出审评结论的时间，其中包含了每个受理号等待审评的时间，以及技术审评所需花费的时间。

5.3.2　伦理审查时间延长

除了上述审批程序机制不科学、不合理外，伦理审查也成为临床试验延迟开展的关键因素。我国法规中虽没有明确规定伦理审查和技术审查的先后顺序，但实际伦理审查前都要求有临床试验批件为前置条件。一般递交伦理审查资料的时候，CFDA的临床试验批件是必要条件。根据一项针对国内医疗机构药物临床试验伦理委员会现况的调查报告，199份有效样本中伦理审查平均时限（从受理到发批件），48.24%小于1个月，40.2%为1~2个月，1.51%为2~3月内，1.51%为半年[2]。这种先CFDA审批后伦理审查也直接延缓了临床试验的开展。

5.3.3　遗传资源审批延误上市

临床试验的另一个限速步骤是针对外资企业的人类遗传资源审批程序。2015年7月，科技部发布《人类遗传资源采集、收集、买卖、出口、出境审批行政许可事项服务指南》（下称《服务指南》），首次将临床试验涉及的样本纳入人类遗传资源行政许可范畴，并要求"所有的外资药厂和CRO在中国采集或收集样本，都需要提前获得审批，无论是否出口出境。"而且在申请资料中要求提交伦理委员会同意批件和CFDA临床试验批件，对于外企相当于又增加了临床试验的审批环节。审批时限为受理后的3个月内，特殊情况可延长10个

---

[1]　丁香园. 各类新药审批时间到底多长.
http：//www.360doc.com/content/15/0620/16/14913013_479420318.shtml，2014
[2]　伦理有话说. 我国药物临床试验伦理委员会现况调查报告，20160705.

工作日。据科技部网站，在实际审批工作中，以2015年前三季度为例，从正式受理申请到签发审批书的平均办理天数已压缩为40.4天。加上复杂的资料准备时间，还是会延迟试验开展的时间。

临床试验各审批环节时间如图1-6所示。

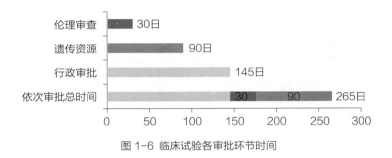

图 1-6 临床试验各审批环节时间

5.3.4 全球新药临床试验在中国延迟

国外新药进入中国，往往会有5年或者更长的上市滞后期，这延缓了我国患者使用新药的时间，尤其对于许多临床急需和严重疾病的患者来说，可能丧失了治愈的时机（表1-4）。

表1-4   国际重磅炸弹药物在欧美中的上市时间对比

序号	商品名（通用名）	功能主治	在美国上市时间	在欧盟上市时间	在中国上市时间	延迟上市 FDA/EMA年
1	活络喜（Nor-vasc，苯磺酸氨氯地平）	降压药	1990年	—	1994年06月	4/-
2	立普妥（Lipitor，阿托伐他汀钙）	心血管系统	1996年11月17日	—	1999年	3/-
3	波立维（Plavix，硫酸氢氯吡格雷）	抗血栓用药	1997年11月	1998年7月	2001年	4/3
4	耐信（Nexium，埃索美拉唑）	质子泵抑制剂	2001年	2000年（瑞典）	2003年	2/3
5	傲坦（Benicar，奥美沙坦酯片）	血管紧张素II拮抗剂（ARB）	2002年4月	2002年8月	2006年7月	4/4

续表

序号	商品名（通用名）	功能主治	在美国上市时间	在欧盟上市时间	在中国上市时间	延迟上市FDA/EMA年
6	益适纯（Zetia，依折麦布片）	降血脂药	2002年	—	2006年4月	4/-
7	可定（Crestor，瑞舒伐他汀）	HMG-CoA还原酶抑制剂	2003年	—	2007年4月11日	4/-
8	希瑞适（Cervarix_GSK，HPV疫苗）	人乳头瘤病毒疫苗	2006年6月（MSD）2009年10月（GSK）	2007年9月24日（GSK）	2016年7月18日	10/9

　　典型案例分析：HPV疫苗是全球第一种预防妇女宫颈癌的预防性癌症疫苗。全球宫颈癌每年发病数60万，死亡30万；在我国，宫颈癌是仅次于乳腺癌的第二大女性癌症，每年发病15万，死亡8万。而99.7%的宫颈癌都是HPV病毒感染导致。默沙东（MSD）的Gardasil和葛兰素史克（GSK）的Cervarix两个HPV疫苗分别于2006年和2009年相继在美国获批上市，是治疗HPV病毒感染宫颈癌的有效疫苗。在2015年，MSD和GSK的宫颈癌疫苗销售额已经分别达到19.07亿美元和0.88亿英镑。2006年MSD和GSK分别开始在中国申请上市，但一直进度缓慢，主要由于我国药审中心的临床终点指标是发生癌症或出现宫颈上皮内2级以上病变，这导致临床试验时间要5年以上。而WHO和美国欧洲的临床终点指标都是HPV病毒的持续感染。因此CFDA修改临床终点，加快了审批进度，历经十年HPV疫苗终于在近期上市[1]。

5.4 MRCT申报审批程序重复，国外数据可接受性未作实质性规定

　　《药品注册管理办法》第44条规定"境外申请人在中国进行国际多中心药物临床试验的，应当按照本办法向国家食品药品监督管理局提出申请，并按下列要求办理：（一）临床试验用药物应当是已在境外注册的药品或者已进入

---

[1] 研如玉. HPV疫苗深度分析报告以及HPV疫苗不良反应，2016/07/20.

Ⅱ期或者Ⅲ期临床试验的药物；国家食品药品监督管理局不受理境外申请人提出的尚未在境外注册的预防用疫苗类药物的国际多中心药物临床试验申请；（二）国家食品药品监督管理局在批准进行国际多中心药物临床试验的同时，可以要求申请人在中国首先进行Ⅰ期临床试验；（三）在中国进行国际多中心药物临床试验时，在任何国家发现与该药物有关的严重不良反应和非预期不良反应，申请人应当按照有关规定及时报告国家食品药品监督管理局；（四）临床试验结束后，申请人应当将完整的临床试验报告报送国家食品药品监督管理局；（五）国际多中心药物临床试验取得的数据用于在中国进行药品注册申请的，应当符合本办法有关临床试验的规定并提交国际多中心临床试验的全部研究资料。"

我国在申报程序上区分国际多中心临床试验和注册临床试验，"三报三批"又导致申报重复，造成国际多中心药物临床试验的申报审批有所延滞，从而导致国际新药在我国的上市时间往往滞于国外。

5.4.1 境外申请人的特殊要求

2014年初，国内对进口药品国际多中心临床试验数据支持药品上市的申报程序发生改变，由"两报两批"改为"三报三批"。原来的"两报两批"程序是，申请人申请在中国开展国际多中心临床研究，经国家食品药品监管总局（CFDA）批准后开展临床试验，之后申请人提交进口药品注册临床申请，同时申请免临床，经审评认为安全有效的，批准免临床并批准进口注册。但从2014年开始，"两报两批"改为"三报三批"，前两报与之前相同，但是第二报的结果只是同意免临床，还要求进行第三报，即申请批准进口注册（即报IMCT，批IMCT；报CTA，批进口药注册临床试验；报NDA，批进口注册）（图1-7）。现在三报三批执行于所有按照国际多中心途径申报的注册申请。法规层面没有程序上的改变，目前是注册司在执行层面没有给予国际多中心药物临床试验设置申报途径，企业只能在申报注册时填写申请免临床而非上市申请的申请表。这无疑延缓了境外申请人的申请进程。

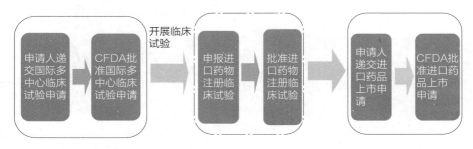

图 1-7　三报三批程序

5.4.2　MRCT申报范围与新药审评存在矛盾

《药品注册管理办法》第44条 "……临床试验用药物应当是已在境外注册的药品或者已进入Ⅱ期或者Ⅲ期临床试验的药物……国家食品药品监督管理局在批准进行国际多中心药物临床试验的同时，可以要求申请人在中国首先进行Ⅰ期临床试验"，该条规定使国际新药难以在我国同步开展临床试验，国内临床多中心研究多以Ⅱ期、Ⅲ期为主，截至2016年7月，药物临床试验登记与信息公示平台12个国际多中心临床试验中有11个都是Ⅲ期，没有Ⅰ、Ⅱ期临床试验。我国参与国际多中心的起步较晚，往往无法参与到较为核心的Ⅰ期试验。

国务院发布《关于改革药品医疗器械审评审批制度的意见（国发〔2015〕44号）》中提出 "改进药品临床试验审批。允许境外未上市新药经批准后在境内同步开展临床试验。鼓励国内临床试验机构参与国际多中心临床试验，符合要求的试验数据可在注册申请中使用。"因此现有《注册管理办法》规定明显存在问题，不利于鼓励新药品在我国同步开展临床试验。随着我国新药定义由国内新转变为全球新，将来会有更多的未上市新药在我国同步进行临床研究，MRCT申报范围不能有研究阶段、申报主体的局限。

5.4.3　国际MRCT的可接受性存在限制

国际多中心药物临床试验是临床研究的一种基本形式，其本身也是在中国开展的临床研究，一旦其能证明在中国患者人群的安全有效，符合法规的要求，应可以支持进口药品的上市注册。国际多中心临床试验实质上就是国外临床试验数据在中国的可接受性问题。由于我国目前没有明确的规定，承认使用桥接试验的国外临床试验的合法性。国际多中心药物临床试验完成后再重复申报临床试验是不科学的，是重复性研究，对研究资源和审评资源来说都是一种浪费。

5.5 沟通交流对审批的支持作用未有效体现

我国现有的CFDA与申请人的沟通交流与争议解决主要包括行政复议和技术沟通两种途径。2013年11月6日CFDA发布的《行政复议办法》（总局令第2号），规定了具体行政问题的申请和受理、审理、决定等内容，适用于所有行政决定的复议，包括药物临床试验审批决定。2016年6月6日CFDA发布《药物研发与技术审评沟通交流管理办法（试行）》（下称管理办法），为临床试验阶段技术问题沟通提供了直接途径。

第二条规定"本办法所指的沟通交流系指在药物研发或技术审评过程中，经申请人提出，由药审中心项目管理人员征求相关审评部门意见后，与申请人共同商定，就现行药物研发与评价指南不能涵盖的关键技术等问题所进行的沟通交流，包括沟通交流会议和一般性沟通交流。"沟通交流会议优先适用对象为新药物、采用先进制剂技术药物以及临床急需药物的研发，申请人可就特殊技术问题与药审中心开展会议，一般性沟通交流适用于一般性技术问题的核实或咨询，主要通过非会面形式开展，包括申请人之窗、电话、邮箱等方式。《管理办法》中规定了沟通交流的类型、使用情况以及申请程序，还要求明确的会议纪要和双方签字，表明决定具有法定效力。

2015年美国共批准45个新药，我国的新药数量可能更少，只就"现行药物研发与评价指南不能涵盖的关键技术等问题"为标准召开会议，因此针对新药的沟通交流不会对审评资源造成太大的占用。

沟通交流会议类型见表1-5；新药技术审评沟通程序见图1-8。

表1-5　沟通交流会议类型

会议类型		适用情形
Ⅰ类会议（30日）		新药临床试验中的关键性或重大安全性问题
Ⅱ类会议（60日）	Ⅰ期临床试验申请前会议	解决首次递交临床试验申请前重大技术问题
	Ⅱ期临床试验结束	解决Ⅱ期结束后/关键Ⅲ期开展前的重大技术问题

续表

会议类型		适用情形
Ⅱ类会议 （60日）	提交新药上市申请前会议	探讨现有研究数据是否满足新药上市要求
	风险评估和控制会议	评估和控制药品上市后风险，在批准新药上市前，对药品上市后风险控制是否充分和可控进行讨论
Ⅲ类会议 （75日）		Ⅰ类Ⅱ类会议外、经申请人与项目管理人员商定的其他会议（一般改良型新药和仿制药重大问题）

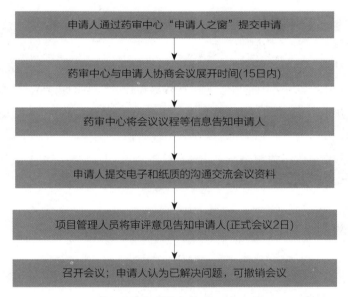

图 1-8　新药技术审评沟通程序

5.6 仿制药审批与备案相结合，虽程序简化但仍有改进空间

我国目前根据风险程度，仿制药生物等效性有两种审评模式，包括审批管理和备案管理。仿制药备案程序适用如下仿制药：①仿制原研制剂或参比制剂，且活性成分（API）、给药途径、剂型、规格相一致，原料药具有合法来源的品种；②已在境内上市的仿制药，需通过BE试验开展相应变更研究的品种；③已在境内上市的仿制药，需通过BE试验开展仿制药质量疗效一致性评价研究的品种。该备案程序于2015年12月1日正式启动，化学药生物等效性试

验由审批制改为备案管理［《关于化学药生物等效性试验实行备案管理的公告（2015年第257号）》］，根据《化学药生物等效性试验备案范围和程序》，备案前，申请人应明确拟承担BE试验的药物临床试验机构，获得该机构伦理委员会的批准，并签署BE试验研究协议。开展BE试验前30天，在CFDA"药物临床试验登记与信息公示平台"提交备案资料，获得备案号后自行开展并完成BE试验。BE试验完成后，申请人可提出药品注册或仿制药质量疗效一致性评价申请。仿制药改为备案程序管理符合仿制药安全性风险较小的特点，优化审评资源，提高审评效率。但是仿制药BE试验单品种指南的建立亟需完善。

对于如下化学仿制药BE试验不适用备案程序的，还应按照《药品注册管理办法》第73～84条仿制药申报受理程序进行：①放射性药品、麻醉药品、第一类精神药品、第二类精神药品和药品类易制毒化学品；②细胞毒类药品；③不适用BE试验方法验证与参比制剂质量和疗效一致的药品；④不以境内注册申请或仿制药质量和疗效一致性评价为目的进行BE试验药品；⑤注册申请人认为BE试验可能存在潜在安全性风险需要进行技术评价的药品。获得《药物临床试验批件》后方可进行临床试验，这种审批方式是存在于新药临床试验审批的通病。

5.7 临床试验检查以机构检查为主，缺少专业化检查队伍

国际上GCP检查一般即指试验项目注册检查，由于我国有药物临床试验研究机构实行独特的准入制，我国GCP检查还包括资格认定检查、资格认定复核检查、日常监督检查、有因检查、药品注册现场核查等。根据重要性和检查频率，我国 GCP检查主要分为机构资格认定检查、机构复核检查、注册项目检查三类[1]。资格认定检查由CFDA药品注册司（药物研究监督处）组织和管理，并由省级药监部门开展；注册现场核查则由CFDA药品审核查验中心组织开展。

5.7.1 GCP检查未针对特定临床试验项目，特定责任主体职不明确

我国目前对特定临床试验项目的检查力度相对较小。试验项目的检查标

---

[1] 李见明. 我国药物临床试验检查现状及发展方向［J］. 中国临床药理学杂志，2014，03（30）：249.

准主要针对试验机构检查，没有形成单独的、标准化的针对伦理委员会、研究人员等操作合规性的检查标准。机构资格获取及维持与承担临床试验合规性未建立关联，有关部门间的信息共享不顺畅，导致检查效率不高[1]。

首先，申办者和CRO的检查机制尚未建立。申办者是药物临床试验质量的第一责任人，但是目前我国GCP现场检查体系，无论是药物临床试验注册现场核查，还是药物临床试验机构资格认定检查，很少将申办者/CRO纳入到现场检查范围内。国内多数申办者在药物临床试验管理中的缺位（如对自身在药物临床试验中所应承担的职责不清、不注重临床试验质量管理体系建设、监查和安全性检测不到位等）制约了我国药物临床试验的质量。

药监部门对临床试验机构和研究人员的监管效力有限。药物临床试验资格认定和现场检查由CFDA和卫生部共同实施，CFDA和省级药监部门对试验机构和研究者没有直接的行政从属关系，因此对临床试验机构和研究者的监管效力会有一定影响。

5.7.2 关注数据检查，忽视问题调查，责任不明

我国药物临床试验机构资格认定检查是一种资格准入性检查，主要检查的是试验机构及专业是否具备试验操作的硬性环境和人员要求。注册现场核查是临床试验结束后对申报数据的真实性进行检查，是一种事后检查。上述两类检查比较侧重于合法性检查，即临床试验机构是否有条件取得相应资质，临床试验数据是否符合NDA申报要求。虽然机构资格复核检查和日常监督检查的检查内容一定程度上涵盖GCP合规性检查，但这两类检查的检查力度还远远不够。相比起事前和事后的合法性检查，GCP过程合规性检查比较弱化。而GCP过程合规性检查可以从根本上提高药物临床试验质量、确保试验数据科学可靠，保障受试者的权益。而事前和事后为主的模式比较被动，也不够科学，难以从源头保证药物临床试验过程规范、试验数据科学可靠，受试者的权益也难以保障[2]。

---

[1]　张蓉. 英国药品和健康产品局基于风险的GCP检查模式及对我国监管工作的启示 [J]. 中国临床药理学杂志，2014，08（30）：748.

[2]　张正付. 我国药物临床试验监管现状 [J]. 中国临床药理学与治疗学，2011，16（9）：963

5.7.3 专业检查队伍尚未建立，检查程序不统一

从人员配置，我国GCP专业检查人员的数量相对来说不足，无法满足临床试验数量与日俱增的需求。根据CFDA发布的《2011年度药监部门统计年报》[1]，截至2011年年底，全国共有各类检查员资格的15175人，其中GLP检查员39人，GCP检查员198人，GMP检查员915人，GSP检查员14023人。相比GMP和GSP检查人员，GCP检查人员数量相对较少。虽然出台了各种检查标准，但对检查程序的规定并不统一，存在省与省之间的差异。GCP检查由国家局审核查验中心组织，由各省认证中心安排人员进行检查，这些检查人员由来自省局人员以及承担试验的临床试验机构人员参与，检查队伍不固定，检查标准不统一。

6 伦理审查与知情同意法律地位不明，监管缺失

6.1 伦理审查缺乏法律地位，对伦理委员会监管缺失

伦理审查与知情同意是保障受试者权益的主要措施。伦理审查的理念早在20世纪80年代就已经进入我国，国内最早关于伦理审查的规定见于卫生部1995年颁布实施的《临床药理基地管理指导原则》。但当时伦理审查不受重视，也非强制要求[2]。我国自1999年公布《药物临床试验质量管理规范》（GCP）到2010年CFDA发布《药物临床试验伦理审查工作指导原则》的十余年间，一直致力于临床研究质量的提高和受试者权益的保护[3]。我国临床研究的伦理审查起步较晚，尚处于起步完善的阶段，伦理委员会监管的重视程度还不够。我国对伦理委员会的资质不做特殊要求，而是由药物临床试验机构成立独立的伦理委员会，并向国家食品药品监督管理总局备案。至今我国并未出台关于伦理委员会资质认定的法律文件，也未对伦理委员会的监管部

---

[1] CFDA. 2011年度统计年报，http：//www.sda.gov.cn/WS01/CL0108/75333.html，20121010.

[2] 陈铮. 药物临床试验伦理审查进入"规范化时代"[EB/OL]. http：//www.cphi.cn/news/show-15090.html 2010-11-22/2016-06-02.

[3] 王继年，潘荣华，杨芳. 医院药物临床试验机构伦理委员会规范化管理中的问题与对策[J]. 辽宁医学院学报：社会科学版，2014，12（1）：11-14.

门做出规定。

目前我国各地伦理委员会成立的法律依据在《涉及人的生物医学研究伦理审查办法（试行）》（下称《办法》）、GCP以及《中华人民共和国人体器官移植条例》的相关法律条文中均有规定：①《办法》规定"开展涉及人的生物医学研究和相关技术应用活动的机构，包括医疗卫生机构、科研院所、疾病预防控制和妇幼保健机构等，设立机构伦理委员会。机构伦理委员会主要承担伦理审查任务，对本机构或所属机构涉及人的生物医学研究和相关技术应用项目进行伦理审查和监督"。②GCP第三章专门对伦理委员会工作提出要求，药物临床试验必须通过伦理委员会的审查。③另外，从2007年5月1日起开始实施的《中华人民共和国人体器官移植条例》第三章第十一条规定"医疗机构从事人体器官移植，应当有由医学、法学、伦理学等方面专家组成的人体器官移植技术临床应用与伦理委员会……"。

因此在我国伦理委员会是依法成立的组织，其审查职能是法律规定的，伦理审查在临床试验审查中占据重要地位。但《办法》和GCP均为部门规章，未能提升到法律的地位[1]，导致伦理审查的地位不够，伦理委员会的独立性不够。国家缺乏专门为伦理委员会制定的法规指南，已有的原则性条款不够具体和细化，使得各伦理委员会在执行时缺乏统一规范和指导，工作尺度不一[2]。

6.1.1 法律地位缺失

GCP中规定，为了保护受试者的权益，由临床试验机构成立独立的伦理委员会，并向国家食品药品监督管理局备案。对于这种"独立"的不明确规定导致了其隶属关系的混乱。我国多数伦理委员会运作的资金来源于医疗机构，委员会人员组成也是由医疗机构内部人员占多数的状态。根据文献资料显示，我国目前超过90%的伦理委员会主任由行政领导兼任。这样有可能导致伦理委员会在审查项目时会过多考虑科研经费或对医疗机构声誉的影响从而影响伦理

[1] 王俪霏，肖杨，宋民宪. 药物临床试验伦理委员会职责和法律地位探析 [J]. 中药与临床，2015，6（4）：29-33.

[2] 王艳桥，何燕，罗晓琼，等. 临床研究伦理审查体系中伦理委员会设置的探讨 [J]. 中国医学伦理学，2015，28（6）：916-918.

委员会的独立性。伦理委员会应有的独立性和不受制于他方，是其审查结果公正性的保障，所以"独立"的不明确性可能会导致其公正性的缺失。

6.1.2 主体责任不明

我国GCP规定，伦理委员会需向国家食品药品监督管理总局（CFDA）备案。CFDA药品安全监管司和各省级药品监督管理部门负责对药物临床试验的执行情况进行检查。但是，由于我国伦理委员会都设置于医疗机构中，而对于医疗机构的资格认定和日常监督主要是由卫生监管部门负责。因此，无论是GCP还是《药物临床试验机构资格认定办法（试行）》中，都没有明确提及对伦理委员会的监督检查，伦理委员会监督主体的模糊可能导致管理上的缺位[1]。

6.2 知情同意的责任划分不明确

《药品管理法实施条例》第30条规定"药物临床试验机构进行药物临床试验，应当事先告知受试者或者其监护人真实情况，并取得其书面同意。"GCP第8条提到"……伦理委员会与知情同意书是保障受试者权益的主要措施。"

《药物临床试验质量管理规范》（2003年）、《药物临床试验伦理审查工作指导原则》（2010年）、原卫生部颁布的《涉及人的生物医学研究伦理审查办法（试行）》（2007年）、国家中医药管理局颁布的《中医药临床研究伦理审查管理规范》（2010年），这些文件中对知情同意书和知情同意书的获取均有要求。GCP中要求研究者或其指定的代表必须向受试者说明有关临床试验的详细情况，经充分和详细解释试验的情况后征得受试者的同意并签字确认（对无行为能力或者儿童作为受试者，须其法定代理人签字同意），同时执行知情同意过程的研究者也需在知情同意书上签字，然而告知对象概念模糊，在实践中容易导致界定不清；告知的方式、告知的时间和地点、告知的环境等对于切实保护受试者的知情权和隐私权也很重要，各项法规文件都缺乏告知方式的具体规定；受试者、研究者、申办者、医疗机构之间的责任划分尚不明确和详尽；

---

[1] 赵帼英，江滨，史录文. 我国药物临床试验伦理委员会运作模式及监管机制探讨［J］. 中国药事，2007，21（1）：25-28.

对于一些特殊情况还缺乏相关解决的措施，比如当发生受试者人身损害事实而研究各方均无过错时，如何界定责任[1]。

7　临床试验阶段安全性报告范围、程序、方式不明确

临床试验中发生安全报告直接关系到药物是否可以成功上市，也关系到药物临床试验过程中的风险控制。我国的新药临床试验期间的安全监测主要根据《药物临床试验质量管理规范》及《药品注册管理办法》来进行（表1-6）。

表1-6　我国安全性报告法律规定

法规/规章	条款内容
药品注册管理办法（2007）	第四十一条　临床试验过程中发生严重不良事件的，研究者应当在24小时内报告有关省、自治区、直辖市药品监督管理部门和国家食品药品监督管理局，通知申请人，并及时向伦理委员会报告
药物临床试验质量管理规范（2003）	第二十六条　研究者有义务采取必要的措施以保障受试者的安全，并记录在案。在临床试验过程中如发生严重不良事件，研究者应立即对受试者采取适当的治疗措施，同时报告药品监督管理部门、卫生行政部门、申办者和伦理委员会，并在报告上签名及注明日期 第四十条　申办者应与研究者迅速研究所发生的严重不良事件，采取必要的措施以保证受试者的安全和权益，并及时向药品监督管理部门和卫生行政部门报告，同时向涉及同一药物的临床试验的其他研究者通报

我国临床试验阶段安全报告存在报告主体不够适宜、报告标准不够具体、报告范围不够明确的问题，导致报告效率较低，效果较差，安全性报告对申请的支撑作用以及对试验风险的监控作用未能体现。

从报告主体责任来看，申办者是临床试验项目的委托方和产品上市的最大获益者，而且拥有不同试验点信息的资源优势，相比研究者更有利于不良事件的及时报告和综合评估，我国申办者作为临床试验药物不良事件报告主体的职责和程序不清，加之缺乏足够的监督和惩罚机制，申办者对临床试验

---

[1] 邵蓉，张玥，魏巍. 药物临床研究受试者知情同意权法律保护之探析［J］. 上海医药，2011，32（8）：409-412.

阶段药物安全监测和不良事件报告工作的主动承担意识较弱[1, 2]。研究者在24小时内提供的只是个案报告，个案报告对临床用药的安全评估作用较弱。研究者往往用传真发给监管部门和申办者，安全监测体系总体效率不高。

在报告范围上，我国对预期和非预期的严重不良事件没有区分，都需要进行快速报告，而国际上只要求报告非预期的严重不良事件（ICH E2A）。预期的严重不良事件报告以及无因果关系的不良事件评估可能会浪费安全评价资源。

我国目前安全性报告制度是孤立的，未与产品上市后药品安全性监测相关联，申办者对临床试验的安全监控责任缺失，导致药品全生命周期的安全性通道不畅通，不适合未来上市许可持有人对药品全生命周期的风险控制。

8 临床试验登记与信息公示未涵盖技术审评和监督检查结果 ‖‖‖‖

我国于2013年参照世界卫生组织要求和国际惯例建立了"药物临床试验登记与信息公示平台"。凡获国家食品药品监督管理总局临床试验批件并在我国进行临床试验（含生物等效性试验、PK试验、Ⅰ、Ⅱ、Ⅲ、Ⅳ期试验等）的，均应登录信息平台（网址：www.cde.org.cn），按要求进行临床试验登记与信息公示（图1-9）。登记内容包括《药品注册管理办法》所要求的药物临床试验实施前备案资料以及其他用于社会公示与监督管理的信息，包括临床试验背景信息、申办者信息、临床试验信息、第一例受试者入组日期和试验终止日期、研究者和机构信息、伦理委员会信息和审查结果、试验状态信息和更新记录等。截至2016年5月15日平台登记的试验总数为5182项，其中按照药物类别，中药和天然药物占20.13%，化学药物占64.4%，生物制品占15.47%。按照国内试验与国际多中心临床试验类别，国内试验占登记总数的89.36%，国际多中心临床试验占10.64%。该信息平台的建立对加强药物临床试验监督管理，推进药物临床试验信息公开透明，保护受试者权益与安全具有重要意义。

[1] 陈慧. 欧美制药企业临床试验药物安全报告体系研究和启示［J］. 中国新药杂志，2012，21（5）：477.

[2] 徐波，王彦. 药物临床试验期间药物安全监控体系的中外比较分析［J］. 中国新药杂志，2009，18（14）：1291-1293.

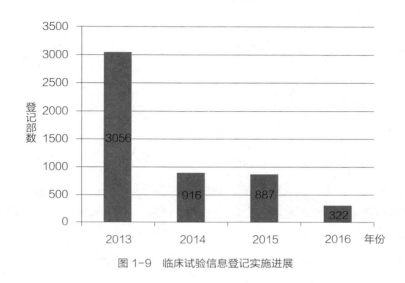

图 1-9　临床试验信息登记实施进展

目前，临床试验信息登记并不要求过程和结果信息的登记，信息公示记录中也不对药品技术审评和监督检查结果公开。信息公示平台包括公开和不公开部分，公开部分对公众了解参与临床试验起到指导作用，而不公开部分则是监管机构内部的信息平台，应加强试验审评和检查结果的公布，整合现有临床试验注册和监管信息系统，构建统一的信息平台，便于不同部门间检查信息的互相通报，有利于建立信用和风险评估的信息系统[1]。

9　关键责任主体界定与法律责任缺失

药物临床试验相关的责任主体应包括申办者（包括CRO）、临床试验机构、研究人员、伦理委员会等。其中申办者是临床试验首要责任人，其对临床试验过程承担主要或最终责任，而参与临床试验的机构、人员对相关事项应承担连带责任。现行法规体系中临床试验各方主体的界定和责任尚不明确，存在各责任主体法律法规体系不完善，责任主体缺位的情况。现行监管体系中没有包含对申办者、伦理委员会以及合同研究组织监督和检查的具体规定，如《药品注册现场核查管理规定》中虽然明确了对临床试验的现场

1　张蓉. 英国药品和健康产品局基于风险的GCP检查模式及对我国监管工作的启示 [J]. 中国临床药理学杂志，201408（30）：748.

核查，但是仅限于对临床试验机构的检查，并未涉及参与临床试验的其他各方，包括申办者（CRO、监查员）、伦理委员会以及研究者等。

9.1 关键责任主体地位缺失

申办者或受其委托的合同研究组织（CRO）是药物临床试验的发起者和管理者，是保证药物临床试验质量的关键责任方。我国药物临床试验中现有法律法规中对申办者和CRO的职责不够具体明确，对申办者管理试验进行合规性检查的要求不够。申办者和CRO的监管措施及监督检查机制尚未健全，对临床试验申办者和CRO实施监督和检查的具体规定不够完善[1]。

研究者是实施临床试验并对临床试验的质量及受试者安全和权益负责的人员，对整个临床试验的质量保证起到至关重要的作用。研究者作为责任主体不明确，监管措施和检查力度较为薄弱，导致研究者习惯依赖于试验机构，主要表现在：①对责任承担和风险控制的责任主体意识缺乏：对临床试验的科学性和规范性理解不到位，缺乏严谨的科学态度和合格的职业精神、GCP依从性低等问题，如伦理意识不够、受试者知情同意、未严格遵循临床试验方案等问题[2, 3]。②主要研究者往往不是实际操作者，这种不一致可能会为追责带来困难。③研究者往往不愿意承担责任。

伦理委员会对临床试验过程的受试者保护起到重要作用。伦理委员会真正的职责应该是从设计、人员配备等各个方面进行审查，保证临床试验在实施过程中充分考虑到了受试者的安全[4]。由于我国临床试验审批成为伦理审批的前置条件，使得伦理审查更多的是形式审查，法律法规并未突出伦理审查在药物临床试验中的重要地位。

[1] 高敏洁. 美国FDA对新药临床试验申办者和合同研究组织的监管模式 [J]. 中国新药与临床杂志, 2016, 35（2）: 39.

[2] 白彩珍. 药物临床试验中研究人员职业精神问题分析与对策 [J]. 中国新药杂志, 2010, 19（8）: 650-653.

[3] 李海燕.《药物临床试验质量管理规范》（GCP）在临床研究中的价值及我国研究者的依从情况 [J]. 北京大学学报（医学版）, 2010, 06（42）: 637.

[4] 薛原. 制药业，由仿到创考验临床试验管理 [J]. 健康报, 2013, 12（005）: 1-2.

9.2 法律责任缺失

对于申办者在上市申请时临床试验资料造假行为，主要有撤销药品批准文件、罚款、资格罚等；申办者在IND申请时的造假行为，主要有警告、撤销临床试验批件、罚款、资格罚等行政处罚。对于临床试验机构违反GCP规定的，主要有警告、限期改正、停产停业整顿、罚款、取消资格。临床试验责任主体违法处罚见表1-7。

表1-7　临床试验责任主体违法处罚

法律条款	责任主体	违法情况	法规内容
《药品管理法》第八十二条	申办者	上市申请时临床试验资料造假行为	违反本法规定，提供虚假的证明、文件资料、样品或者采取其他欺骗手段取得《药品生产许可证》《药品经营许可证》《医疗机构制剂许可证》或者药品批准证明文件的，吊销《药品生产许可证》《药品经营许可证》《医疗机构制剂许可证》或者撤销药品批准证明文件，五年内不受理其申请，并处一万元以上三万元以下的罚款
《药品管理法实施条例》第七十条	药品申报者	IND申请时造假	药品申报者在申报临床试验时，报送虚假研制方法、质量标准、药理及毒理试验结果等有关资料和样品的，国务院药品监督管理部门对该申报药品的临床试验不予批准，对药品申报者给予警告；情节严重的，3年内不受理该药品申报者申报该品种的临床试验申请
《药品注册管理办法》第一百六十六条	申请人	IND申请时造假	申请人在申报临床试验时，报送虚假药品注册申报资料和样品的，药品监督管理部门不予受理或者对该申报药品的临床试验不予批准，对申请人给予警告，1年内不受理该申请人提出的该药物临床试验申请；已批准进行临床试验的，撤销批准该药物临床试验的批件，并处1万元以上3万元以下罚款，3年内不受理该申请人提出的该药物临床试验申请。药品监督管理部门对报送虚假资料和样品的申请人建立不良行为记录，并予以公布
药品管理法实施条例第二十八条	临床试验机构	违反GCP	……药物临床试验机构未按照规定实施……药物临床试验质量管理规范的，给予警告，责令限期改正；逾期不改正的，责令停产、停业整顿，并处五千元以上二万元以下的罚款；情节严重的，吊销……药物临床试验机构的资格

从上述法条看新药临床试验申报和审批环节造假行为的行政处罚措施还是较为全面、系统，涉及申诫罚、财产罚、行为罚等多种处罚手段。但对于民事处罚和刑事处罚的规定较少，行政处罚与刑事处罚的衔接并不到位。法律规范中对临床试验过程中侵权损害赔偿的规定很少。

从2015年7月22日总局发布《关于开展药物临床试验数据自查核查工作的公告（2015年第117号）》开展自查核查工作以来，截至2016年3月1日，企业主动撤回的注册申请共1171个，占自查核查总数（1622个）的72%，药监局不予批准的注册申请共29个，暴露出药物临床试验中不规范、不真实问题严重。对于临床试验不规范、不真实的问题，要追究申请人、药物临床试验责任人和管理人、合同研究组织责任人及局核查人员的责任并对外公布（2015年第266号《关于进一步加强药物临床试验数据自查核查的通知》）等。此次自查核查的结果只有批准或不批准，虽然对部分临床试验机构进行延伸检查，并提到要追究CRO等的职责。自查核查的一系列通知中提到要对临床试验造假行为等进行严格处罚，但现有法律制度的缺失可能会为实际处罚带来困难。

现有法律法规中对于申办者造假行为和临床试验机构违反GCP有罚款、取消资格、撤销证书、资格罚等行政措施，对其他责任主体在试验过程中违反GCP及其他有关法规的行为则缺少明确的追究和处罚措施。由于缺乏相应条款，可能会对实际的追责和处罚带来问题。临床试验阶段恶意造假行为对受试者安全权利与药品上市后的安全有效性有着极大的隐患，但恶意造假适用的法条和罪名不明确，导致刑法制裁存在困难[1]。

---

[1] 侯继男. 新药研发、申报和审批环节造假行为的刑法适用和立法完善［D］. 中国政法大学，2010.

第二部分
美国药物临床试验法律制度

1 临床试验监管机构和职能

1.1 FDA 和临床试验监管

FDA隶属美国卫生和人类服务部（HHS），是药物临床试验的主要审评和检查机构。FDA下属药品审评和研究中心（CDER）的新药办公室（OND）和仿制药办公室（OGD）分别负责审评新药临床试验申请（IND）和仿制药简略新药申请（ANDA）的生物等效性试验资料。FDA通过生物研究监查（BIMO，详见本部分4.5）项目对临床试验开展检查，由CDER执法部下属科学研究处（OSI）负责安排BIMO检查人员，检查人员则来自法规事务部（ORA）。法规事务部下设三组，分别是GCP1组、GCP2组、GLP/BEQ（生物等效性）组，负责FDA所有的现场检查工作，与各中心之间密切配合，通过高质量、科学的检查工作以最大限度地保护消费者的安全。临床试验检查由ORA接受过BIMO专门培训的检查员负责。OSI负责安排ORA的检查人员对药品临床试验的发起人、研究人员和伦理委员会等展开BIMO检查，以确保提交给FDA的临床试验数据的真实性并保护临床试验受试者的权益。检查结束后，由检查人员制定检查报告并提交给科学研究处进行审查和结果分类，以便FDA采取进一步的措施[1]。

1.2 HHS 其他下属机构对临床试验的监管

HHS下设人类研究保护办公室（OHRP）主要负责保障HHS资助研究涉及受试者的权益，OHRP负责管理美国的IRB以及在美国注册及申请承诺书的外国IRB管理与监督。HHS下属国立卫生研究院（NIH）则根据《公共卫生服务法案（PHSA）》建立临床试验数据库，强制要求所有临床试验发起人在该数据库上依法公开试验信息。临床试验审评、监管相关机构和职能见图2-1。

1　陈永法，黄丽. 美国FDA对药物临床试验的监管［J］. 中国新药杂志，2012，21（14）：1579

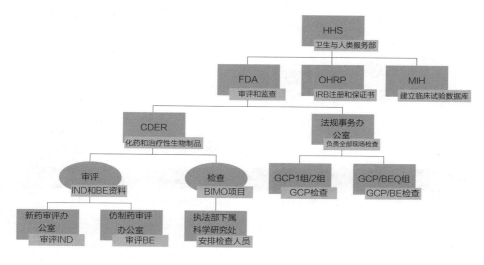

图2-1 临床试验审评、监管相关机构和职能

2 法律框架与修订背景

美国制定药物临床试验法律法规始于20世纪70年代，在40多年的时间里，美国从药物临床试验质量管理规范（GCPs）和人类受试者保护（HSP）出发，建立了涵盖法律、法规、行业指南、内部手册的完备的药物临床试验法律体系，促进了药物研发创新和公共卫生发展。

美国对药物临床试验管理的上位法依据是《联邦食品药品和化妆品法案》（FD&CA）和《公共卫生服务法案》（PHSA），属于国会签署发布的法律。FD&CA属于《美国法典》21章（21U.S.C），是FDA监管临床试验的最高法律依据；PHSA属于《美国法典》42章（42U.S.C），是HHS及下属部门（主要是OHRP和国立卫生研究院等）监管临床试验的最高法律依据。FDA作为药物临床试验的主要审评、监管机构，制定了涵盖临床试验审评审批、人员职责、受试者保护等相关的一系列联邦法规（CFR），主要集中在CFR的21章。另外，HHS的其他下属部门在临床试验管理方面有一定的法定权力，如CFR第45章46部分是HHS下设人类研究保护办公室通过伦理委员会注册以及保证书制度来监管伦理委员会的法规依据；而国立卫生研究院（NIH）常作为临床试验非商业发起人和美国临床试验网站（ClinicalTrials.gov）的建立机构，也有相应的法律依据（PHSA 402节）。在保证法律制度实施层面上，FDA开展了以现场检查为主的生物研究检查项目和GCP检查项目，对不合规行为采取措施，保证临床试验依法进行。同时，FDA还发布许多行业指南以及FDA审评和监管人员的内部合规性文件。

美国药物临床试验法律框架见表2-1。

表2-1　美国药物临床试验法律框架

法律地位	名称	适用监管机构
上位法	FD&CA及多个重要修订案（FDAAA、FDAMA、FDASIA等）；PHSA	FDA；HHS
行政法规	45CFR 46 人类受试者保护和伦理委员会注册	HHS部门规章
行政法规	21CFR 312 IND申请；21CFR 50 人类受试者保护；21CFR 56 伦理委员会；21CFR 54 研究人员经济利益公开；21CFR 320 生物利用度和生物等效性要求；	FDA部门规章
行业指南及内部手册	60多个临床试验指南及内部手册	FDA指南

2.1 FD&CA 建立和修订法案的发展

经过《食品药品管理现代化法案》（FDAMA，1997）、《食品药品管理法修正案》（FDAAA，2007）、《FDA安全与创新法案》（FDASIA，2012）这三次主要修订后，FD&CA中临床试验条款开始丰富起来（表2-2，表2-3）。

临床试验的相关法律条文集中在FD&CA第五章，主要为505节新药，其中（i）款规定了发起人提交临床试验资料后30天若FDA无任何通知可进行临床试验以及临床试验暂缓的定义和适用条件，（b）（5）中规定了发起人和FDA临床试验会议的情形和流程；（o）（3）则对上市后临床试验（Ⅳ期试验）的目的以及何时进行做出了说明（表2-4）。其他还包括505A《儿科最佳药物法案》、505B《儿科公平研究法案》。FD&CA第三章关于违法行为的惩罚措施，部分条款适用于临床试验的违法行为，如FD&CA 301节违法行为界定和303节处罚、306节禁令制度（黑名单）和307节民事处罚等。PHSA规定了临床试验数据库的建立。

表2-2　联邦法律中有关临床试验监管条款

法律	条款	主要内容	颁布/修订时间
FD&CA（21 USC）第五章	505节	新药	多次修订
	505（b）（5）	发起人和FDA会议；申请审查与书面决定	/
	505（i）	研究用新药豁免；自由裁量和强制条件；直接向部长报告	/
	505（o）（3）	上市后研究及临床试验	/
	505A节	BPCA儿科最佳药物法案	2002年颁布FDAAA，FDASIA修订
	505B节	PREA儿科公平研究法案	2003年颁布FDAAA，FDASIA修订
	505C节	儿科内部审评委员会	2007年新增条款，经FDASIA修订
	525节	孤儿药研究时发起人请求FDA建议	1983年新增条款，经FDASIA修订
	528节	部分条款涉及开放孤儿药临床试验方案（Open protocols）	1983年新增条款
	561节	扩大使用IND和治疗IND	1997年FDAMA新增，FDAAA修订
	567节	优化国际临床试验；外国临床试验数据接受	2012经FDASIA新增条款
FD&CA（21 USC）第三章	301节	违法行为界定	/
	303节	处罚	
	306节	禁令、暂时拒绝批准和中止	
	307节	民事处罚	
PHSA	402节	临床试验数据库的建立	1997年FDAMA新增，FDAAA修订

表2-3　修正法案中关于临床试验的条款

修正法案	条款	主要内容	颁布日期
FDAMA	111节	儿科药物研究	1997/11/21
	113节	严重和危及生命疾病临床试验信息项目	
	115节	临床试验	

续表

修正法案	条款	主要内容	颁布日期
FDAMA	117节	药物临床试验审评程序优化	
	402节	试验疗法和诊断方法的扩大使用	
FDAAA	401-404	PREA再授权	
	501-503	BPCA再授权	
	801节	扩大临床试验注册数据库	2007/9/27
	901节	上市后研究和临床试验；REMS	
	911节	抗生素临床试验指南	
FDASIA	501-511	PREA和BPCA成为永久性法案；儿科研究	
	804节	抗生素临床试验；加速抗生素开发	2012/7/9
	908节	新药申请时含有临床试验人口亚组数据	

表2-4   FD&CA中对临床试验的规定

主要内容	法律原文
FD&CA 505（i）发起人提交临床试验资料后30天 若FDA无任何通知可进行临床试验；以及临床试验暂缓（Clinical Hold）的定义和适用条件	FD&CA 505（i）（1）：FDA应颁布法规豁免审批由科学训练和资质合格的专业人员（experts）使用仅用于研究的药物，研究药物的安全有效性。本法规属于公共健康保护相关条件下FDA的自由裁量，豁免审批需满足下列情况： （A）在生产商或发起人进行新药临床试验前，需将充分证明临床前试验（包括动物试验）药物可进行临床试验的报告提交FDA （B）提出新药临床试验申请的生产商或发起人与研究人员签订协议，并向研究人员提供药品。研究人员监督每个患者用药，或者监督其他研究人员，但研究人员不能向其他研究人员、诊所提供药品用于人类受试者 （C）生产商或发起人建立及保留上述记录，并向FDA报告记录和研究用药品的结果数据（包括但不限于研究人员的分析报告），FDA可通过上述新药申请资料评价药物的安全有效性 （D）生产商或发起人向FDA提交关于是否进行新药儿科安全和有效性评价计划的声明 FD&CA 505（i）（2）：受下述第（3）款的规定（临床试验暂缓），一项新药临床试验，可在部长收到生产商或发起人药物临床试验提交资料的30天后进行，包括： （A）临床试验设计和基本资料完备报告，申请人证明报告准确，对于确保药物临床试验安全使用是必要的 （B）充分的化学、生产、控制信息（CMC）以及动物试验或人类试验的原始数据表格

续表

主要内容	法律原文
FD&CA 505（i）发起人提交临床试验资料后30天 若FDA无任何通知可进行临床试验；以及临床试验暂缓（Clinical Hold）的定义和适用条件	FD&CA 505（i）（3）：（A）在任何时候，如果部长根据下述（B）款做出判定，可禁止（prohibit）发起人继续进行临床试验（临床试验暂缓）。部长应具体说明临床试验暂缓的原因，包括判定临床试验暂缓的具体信息，并以书面形式确认临床试验暂缓 （B）判定临床试验暂缓情况：（i）考虑到研究人员的资质、药品信息，试验设计、研究药物情况，以及受试者的健康状况等判定药物对临床试验受试者有不合理的危险时；（ii）符合部长确定的判定试验暂缓的其他法律规定（包括1997年11月21日之前制定的法规） （C）由临床试验发起人向部长做出的任何关于取消临床试验暂缓的书面请求，部长应在收到请求的30天内以书面形式回复决定并说明理由。发起人应提供关于取消临床试验暂缓请求的充分资料 FD&CA 505（i）（4）：根据上述（1）段规定，豁免只适用于专业人员仅出于研究目的的使用药物，专业人员应向生产商或发起人保证并告知使用药物和对照组的受试者或法定代表，仅出于研究目的用药，并且应在收到人类受试者及其法定代表的同意后才给药，除非不可获得同意或获得同意与人类的最高利益相悖。本款不得解释任何临床研究人员直接向部长报告的要求。部长应依据42 章282（j）的扩大临床试验注册数据库的规定，更新法规要求，要求知情同意书和临床试验资料提交数据库。
FD&CA　505（b）（5）（B）协商程序	（B）如果发起人或申请人就下述临床试验设计和规模以达成一致为目的提出召开会议形式合理书面请求，部长应与新药申请或生物制品申请的临床试验发起人或申请人会面 （i）（I）临床试验作为有效性证据的重要基础时；（II）人体有效性研究不符合伦理或不可行时，动物试验和相关临床试验相结合方式作为有效性证据的基础时；（ii）临床等效和可替换的生物制品许可证申请等任何必要的单项临床或多项临床试验 发起人或申请人应提供必要信息供讨论，就临床试验设计和规模达成一致的协议。部长应在发起人或申请人请求时提供上述会议备忘录 （C）会议确定临床试验设计和规模参数达成一致的协议应以书面形式表述，并作为监管记录的一部分，试验开始后不得改变协议，除非满足下述条件：（i）发起人或申请人的书面同意；（ii）审评部门负责人在试验开始后发现药品安全有效性的关键性科学问题
FD&CA 505（o）（3）上市后研究及临床试验（Ⅳ期试验）的目的以及时间表	（A）总则。为（B）段目的，部长可根据（D）段要求责任人（responsible person，RP）在包括化学或药理学等合理的科学性数据基础上进行药物上市后研究或上市后临床试验 （B）目的。本项所指上市后研究或上市后临床试验的目的如下：（i）评估药物已知的严重风险。（ii）评估药物的严重风险信号。（iii）可获得数据识别潜在严重风险 （C）已批准申请的要求。当部长获得新的安全信息时，部长可能要求已批准申请自生效之日起进行上市后研究或上市后临床研究

续表

主要内容	法律原文
FD&CA 505（o）（3）上市后研究及临床试验（Ⅳ期试验）的目的以及时间表	（D）部长决议。（i）上市后研究：部长可能不要求责任人根据本款进行研究，除非部长决定之前提交的临床试验报告和上市后风险识别和分析不足以满足上述（B）所规定研究或临床试验目的。（ii）上市后临床试验：如果部长决定上市后研究不足以评估或确定药品的严重风险或严重风险信号，部长会要求责任人进行上市后临床试验 （E）通知；时间表；定期报告 （i）通知部长：应通知责任人根据本款要求，在审评团队和负责人关于FDAMA 101（c）节中的标签和上市后研究承诺（PMC）的沟通反馈达成的规定期限内，进行上市后研究或临床试验 （ii）时间表；定期报告：根据本款所规定的每项研究或临床试验，部长应要求该责任人提交完成该项研究或临床试验的时间表。对根据本款规定进行的每项研究，或由责任人进行研究安全问题，责任人应定期向部长报告该项研究的现状，包括在完成这项研究时是否遇到困难。对上市后临床试验或由责任人负责的安全问题，责任人应定期向部长报告在临床试验的进展，包括是否已经开始录用受试者以及参加人数、预计完成时间，是否有任何困难，以及根据42章282（j）条临床试验注册数据库规定注册信息。如果责任人不遵守时间表或违反其他要求时，该责任人应视为违反本条款，除非责任人提供违规的合理原因。部长将判断在上述情况下的合理原因 （F）争议解决 责任人可根据本款提出的研究或临床试验的要求，使用本条例及指南所规定的争端解决程序，提出上诉

2.2 CFR 发展和修订[1]

　　FDA发布了许多与上位法相适应的GCP和临床试验规章制度。《联邦法规汇编》第21章是专门关于FDA的部门规章，主要包括第50部分人类受试者保护、第54部分研究人员经济利益公开、第56部分伦理委员会、第312部分研究用新药申请、第320部分生物利用度和生物等效性要求、第210部分CGMP中有关研究新药质量管理的部分条款等，第16部分监管听证会决议。CFR第45章则是对HHS的部门规章，包括45CFR 第46部分人类受试者保护，是HHS下属人类研究

[1] FDA Regulations Relating to Good Clinical Practice and Clinical Trials，http：//www.fda.gov/ScienceResearch/SpecialTopics/RunningClinicalTrials/ucm155713.htm.20150116.

保护办公室（OHRP）依法要求IRB注册和保证书制度的法规依据（表2-5）。

表2-5　临床试验相关法规（CFR）条款

CFR	条款	内容	最新修订时间
21CFR 50 人类受试者保护 （FDA）	A节	总则	45FR 36390，May 30，1980
	50.1	范围	/
	50.3	定义	78FR 12950，Feb. 26，2013
	B节	人类受试者知情同意	46FR 8951，Jan. 27，1981
	50.20	知情同意总体要求	64FR 10942，Mar. 8，1999
	50.23	基本要求豁免	76FR 36993，June 24，2011
	50.24	紧急研究知情同意 豁免	61FR 51528，Oct. 2，1996
	50.25	知情同意要素	76FR 270，Jan. 4，2011
	50.27	知情同意存档	61FR 57280，Nov. 5，1996
	D节	儿童临床试验的额外 保护	66FR 20598，Apr. 24，2001
	50.50	伦理委员会职责	/
	50.51	不超过最小风险的 临床试验	78FR 12951，Feb. 26，2013
	50.52	超过最小风险的儿童临 床试验，但预期对受试 者有直接益处	78FR 12951，Feb. 26，2013
	50.53	超过最小风险的临床试 验，且无法预期对受试 者有直接益处，但会普 及受试者相关疾病了解	78FR 12951，Feb. 26，2013
	50.54	临床试验未通过批准， 但有可能促进理解、预 防及减轻影响儿童健康 和福利的严重疾病	78FR 12951，Feb. 26，2013
	50.55	征得家长及监护人 同意	/
	50.56	监护	/

续表

CFR	条款	内容	最新修订时间
45CFR 46 人类受试者保护 （HHS）	A节	HHS人类受试者保护的基本政策	56FR 28012，28022，June 18，1991
	B节	孕妇及胎儿、新生儿在试验中的额外保护	66FR 56778，Nov. 13，2001
	C节	犯人参与的医药或行为学试验的额外保护	43FR 53655，Nov. 16，1978
	D节	儿科受试者的额外保护	48FR 9818，Mar. 8，1983
	E节	IRB注册	74FR 2405，Jan. 15，2009
21CFR 54 临床研究人员经济公开	54.1	目的	/
	54.2	定义	63FR 72181，Dec. 31，1998
	54.3	范围	64FR 399，Jan. 5，1999
	54.4	证明和公开要求	/
	54.5	FDA对经济利益的评价	/
	54.6	记录和保存	/
21CFR 56 伦理委员会	A节	总则	
	56.101	范围	66FR 20599，Apr. 24，2001
	56.102	定义	74FR 2368，Jan. 15，2009
	56.103	要求IRB审评情况	46FR 14340，Feb. 27，1981
	56.104	IRB审评豁免	56FR 28028，June 18，1991
	56.105	IRB豁免要求	/
	B节	组织和人员	
	56.106	伦理委员会注册	78FR 16401，Mar. 15，2013
	56.107	IRB成员	/
	C节	IRB功能和运行	/
	56.108	IRB功能和运行	67FR 9585，Mar. 4，2002
	56.109	IRB审评	78FR 12951，Feb. 26，2013
	56.110	不超过最小风险的某些种类试验以及已批准试验微小变更的加速审评程序	56FR 28029，June 18，1991

续表

CFR	条款	内容	最新修订时间
21CFR 56 伦理委员会	56.111	IRB批准试验的条件	66FR 20599，Apr. 24，2001
	56.112	机构审评	/
	56.113	IRB批准试验暂停或终止	/
	56.114	合作试验	/
	D节	记录和报告	/
	56.115	IRB记录	67FR 9585，Mar. 4，2002
	E节	不合规的行政处理	/
	56.120	较轻行政处理	/
	56.121	取消IRB或机构资格	/
	56.122	向公众公开IBR取消资格信息	/
	56.123	恢复IRB或机构资格	/
	56.124	不合规替代或其他处罚措施	/
21CFR 312 研究用新药申请	A节	总则	/
	312.1	范围	/
	312.2	适用性	64FR 401，Jan. 5，1999
	312.3	定义和解释	73FR 22815，Apr. 28，2008
	312.6	研究用新药标签	72FR 73599，Dec. 28，2007
	312.7	研究用新药的推广	74FR 40899，Aug. 13，2009
	312.8	研究用新药申请的收费	74FR 40899，Aug. 13，2009
	312.10	弃权	67FR 9585，Mar. 4，2002
	B节	研究用新药申请（IND）	/
	312.20	研究用新药申请	62FR 32479，June 16，1997
	312.21	研究阶段	/
	312.22	提交IND的基本原则	/
	312.23	IND内容和格式	67FR 9585，Mar. 4，2002
	312.30	试验方案修改资料	/
	312.31	信息修改资料	67FR 9585，Mar. 4，2002

续表

CFR	条款	内容	最新修订时间
21CFR 312 研究用新药申请	312.32	IND安全报告	75FR 59961，Sept. 29，2010
	312.33	年度报告	/
	312.38	撤销IND	67FR 9586，Mar. 4，2002
	C节	行政行动	/
	312.40	在研究中使用研究新药的常规要求	/
	312.41	IND评论和建议	67FR 9586，Mar. 4，2002
	312.42	暂缓临床试验和修改申请	74FR 40942，Aug. 13，2009
	312.44	终止	67FR 9586，Mar. 4，2002
	312.45	静止状态	67FR 9586，Mar. 4，2002
	312.47	会议	67FR 9586，Mar. 4，2002
	312.48	争议解决	55FR 11580，Mar. 29，1990
	D节	发起人和研究人员职责	/
	312.50	发起人的总体职责	/
	312.52	向合同研究组织转交职责	/
	312.53	选择研究人员和监督人员	67FR 9586，Mar. 4，2002
	312.54	21CFR 50.24紧急研究知情同意豁免中规定的紧急研究	68FR 24879，May 9，2003
	312.55	通知研究人员	67FR 9586，Mar. 4，2002
	312.56	正在进行研究项目审评	67FR 9586，Mar. 4，2002
	312.57	记录保存	67FR 9586，Mar. 4，2002
	312.58	发起人记录和报告检查	/
	312.59	未使用研究药品处理	67FR 9586，Mar. 4，2002
	312.60	研究人员的总体职责	61FR 51530，Oct. 2，1996
	312.61	研究药品管理	/

续表

CFR	条款	内容	最新修订时间
21CFR 312 研究用新药申请	312.62	研究人员记录保存	67FR 9586，Mar. 4，2002
	312.64	研究人员报告	75FR 59963，Sept. 29，2010
	312.66	IRB审评保证	67FR 9586，Mar. 4，2002
	312.68	研究人员记录和报告检查	/
	312.69	管制物质处理	/
	312.70	剥夺临床试验人员资格	77FR 25359，Apr. 30，2012
	E节	治疗危及生命和严重衰弱疾病的药品	53FR 41523，Oct. 21，1988
	312.80	目的	/
	312.81	范围	64FR 401，Jan. 5，1999
	312.82	早期咨询	63FR 66669，Dec. 2，1998
	312.83	治疗试验方案	76FR 13880，Mar. 15，2011
	312.84	治疗危及生命和严重衰弱疾病药品上市申请审评过程中的风险/利益分析	73FR 39607，July 10，2008
	312.85	Ⅳ期试验	/
	312.86	FDA集中监管研究	/
	312.87	积极监控临床试验执行和评估	/
	312.88	患者安全保护措施	/
	F节	其他内容	/
	312.110	进口和出口要求	70FR 70729，Nov. 23，2005
	312.120	不采用IND程序的外国临床试验	73FR 22815，Apr. 28，2008
	312.130	公开IND数据信息的可用性	68FR 24879，May 9，2003
	312.140	通信地址	/
	312.145	指南文件	80FR 18091，Apr. 3，2015

续表

CFR	条款	内容	最新修订时间
21CFR 312 研究用新药申请	G节	用于动物试验或体外试验的研究用新药	/
	312.160	用于动物试验或体外试验的研究用新药	67FR 9586，Mar. 4，2002
	I节	治疗用研究新药的扩大使用	74FR 40942，Aug. 13，2009
	312.300	总则	/
	312.305	扩大使用要求	/
	312.310	单个患者，包括紧急使用	80FR 18091，Apr. 3，2015
	312.315	中等数量患者	/
	312.320	治疗用IND和试验方案	/
21CFR 320 生物利用度和 生物等效性要求	A节	总则	/
	320.1	定义	74FR 2861，Jan. 16，2009
	B节	确定药品生物利用度（BA）或生物等效性（BE）的流程	42FR 1648，Jan. 7，1977
	320.21	BA/BE数据的提交要求	74FR 2862，Jan. 16，2009
	320.22	体内BA/BE数据弃权标准	67FR 77673，Dec. 19，2002
	320.23	测定体内BA或证明BE的依据	67FR 77673，Dec. 19，2002
	320.24	测定BA或证明BE数据的类型	67FR 77673，Dec. 19，2002
	320.25	体内BA试验实施指南	67FR 77674，Dec. 19，2002
	320.26	单一剂量的体内BA/BE试验设计指南	/
	320.27	多剂量体内BA试验设计	67FR 77674，Dec. 19，2002
	320.28	BA和急性药理作用、BA和临床证据的相关性	/

续表

CFR	条款	内容	最新修订时间
21CFR 320生物利用度和生物等效性要求	320.29	体内BA/BE试验的分析方法	/
	320.30	关于BA和BE要求和FDA审评试验方案的问询	74FR 13114，Mar. 26，2009
	320.31	IND申请相关要求的适用性	75FR 59963，Sept. 29，2010
	320.32	确定和修改BE要求程序	57FR 18000，Apr. 28，1992
	320.33	评估实际发生或潜在BE问题的证据和标准	57FR 18001，Apr. 28，1992
	320.34	批量测试要求和FDA认证	57FR 18001，Apr. 28，1992
	320.35	每批次体外试验要求	57FR 18001，Apr. 28，1992
	320.36	保留BE检测记录	/
	320.38	BA样本保留	64FR 402，Jan. 5，1999
	320.63	BE样本保留	64FR 402，Jan. 5，1999
21CFR 210.2	豁免 I 期研究用药物的CGMP		/

2.3 指南和手册的发展

2.3.1 通用行业指南

FDA基于GCP和临床试验实践不断开发出解决现存问题和未满足需求的行业指南，并提供了方便大众理解的基本信息表。据不完全统计，截至2015年，FDA在临床试验用产品质量、伦理委员会、电子提交要求等各方面共发布了51个药品和生物制品临床试验相关的指南文件（包括9个草案指南），见表2-6。

表2-6 行业指南和草案指南[1]

指南类别	编号	指南名称	发布时间
常规指南 （共14个）	1	发起人提交临床试验暂缓的完整回复；FDA审评	2000/10
	2	研究过程中受试者的经济关系和经济利益	2004/05
	3	生物技术临床试验方案的独立咨询	2004/08
	4	临床哺乳研究的试验设计、数据分析和标签建议	2005/02
	5	药物基因组学数据提交	2005/03
	6	不同种族临床数据的收集	2005/09
	7	临床试验发起人建立和运作数据监测委员会（DMCs）	2006/03
	8	儿童临床试验额外保护措施的FDA转介程序	2006/12
	9	受试者退出试验时相关数据保留	2008/10
	10	临床研究人员职责：保护受试者权利、安全和福利	2009/10
	11	患者报告的结局在产品标签申请中的使用	2009/12
	12	临床研究人员经济公开	2013/02
	13	紧急研究知情同意豁免	2013/04
	14	基于风险的临床试验监查方法	2013/08
伦理委员会 和知情同意 （共9个）	15	向机构伦理委员会报告不良反应/事件以保护受试者	2009/01
	16	多中心临床试验运用IRB集中审评	2006/03
	17	临床试验变更机构伦理委员会时的考虑	2014/05
	18	健康保险流通与责任法案（HIPAA）下IRB独立审查	2003/10
	19	根据CFR 50.25（c）知情同意要素的Q&A	2012/02
	20	临床试验批准后IRB的持续审查	2012/02
	21	机构伦理委员会注册常见问题	2009/07
	22	IRB评价临床研究人员和机构的资质，判断是否需要新药和医疗器械临床试验	2013/08
药品和 生物制品 （共15个）	23	生物利用度和生物等效性试验样品的处理和保留	2004/05
	24	临床研究人员行为不当时临床试验暂缓程序的使用	2004/09
	25	临床试验用处方药和生物制品标签内容和格式	2006/01
	26	探索性新药临床试验	2006/01

---

[1] Clinical Trials Guidance Documents，http：//www.fda.gov/regulatoryinformation/guidances/ucm122046.htm，20160115.

续表

指南类别	编号	指南名称	发布时间
药品和 生物制品 （共15个）	27	FDA对未按IND进行的国外临床试验数据的接受情况以及常见问题	2012/03
	28	食物影响的生物利用度研究和进餐状态下BE研究	2002/12
	29	药品临床评价中性别差异研究和评价	1993/07
	30	良好药物警戒规范和药物流行病学评价	2005/03
	31	癌症治疗药物和生物制品的临床试验申请豁免	2004/01
	32	上市前风险评估	2005/03
	33	人用药品申请和相关申请提交电子格式资料	2005/10
	34	风险最小化计划的开发和使用	2005/03
	35	IND和BA/BE研究中安全报告要求	2012/12
	36	小型机构合规要求：IND和生物利用度、生物等效性试验安全报告要求	2012/12
	37	严重和危及生命疾病临床试验的信息项目	2002/03
电子数据 （共3个）	38	临床试验电子化系统	2007/05
	39	临床试验电子源数据	2013/09
	40	电子记录和电子签名范围和应用	2003/08
质量要求 （共2个）	41	Ⅰ期临床试验用药品的CGMP规范	2008/07
	42	临床试验Ⅱ期和Ⅲ期的化学、生产和控制信息（CMC）	2003/05
草案 （共9个）	43	机构和IRB的机构伦理审评会议备忘录	2015/11
	44	确定人类研究是否可以在无IND下进行	2013/09
	45	临床试验中电子知情同意的使用常见问答	2015/03
	46	知情同意信息表	2014/07
	47	IND下使用研究新药收费常见问答	2013/05
	48	为治疗使用目的的研究新药扩大使用常见问答	2013/05
	49	支持人用药品和生物制品批准的临床试验充实策略（Enrichment Strategies）	2012/12
	50	知情同意书中的免责条款	2011/08
	51	仅用于研究的体外诊断设备进行市场销售的常见问答	2013/11

注：本表统计对象是FDA发布的所有药品和生物制品适用的指南文件，不包括FDA发布对特定药品和特定类型治疗途径的临床试验指南。

2.3.2 BIMO检查人员合规项目指导手册

FDA针对不同检查对象，制定了临床研究人员、发起人/CROs/监查人、非临床试验室（GLP）、伦理委员会（IRB）、体内生物等效性试验合规性5个方面的BIMO检查人员合规项目指导手册（CPGM），保证项目执行人员能有效合规地执行现场检查（表2-7）。

表2-7   FDA临床试验检查人员指导手册

CPGM	监管对象	发布时间
7348.001	体内等效性	10/01/1999
7348.808	非临床实验室	2/21/2001
7348.809	机构伦理委员会	11/28/2011
7348.810	发起人/CROs/监查人	3/11/2011
7348.811	临床研究人员	12/8/2008

2.3.3 法律和程序手册

法律和程序手册（MaPPs）是CDER建立以服务CDER职员在新药审评及相关行政活动中标准化操作的行动指南（表2-8）。公众特别是药品从业人员也可以更好地了解相关政策和各政府部门的操作流程。

表2-8   法律和程序手册（MaPPs）

Mapps	主题	发布时间
4200.1	向管制物质工作人员咨询含有管制物质的INDs和试验方案	5/8/2003
5210.5	仿制药办公室对研究用新药申请（Bio-IND）的审评	7/7/2006
6030.1	IND程序和审评流程（包括临床试验暂缓）	5/1/98
6030.2	知情同意审查	11/13/2002
6030.4	同一IND申请中对多个活性物质或多个配方审评程序	5/9/2001
6030.8	紧急研究时知情同意豁免	2/4/2003

3 管理要点和要素分析 ‖‖

美国对药物临床试验建立了完善的法律制度。FDA不断完善研究用新药和仿制药等效性的审评流程，保证科学伦理原则和促进新药研发；建立并有效实施了临床试验监查和配套措施，保障法律法规的正确执行，有效监管研究人员、发起人等相关人员的试验操作；不断扩展临床试验的合理范围，如促进儿科研究发展，并逐步扩大临床试验数据的公开程度。

临床试验即人类受试者服用或使用某种药物的任何试验，即在医疗操作过程中使用除上市药品外药物的试验研究（21CFR 312.3）。根据美国注册药品分类，新药［FD&CA505（b）（1）&（2）］需向FDA提交研究用新药IND申请，开展临床试验后获得一定安全有效性证据后方可申请上市（NDA）。仿制药［FD&CA505（j）］一般无需向FDA提交任何申请即可开展生物等效性试验，试验完成后资料作为上市申请（ANDA）资料的一部分递交给FDA即可（图2-2）。

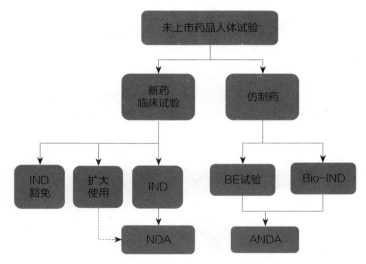

图 2-2　美国药物临床试验监管类型

注：IND豁免情形见3.1；扩大使用见3.4.7；这两类临床试验都不用于支持上市申请，但EAP数据满足一定情况可用于上市申请。

3.1 IND 的适用范围和豁免情形

一般来说，新药或生物制品在上市申请（NDA）或生物制品许可证申请前均要进行临床试验，并向FDA提交研究用新药（IND）申请。临床试验中得到的安全有效性证据是FDA审评药品上市的重要依据。但对于某些已上市药品的临床试验可能不需要提交IND申请，如上市药品的Ⅳ期临床试验；人体体内生物利用度或生物等效性试验一般也无需提交IND申请（表2-9）。

表2-9　ND的适用范围和豁免情形

描述	条款	内容规定
要求IND的试验研究	21CFR 312.2（a）适用性& 21CFR 312.3定义	适用于《联邦食品药品和化妆品法》第505节新药或《公共卫生服务法案》262节生物制品的临床试验 研究用新药即用于临床试验的新药品或生物药。研究用新药还包括用于体外诊断的生物制品
豁免IND的试验研究	21CFR 312.2（b）豁免	（b）豁免 （1）如果符合以下所有条件，则在美国合法上市药品的临床试验无需遵循IND申请要求： （i）临床试验不是因作为支持药品新适应证的良好对照研究，也并非用于支持药品标签内容的任何重大变化而向FDA提交报告为目的 （ii）临床试验的药品是合法上市的处方药，该临床试验并非用于支持该产品广告的重大变化 （iii）临床试验不涉及患者人群给药途径、剂量、用法或其他显著增加与用药有关的风险因素（或减少风险可接受程度） （iv）临床试验需符合56部分提出的伦理审查要求和50部分提出的知情同意要求 （v）临床试验操作需符合21CFR 312.7 研究用药物推广的相关要求 （2）（i）如果（a）本节（b）（2）（ii）段所列体外诊断生物制品相关临床试验用于确定其他医疗诊断产品或程序的诊断结果，（b）同时符合21CFR 312.160 用于动物试验或体外试验的研究新药的规定，则上述临床试验无需遵循IND申请要求 （ii）根据本节（b）（2）（i）段规定，以下产品无需遵循本部分要求：（a）分型血清（blood grouping serum）；（b）红细胞试剂（reagent red blood cells）；（c）抗人类球蛋白（anti-human globulin）

续表

描述	条款	内容规定
豁免IND的试验研究	21CFR 312.2（b）豁免	（3）如果仅用于体外试验或试验室研究动物的药品符合21CFR 312.60用于动物试验或体外试验的研究新药的规定，则该药品无需遵循IND申请要求 （4）FDA不会接受上述豁免情形的IND申请 （5）如果涉及使用安慰剂的临床试验无需另外提交研究用新药申请，则上述研究无需遵循本部分要求 （6）21CFR 50.24规定的紧急研究时知情同意豁免的临床试验也应遵循IND申请要求 （c）生物利用度研究。本部分内容是否适用于人用体内生物药效研究需服从21CFR 320.31 临床试验申请相关要求适用性规定 （d）标签外适应证。本部分内容不适用于已批准新药或已许可生物制品标签外适应证中的医疗用途 （e）指南。FDA可以自行发布本部分内容对特定研究用药物用途适用性的相关指南。同时FDA还可以根据有关要求提出本部分内容对计划临床试验适用性的相关建议
FDA可在发起人请求下放弃部分IND要求	21CFR 312.10 弃权（Waivers）	（a）发起人可以要求FDA放弃IND申请的相关要求。弃权申请应在IND中提交或作为IND修改资料提交给FDA。如果情况紧急，弃权申请可以采用电话或其他快速通讯方式。弃权申请必应至少包含以下一项内容： （1）发起人无需或不能遵循相关要求的解释说明 （2）满足相关要求的替代提交资料或行动路线说明 （3）证明弃权合理的其他信息 （b）如果FDA认为发起人不遵守相关要求不会对受试者造成巨大危险，同时符合以下情况之一，则FDA可以同意弃权： （1）发起人是否遵循相关要求对FDA评估IND申请没有影响，或者发起人无法遵循相关要求 （2）发起人提议的替代计划满足本部分要求 （3）申请人的提交资料证明FDA弃权合理

　　IND的种类根据发起人的不同，分为商业IND（一般企业为发起人）和研究IND（一般研究型机构或研究人员为发起人）。相比商业IND，研究IND更多不以药品注册为目的，而是扩展和优化现有疗法。截至2015年所有活跃状态IND（IND with activity）为10973项，包括商业IND申请6894项和研究IND4079项。2012年后，年新增商业IND数量开始超过年新增研究IND数量，但商业IND总数一直远超过研究IND（图2-3）。

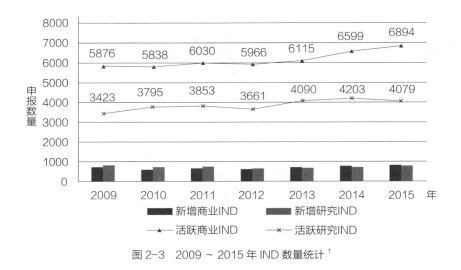

图2-3　2009～2015 年 IND 数量统计[1]

3.2 IND 申报与资料要求

如果发起人计划进行研究用药物和生物制品的临床试验，除豁免和弃权情况外，应向FDA提交IND申请，IND申请审评生效后方可进行临床试验（21CFR 312.20）。临床试验研究阶段一般划分为Ⅲ期（Ⅰ、Ⅱ、Ⅲ期，美国将Ⅳ期临床试验一般称为上市后研究），发起人可在临床试验各期提交IND申请（21CFR 312.21）。

3.2.1 提交IND的基本原则

FDA审评IND的主要目标是在各研究阶段保证受试者的安全和权利（safety and rights）。在Ⅱ期和Ⅲ期，FDA审评IND的主要目标是保证对药物进行科学性评价的质量较高，从而正确评价药物疗效和安全性。因此FDA对Ⅰ期提交资料的审评主要为安全性评价，对Ⅱ期和Ⅲ期提交资料的审评内容还包括临床试验的科学质量评价以及临床试验获得满足药品上市批准标准数据的可能性（21CFR 312.22）。

---

[1] ND Receipts, http://www.fda.gov/Drugs/DevelopmentApprovalProcess/HowDrugsareDevelopedandApproved/DrugandBiologicApprovalReports/INDActivityReports/ucm373551.htm，20160219.

各期提交的资料数量取决于药物的新颖性、药物以前的研究程度、已知或可疑风险以及药品研究阶段等因素。初始IND（initial IND submission）资料的重点应该是整体试验计划以及试验方案。随后提交IND应是包含新试验方案或修改试验方案的IND修正案，在先前提交资料的基础上，同时包括动物毒理学研究或其他相关人体研究结果等附加资料。IND年度报告应重点说明目前IND研究的状况，同时提出明年的整体研究计划。

为便于FDA有效审评IND申请，临床试验发起人应按照21CFR 312.23 规定的格式准备IND资料。发起人根据研究的药品类型和可用的资料性质，可自行决定每部分资料内容。21CFR 312.23 IND内容和格式部分规定了新分子实体的商业性IND所需的必要信息，发起人兼研究人员以商业IND或上市申请的研究用新药作为研究工具的同样需要按照上述要求准备IND资料。如果生产商授权，发起人兼研究人员通常还可以参考商业IND或有关支持进行临床试验技术资料的上市申请。采用不具备商业IND或上市申请研究用药物的发起人兼研究人员通常需要提交支持IND的所有相关技术资料。如果上述信息可以从科学文献中引用，则无需提交。

3.2.2　IND内容和格式

临床试验发起人应向FDA提交如下资料（21CFR 312.23）：

（1）封面表格（FDA 1571 表格）[21CFR 312.23（a）（1）]

（i）发起人的姓名、地址和电话号码、申请日期以及研究用新药名称。

（ii）说明即将进行某一期或多期临床试验。

（iii）承诺IND生效后开始临床试验。

（iv）承诺由符合56部分规定的伦理委员会（IRB）负责临床试验的初次或后续的审评批准工作以及研究人员应根据56部分规定向IRB报告任何临床试验变化。

（v）根据相关条例要求实施临床试验的其他承诺。

（vi）负责监查临床试验实施进程的人员姓名及职位。

（vii）根据21CFR 312.32 IND安全报告规定负责审评药品安全相关信息的人员姓名及职位。

（viii）如果研究发起人将临床试验的操作职责转移至了CRO，则应说明CRO的名称和地址、临床研究确认及委托职责列表。如果进行临床试验的所有职责均被委托，则可提交职责委托的全面说明（代替特定委托职责列表）。

（ix）发起人签名或发起人授权代表签名。如果申请的签名人员不在美国居住或在美国没有办公地点，则IND需要包含在美国居住或拥有办公地点的律师、代理人或其他授权负责人的姓名和地址。

（2）内容目录表格［21CFR 312.23（a）（2）］

（3）介绍性说明和总体研究计划［21CFR 312.23（a）（3）］

（i）有关药品和所有有效成分名称、药品的药理类别、结构式（若已知）、剂型配方、给药途径及提议临床试验的广泛目标和计划持续时间。

（ii）以前人体曾使用药品的简要说明、其他相关IND参考和可能与提议临床试验安全性相关的其他国家药品研究或上市经验参考。

（iii）如果药物在其他国家由于安全或疗效相关原因被禁止进行临床试验或上市销售，则需说明撤市国家名称及撤市原因。

（iv）有关下一年药物研究整体计划的简要说明。上述计划应包含以下内容：①药物或药物研究的基本原理；②所研究的适应证；③药物评价常规方法；④提交IND申请第一年进行的临床试验种类（如果尚未制定全年计划，则发起人应予以说明）；⑤获得研究药物的预计患者数量；⑥在药物或相关药物动物毒理学数据或以前进行的人体研究毒理学数据基础上预测的所有重大危险。

（4）研究人员手册［21CFR 312.23（a）（5）］

（i）简要说明原料药和化学式，包括结构式（如果已知）。

（ii）简要说明药物在动物和人体（说明已知信息即可）的药理和毒理作用。

（iii）简要说明药物在动物和人体（如果已知）的药物动力学和生物分布。

（iv）早期临床试验获得的、有关药物人用安全性和疗效的资料摘要（必要情况下可以附带上述已出版文章的复印版）。

（v）根据研究用药物或相关药物的原有经验和在研究用药物使用过程中特别监控或预防工作基础上预测得到的药品潜在危险和副作用

说明。

（5）试验方案［21CFR 312.23（a）（6）］

（i）每一计划研究试验方案（非初始IND提交的试验方案应按照新试验方案规定提交）。FDA要求Ⅰ期试验方案比Ⅱ期和Ⅲ期试验方案更为灵活和简单。Ⅰ期试验方案应主要说明研究大纲，包括预测研究患者数量、说明危险事项和药品剂量安排（包括用药持续时间、药品剂量或确定剂量采用的相关方法）。同时详细说明生命体征检测和血液化学等重要安全相关因素。不影响安全评估的Ⅰ期研究试验方案改动在年度报告中向FDA报告即可。

（ii）在Ⅱ期和Ⅲ期需提交说明所有研究内容的详细试验方案。制定Ⅱ期或Ⅲ期研究试验方案应采用如下方式：如果发起人预测随着研究进行可能会发生偏离研究计划的现象，则应在试验方案开头说明发生偏离问题的替代方案或应急费用。例如短期对照试验方案中，对药品无应答受试者（nonresponder）改变交叉设计方案，采用替代疗法。

（iii）试验方案还应包含以下反映研究阶段差别的特定要素和内容：

①研究目标和目的说明。

②每个研究人员的姓名、地址和资历说明（个人简历或其他资历说明）以及研究人员管理下的所有助理研究人员（例如研究同事、住院医生）姓名；研究机构名称和地址；伦理委员会名称和地址。

③选择和排除患者标准、预测研究患者数量。

④研究计划说明，包括采用管理团队的类别（如果存在）以及将受试者、研究人员和分析人员的偏见降至最低程度采用的相关方法说明。

⑤确定给药剂量、计划最大给药剂量以及患者给药疗程的相关方法。

⑥说明为完成研究目标而进行的观察和检测活动。

⑦说明临床程序、实验室试验或为监控药品对人体受试者的作用以及降低药品风险而采取的其他措施。

（6）化学、制造、控制资料（CMC）［21CFR 312.23（a）（7）］

（i）FDA要求每个研究阶段都需要提交确保研究药物特性、质量、纯度和浓度的充足资料，但是资料数量会随着研究阶段、研究持续时间、剂型、其他可用资料数量而变化。FDA认为随着研究的不断进行，可能会对新原料药的制备方法和剂型进行修改，制剂剂型本身也可能发生变化。因此 I 期提交资料的重心通常放在对原材料和原料药的鉴别控制上。研究过程中不要求提供原料药和制剂的最终规格。

（ii）值得强调的是提交FDA的资料数量取决于临床试验范围。例如，虽然在IND所有阶段都需要稳定性数据证明新原料药和制剂在临床试验计划时间内的化学和物理稳定性符合一定限度要求，但是如果计划进行短期试验，则稳定性数据要求就没有那么严格。

（iii）随着药品研发的不断进行，药品使用范围或生产规模由适用于最初限制临床试验的小规模生产转向扩大临床试验必要的大规模生产，研究发起人应向FDA提交修改资料，对最初提交的化学、制造和控制（CMC）资料进行补充。

（iv）研究阶段的提交资料需包含以下内容：

①原料药：原料药说明包括其物理、化学或生物特性；制造商名称地址；制备原料药的常规方法；原料药特性、浓度、质量和纯度的容许范围和分析方法；在毒理研究和计划临床试验阶段证明原料药稳定性所需的充足信息。本款相关要求可参考《美国药典/国家处方集》现有版本。

②制剂：所有制剂成分列表，包括在研究制剂生产过程中使用非活性成分的替代物质（包括制剂计划使用成分以及制剂中未使用、但生产过程中使用成分）以及研究制剂的定量组成（包括研究阶段可能进行的任何合理改动）；制剂生产商名称地址；产品生产包装程序的简要说明；制剂特性、浓度、质量和纯度的容许范围及分析方法；计划在临床试验阶段获得证明产品稳定性所需的充足信息。本款相关要求可参考《美国药典/国家处方集》现有版本。

③简要说明对照临床试验过程中所使用安慰剂的成分、制造和控制信息。

④标签。应提供给每位研究人员相关研究用药物的大小标签。

⑤环境分析要求。

（7）**药理学和毒理学资料**［21CFR 312.23（a）（8）］

从动物试验和体外药理和毒理学研究获得的药理学和毒理学资料是确保

人体试验安全进行的基础。动物试验或体外研究的种类、持续时间及范围取决于临床试验的持续时间和性质。药理和毒理相关资料需包含药理和毒理结果、相关试验人员的身份和资历，同时说明研究实施地点以及供检查的档案存放地点。随着药品研发的不断进行，研究发起人需提交包含附加安全信息的药理学和毒理学修改资料。药理学和毒理学资料一般如下。

（ⅰ）药理学和药物体内分布过程：说明药品对动物的药理作用、作用机制以及药物吸收、分布、代谢和排泄相关信息（如果已知）。

（ⅱ）毒理学：①简要说明药品在动物和体外的毒理作用。根据药品性质和研究阶段，说明包括毒性试验的急性、亚急性和慢性结果；研究药品对生殖和胎儿发育的影响试验；药品特定给药途径下的相关毒性试验（例如吸入式、皮肤或眼睛毒理学研究）；以及其他评估药品毒性的体外研究。②用于证明临床试验安全性的所有毒理研究应提供详细数据表格。

（ⅲ）遵循21CFR 58《良好试验室操作规范》（GLP）规定的所有非临床试验室研究均需说明研究操作符合GLP规定，或者如果研究操作不符合上述条例规定，则需简要说明不遵循规定的具体原因。

（8）研究用药物的原有人体试验结果［21CFR 312.23（a）（9）］

简要说明申请人了解的研究用药物原有人体试验结果（如果存在）。上述信息需包含以下内容。

（ⅰ）如果研究用药物曾在美国或其他国家研究或上市，则需包含安全性研究或研究基本原理相关的全部原有详细资料。如果药品曾经进行对照试验，则需包含评估药物在计划研究用途方面与疗效相关的全部原有试验信息。任何与计划研究安全性或药品在计划研究用途方面评估相关的出版资料需全文记录。对于与研究用药物间接相关的出版资料，需提供其目录。

（ⅱ）如果药品是以前研究或上市药品的复方制剂，则需包含每种活性药物成分的相关信息。如果上述复方制剂中部分活性成分已批准上市申请或在美国合法上市，则研究发起人无需提交活性药物成分相关的出版资料，除非上述资料与计划研究用途存在直接关系（包括有关成分之间相互作用的出版资料）。

（iii）如果药品已经在美国境外上市，则需包含药品上市国家列表以及由于安全或疗效相关原因撤市的国家列表。

（9）其他资料［21CFR 312.23（a）（10）］

对于特定种类药品申请可能还需要提交特定资料，如下。

（i）具有依赖和滥用可能性：如果药品是精神调节物质或具有滥用可能性，则需说明药品相关的临床试验和结果以及动物试验研究。

（ii）放射性药品：如果药品具有放射性，则需包含充足的动物研究或人体研究信息，从而计算服用该药品的人体受试者全身及重要器官吸收放射线剂量。

（iii）儿科研究：儿童使用药品的安全性和疗效评估计划。

（iv）其他信息：简要说明有助于评估计划临床试验安全性或研究计划的其他信息以及有助于进行对照临床试验、推动药品上市的其他信息。

（10）相关资料。发起人应提供FDA要求的如下IND申请相关资料。

（i）以前提交过的资料。发起人一般无需重新提交以前提交过的资料。若参考以前提交过的资料应标明文件名称、参考编号、卷号以及资料所在页码。除发起人外其他人员提交资料的参考文件应包含授权参考文件的书面声明及提交资料人签字。

（ii）外文资料。如果IND申请资料为非英语资料，则发起人应提交IND所有内容完整精确的英文译本。发起人还应一并提交英文译本的原始文件副本。

（iii）副本数量。发起人应在IND档案中存放所有提交资料原件1份、附件2份，包括最初提交资料和所有修改资料及报告。

（iv）IND提交资料编号。每份IND提交资料都有一个按顺序排列的三位数序列号。第1份IND资料的编号为000；随后提交资料（例如资料修改资料、报告或信件）需要按时间先后顺序编号。

（v）知情同意豁免说明。如果研究项目涉及21CFR 50.24规定的紧急研究时知情同意豁免，则发起人应在申请封面显著位置注明该研究项目为紧急研究时知情同意豁免。

3.2.3 IND生效后应提交的相关资料

IND生效后，随着临床试验的进行和变动，发起人还应提交试验方案修改资料、其他资料修改，并按时提交安全报告和年度报告（表2-10）。

表2-10　发起人后续提交IND资料和安全报告及年度报告

法规依据	提交内容/形式	时间要求
21CFR 312.30试验方案修改（Protocol amendments）	IND生效后的必要改动，包括增加新试验方案、原有试验方案改动、增加新研究人员等 新试验方案和原有试验方案经FDA和IRB审评通过后方能开始新试验或任何试验改动。但如果试验方案修改用于消除受试者的明显直接危害，可先执行修改内容，在5日内向IRB报告	在新试验或试验变更方案执行前提交，短期内多次修改，尽量一次集中提交；增加新研究人员每隔30天向FDA提交1次
21CFR 312.32 IND阶段发起人提交安全报告	IND安全报告包括严重和意外不良反应报告；关于不良反应的其他研究发现；动物或体外试验发现；严重可疑不良反应发生率上升；报告试验终点信息；发起人对不良反应的后续行动	不迟于发起人收到不良报告的15天内。意外致命或危及生命不良反应为7天内
21CFR 312.33 IND阶段发起人提交年度报告	每项研究信息简要说明和总结；替代去年提交计划的未来一年总研究计划；新研究人员手册；药品在其他国家的重大上市/撤市信息；试验方案修改未包括的任何 I 期试验重大改动；向FDA请求召开会议或答复	IND生效（初始IND提交审评通过）一年期满前60天内
21CFR 312.31 资料修改（Information amendments）	除上述三种资料外IND资料：新毒理、化学或其他技术资料；以及中止临床试验的报告 说明修改资料的目的和性质；以及向FDA请求召开会议或答复	IND资料修改可以在任何必要时间提交，但应尽可能不超过30天提交一次

（1）试验方案修改

一旦IND生效，发起人可以在任何必要情况对IND进行修改，保证临床试验操作符合试验方案。FDA要求发起人提交新试验方案和试验方案改动相关资料（21CFR 312.30）。

（a）新试验方案：发起人预期开展IND中未包含的新试验项目时，需要向FDA和IRB提交新试验方案修改资料，经FDA和IRB审评通过后方能开始新试验。

（b）原有试验方案改动：原有试验改动时，发起人应向FDA提交试验方案修改资料，说明Ⅰ期试验方案中极大影响受试者安全的任何变动或Ⅱ期、Ⅲ期试验中极大影响受试者安全、研究范围或研究科学性质量的任何变动，包括：

（i）现有试验方案中受试者使用药品时间延长或剂量增加，或者受试者数量大幅增长；

（ii）试验方案计划的任何重大变动（例如增加或终止对照组）；

（iii）增加新检测或操作程序以提高副作用或不良反应监控程度或降低上述现象发生风险；或者停止药品安全性监控的某项检测。

原有试验方案改动资料经FDA和IRB审评通过后方能继续进行。但如果试验方案修改用于消除受试者的明显直接危害，发起人向FDA提交上述信息修改资料，同时根据21CFR 56.104（c）紧急使用试验用药物规定在使用试验药品的5个工作日内通知了IRB，则可立即执行修改内容［21CFR 312.30（b）（2）（i）］。

（c）增加新研究人员：原有试验增加新研究人员，发起人也需向FDA提交试验方案修改资料。如果根据研究新药扩大使用规定增加的许可研究人员，则无需向FDA提交试验方案修改资料。增加新研究人员后研究药品即送至研究人员处，新研究人员即开始参与研究工作。发起人需在增加新研究人员30天内通知FDA。

（d）新试验方案和试验方案修改资料的内容和格式：试验方案修改资料需在显著位置注明"试验方案修改资料：新试验方案""试验方案修改资料：试验方案改动"或"试验方案修改资料：新研究人员"，同时包含如下信息：

1）（i）如果是新试验方案，则应包含新试验方案副本，并简要说明新试验方案和原有试验方案在临床方面的重大差别。

（ii）如果是试验方案改动，则应简要说明试验方案内含提交资料的改动和参考资料（日期和编号）。

（iii）如果是新研究人员，则应包含研究人员姓名、研究资历、以前提交试验方案参考以及21CFR 312.23（a）（6）（iii）（b）规定所有新研究人员资料。

2）在必要情况下，修改资料内特定技术信息的参考资料需包含在IND内或随IND一同提交。发起人依据上述参考资料证明新试验方案或修改试验方案内的任何重大临床试验改动。如果参考资料用于支持IND内的已有信息，则发起人应注明参考资料名称、参考编号、卷号及信息所在页码。

3）如果发起人希望FDA对提交资料做出评价，则需提交评论申请以及要求FDA答复的特定问题。

（e）提交时间：发起人需在试验方案执行前提交新试验方案的修改资料或试验方案改动。对于增加新研究人员或补充研究人员信息的试验方案修改资料，发起人可将其集中提交，每隔30天向FDA提交1次。如果在短期内需要提交几项新试验方案或试验方案改动资料，则发起人可以尽可能地将上述所有资料集中，一次提交。

（2）资料修改（21CFR 312.31）

（a）资料修改要求：对于未包含在试验方案修改资料、IND安全报告或年度报告范围内的IND基本资料，发起人应提交资料修改文件。资料修改包括：①新毒理、化学或其他技术资料；②中止临床试验的报告。

（b）资料修改的内容和格式：资料修改应在显著位置注明其内容（例如"资料修改：化学、制造和控制""资料修改：药理毒理""资料修改：临床"），同时包含以下内容：①修改资料的目的和性质说明；②采用便于科学审查格式、编辑的相关数据（An organized submission of the data in a format appropriate for scientific review）；③如果发起人希望FDA对资料修改进行评价，则应包含评价申请。

（c）提交时间：IND资料修改可以在任何必要时间提交，但应尽可能不超过30天提交一次。

（3）IND阶段发起人提交安全报告（21CFR 312.32）

（a）安全资料审评：发起人应积极审评来自国内或国外的所有药品安全相关信息，包括来自任何临床或流行病学研究、动物研究、商业上市经验、科学文献报告、未出版科学论文以及发起人以前未向FDA报告的外国监管机构报告的所有信息。

（b）1）IND安全报告。发起人应在IND安全报告文件中向FDA和所有研究人员报告临床试验风险和其他风险，不迟于发起人收到不良报告的15天内报告。在IND安全报告中，发起人应明确IND安全报告涉及的可疑不良反应，并提交FDA，还需根据相关信息分析怀疑不良反应出现的原因。

（i）严重和意外不良反应报告。发起人应报告任何严重和意外的不良反应。发起人报告意外不良反应报告时必须确定药品和不良反应之间有因果关系，如：与用药相关的罕见不良反应/事件；一般与用药无关的少见不良反应/事件；临床试验中观察到某些的高于治疗组发生率或高于现在或历史对照组的特殊事件（试验过程中潜在疾病已知，或是其他普遍发生在用药人群的事件）。

（ii）其他研究发现。发起人应报告已知的表明人类用药存在重大风险的流行病学研究发现、多项研究合并分析和临床试验研究发现（除严重和意外不良反应报告外），无论上述研究是否包含在IND内或是否由发起人进行。一般来说，上述研究发现可在试验方案、知情同意书和研究人员手册中予以变更相应安全信息（包括文档的定期更新），或临床试验全部操作程序上与安全相关的变更。

（iii）动物或体外试验发现。发起人应报告表明人类用药时存在巨大风险的动物或体外试验研究发现，无论是否由发起人进行的试验，比如致突变性、致畸性和致癌性报告，或重要器官毒性。一般来说，上述研究发现可在试验方案、知情同意书和研究人员手册中予以变更安全信息（包括文档的定期更新），或临床试验全部操作程序上与安全相关的变更。

（iv）严重可疑不良反应发生率上升，发起人应报告任何列入试验方案和研究人员手册上的严重可疑不良反应的临床重大发生率增加。

（v）IND安全报告提交发起人应采用叙述格式、FDA表格3500A或电子表格形式提交。FDA会定期发布电子提交指南（如包括提交方法、媒介、文件格式、文件准备和组织）。对于外国可疑不良反应，发起人应提交国际医学科学组织（CIOMS）I表格，而非FDA 3500A表格。已发表或未发表的体外试验、动物试验、流行病学试验和临床试验文章的合并分析应采用叙述表格提交。报告应表明内容主题，如"IND 安全报告"，提交至CDER或CBER。收到FDA回复后，发起人应尽快提交FDA要求的附加数据和信息，一般不晚于收到回复的15天内。

2）若出现意外致命或危及生命的药物不良反应，发起人应尽快通知（notify）FDA，自初次接到上述报告之日起7天内。

3）报告格式或频率。FDA可以要求发起人采用不同于本段要求的格式或频率提交IND安全报告。发起人也可以向FDA提议采用不同的报告格式或提交频率，如果FDA的IND审评部门批准了上述改动，则发起人可以改动。

4）上市后药品临床试验（Ⅳ期临床试验）。在美国已上市或已批准药品在国内外进行临床试验，临床试验发起人也应提交IND安全报告。发起人应按照上市后安全报告要求提交临床试验安全信息。

5）报告试验终点。发起人必须在试验方案中报告试验终点信息（如死亡率或主要并发症），一般不包括在IND安全报告中。但试验终点信息中包括严重意外不良事件，并有证据表明药物和不良事件（如死于过敏）有因果关系，则应按照严重和意外不良反应规定报告。

（d）后续行动（Followup）：发起人应积极调查收到的所有安全资料。发起人一旦获得安全报告相关后续资料应立即提交FDA，并注明"IND安全报告后续行动"。如果发起人的研究结果显示根据本节（c）段规定最初认为无需报告的药物不良反应现在有必要向FDA报告，则发起人应尽快以书面安全报告形式向FDA报告上述药物不良反应，自决定之日算起不得晚于15天。

（e）免责声明（Disclaimer）：发起人根据规定提交的安全报告或其他资料（以及FDA公布的安全报告或其他资料）不一定表示发起人或FDA承认药品是导致或引起不良反应的真正原因。发起人无需承认、可以否认提交的相关报告或信息表示药品是导致或引起不良反应的真正原因。

（4）IND阶段发起人提交年度报告（21CFR 312.33）

发起人应在距离IND生效（初始IND提交审评通过）一年期满前60天内提交包含以下内容、有关研究进程的简明报告：

（a）每项研究信息简要说明：在过去一年中正在进行和已经完成的所有研究项目情况。摘要需包含有关研究项目的以下信息：

1）研究项目名称（附带研究项目相关标识符如试验方案编号）、研究目的以及有关患者数量和项目是否完成的简要说明。

2）最初计划研究的受试者总数量；目前参与研究的受试者数量，制成包含年龄段、性别和种族信息的表格；按计划完成研究的受试者数量；出于某种原因退出研究的研究的受试者数量。

3）如果研究项目已经完成或者已知任何中期结果（interim results），则简要说明所有已知研究结果。

（b）摘要信息：在过去一年临床和非临床试验中获得的所有信息，包括：

1）说明人体某系统经常发生的严重不良反应的叙述性或表格摘要。

2）过去一年提交FDA的所有IND安全报告摘要。

3）在研究过程中死亡的受试者名单及其死亡原因。

4）在研究过程中由于不良反应退出研究项目的受试者名单，同时说明上述不良反应是否与药品有关。

5）简要说明与药物作用相关的任何信息（如果存在），包括剂量反应信息、对照试验信息和生物药效信息等。

6）过去一年中已完成的或正在进行中的临床前研究列表（包括动物研究）以及主要临床前研究成果摘要。

7）简要说明过去一年所有重大的药品生产变更或微生物指标变化情况。

（c）说明替代去年提交计划的未来一年总研究计划。

（d）如果研究人员手册经过修改，则需说明修改之处并提交新手册副本。

（e）说明过去一年中Ⅰ期试验方案做出的、IND试验方案修改资料未包含的任何重大改动。

（f）简要说明过去一年药品在国外市场的重大变化，例如在任何国家批准上市或撤销、暂停上市。

（g）发起人希望获得FDA对IND相关问题答复、评论或召开会议的请求。

3.2.4　发起人撤销IND（21CFR 312.38）

（a）任何时候发起人均可撤销有效IND，而不会遭受任何歧视。

（b）如果发起人决定撤销IND，则发起人应通知FDA、所有相关研究人员，同时结束所有IND临床试验。所有研究用药物将返还发起人或根据21CFR 312.59 规定按照发起人要求予以处理。

（c）如果撤销IND是因为药品安全问题，则发起人应将撤销决定连同原因通知FDA、所有参与研究人员以及所有伦理委员会。

3.3　对 IND 的监管行动

3.3.1　临床试验研究阶段

提交FDA的IND可以包括1个或多个研究阶段。对以前从未研究药品的临床试验可以分为3个阶段。上述研究阶段通常按顺序进行，但也可能相互重叠，3个研究阶段如下：

Ⅰ期临床试验（phase 1）即人体初次使用研究新药阶段。Ⅰ期需要进行严密监控，可以在患者或普通志愿者身上进行试验。研究主要目的是确定药品在人体内的代谢活动和药理作用以及提高药品剂量导致的副作用，同时获得药品有效性的早期证据（如果可能）。Ⅰ期需获得药品相关药物动力学和药理作用的充足信息，从而制定科学有效、良好对照的Ⅱ期试验计划。Ⅰ期受试者和患者数量因药品而异，通常在20～80人范围内。Ⅰ期还包括药物在人体内的新陈代谢、结构—活性关系和作用机制以及使用研究用药物探索生物现象或疾病发展过程的相关方法。

临床试验Ⅱ期（phase 2）为对照性临床试验，用于评估特定用途或多种用途药品的有效性，同时确定药品相关的常见短期副作用和用药风险。Ⅱ期通常良好对照、监控严密、研究患者数量相对较少（一般不会超过几百人）。

临床试验Ⅲ期（phase 3）为扩展性对照和非对照试验，通常在获得证明药物初步的有效性证据后进行。Ⅲ期用于探索药品有效性和安全性等其他必要信息，从而评估药品的整体利益风险关系，为编写医生用药说明提供充足依据。Ⅲ期受试者数量从几百人到几千人不等。

3.3.2　研究用新药使用的一般要求

发起人向FDA提交IND，且发起人遵循21CFR 312部分IND申请、50部分人类受试者保护、56部分伦理委员会等有关执行临床试验的所有规定要求；所有参与研究人员根据21CFR 312部分IND申请、50部分受试者保护、56部分伦理委员会规定进行临床试验操作，IND生效。FDA在收到IND 30日后，未通知临床试验暂缓，则IND生效；或FDA提前通知发起人可以开始临床试验。FDA将以书面形式通知发起人FDA接到IND具体日期。IND生效后，发起人方可向研究人员提供研究用新药（21CFR 312.41）如图2-4所示。

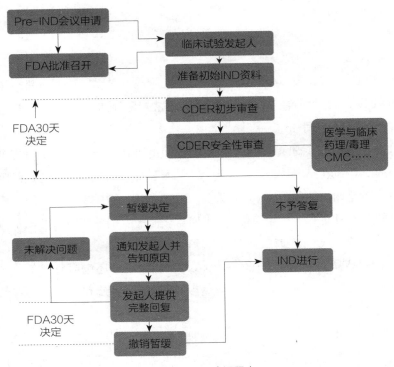

图 2-4   IND 审评程序

3.3.3 暂停临床试验和修改申请

临床试验暂缓是FDA用于延缓或暂停临床试验的命令。临床试验暂停可以应用于IND中的单项或多项研究项目。对于临床试验暂停，受试者不得使用该研究药品或不得增加该研究药品的受试者；已参加研究项目的患者应立即停止使用该研究药品，除非FDA出于患者安全考虑特别允许患者继续使用 [21CFR 312.42（a）]。

（1）临床试验暂停

对于不同类型和处于不同研究阶段的临床试验，在执行临床试验暂缓时有不同的根据，但对于各种类型（除扩大使用IND或试验方案外）的临床试验，若出现受试者可能遭遇严重巨大风险；研究人员资质不符合要求；研究人员手册不完整；研究计划或试验方案明显不能满足其预定目标等情况时，FDA一般会决定试验暂缓（表2-11）。

表2-11　强制执行暂缓临床试验依据［21CFR 312.42（b）］

暂缓试验类型	暂缓依据
Ⅰ期临床试验	（ⅰ）受试者正在或将会面罹患严重疾病或受到严重伤害的巨大风险 （ⅱ）执行IND研究项目临床研究人员的科学培训知识和经验不足 （ⅲ）研究人员手册出现错误和标识错误，或者资料不完整 （ⅳ）IND资料未满足规定数量，不足以评估计划研究项目受试者面临的风险 （ⅴ）IND是用于治疗危及生命疾病或影响男女两性疾病的药品研究项目。如果研究药品具有生殖毒性（即影响生殖器官）或发育毒性（即影响未来后代），则罹患研究疾病、但具有生殖能力的男性或女性不得参与研究。"具有生殖能力的妇女"不包括孕妇。在本段中"危及生命疾病"定义为"如果疾病继续发展，则患者死亡可能性非常高的疾病。"但下列情况下不会判定暂缓： （a）特殊情况临床试验，例如仅涉及一个性别的临床试验（如评估药品在精子中排泄或对月经影响的相关研究） （b）仅男性或女性临床试验，同时对具有生殖能力另外一性的临床试验正在进行、已经进行或将在FDA规定时间内进行 （c）仅非患有临床试验药物目标疾病的受试者临床试验
Ⅱ期或Ⅲ期 临床试验	（ⅰ）出现Ⅰ期临床试验暂缓的任何情况 （ⅱ）研究计划或试验方案明显不能满足其预定目标
扩大使用IND 或试验方案	（ⅰ）未满足21CFR Ⅰ节规定研究药品用于扩大治疗的相关条件 （ⅱ）扩大使用IND或扩大使用试验方案不满足21CFR Ⅰ节的提交要求
计划不全面、非良好对照的临床试验	（ⅰ）出现Ⅰ、Ⅱ、Ⅲ期临床试验暂缓的任何情况 （ⅱ）有证据显示计划不全面、非良好对照的临床试验（not designed to be adequate and well-controlled trials）正在妨碍同种或其他研究用药物良好对照的临床试验的注册、操作和完成 （ⅲ）计划不全面、非良好对照且研究用药物数量不足的临床试验和计划全面、良好对照但研究用药物数量不足的临床试验 （ⅳ）同种药品的1个或多个计划全面、良好对照的临床试验显示该药物缺乏疗效 （ⅴ）经证实用途相同且用于同类患者的其他研究用药物已经获得了上市许可 （ⅵ）该药用于相同患者群体的相同适应证已经获得了上市批准 （ⅶ）计划全面、良好对照的临床试验发起人并未积极寻求研究用药物获得上市批准 （ⅷ）FDA认为执行或继续执行计划不全面、非良好对照的研究项目不符合公众利益。FDA通常认为上述（ⅱ）（ⅲ）（ⅴ）规定的暂缓临床试验命令仅用于阻止非同步进行的对照试验（nonconcurrently controlled trials）继续录入受试者，而不是为了阻止患者继续使用研究用药物

暂缓试验类型	暂缓依据
紧急研究知情同意豁免临床试验	（i）出现Ⅰ、Ⅱ、Ⅲ期临床试验暂缓的任何一种情况 （ii）未满足紧急研究知情同意豁免（21CFR 50.24）的相关标准
特别军事行动规定免除知情同意的临床试验	（i）出现Ⅰ、Ⅱ、Ⅲ期临床试验暂缓的任何一种情况 （ii）总统并未下令放弃使用研究新药的事先知情同意要求［21CFR 50.23（d）］

法规中还详细规定了临床试验暂缓命令发布、书面通知、争议解决、发起人完整回复等程序［21CFR 312.42（c）-（g）］，并为发起人提供了恢复临床试验的机制。

（2）不足之处讨论

如果FDA认为某项临床试验存在不执行暂缓临床试验命令的余地，同时患者也并未面临严重直接风险，则FDA将在发布暂缓临床试验命令前与发起人讨论并圆满解决上述问题（图2-5）。

（3）强制执行暂缓临床试验命令

暂缓临床试验命令可以采用书面形式、电话或其他快速通讯方式予以通知。通知中明确说明命令包括的IND试验项目，同时简要说明FDA做出上述命令的具体原因。由负责IND审评工作的部门负责人或其代表做出暂缓临床试验命令。部门负责人应尽快、自强制执行暂缓临床试验命令之日起不得迟于30天向发起人提供执行上述命令的书面原因说明。

（4）临床试验恢复

只有在FDA（通常为负责审评IND的部门负责人或负责人指定人员）通知发起人可以继续研究项目后，上述研究项目方能恢复研究。只有当发起人改正了研究项目以往的不足或者满足FDA规定的研究项目继续要求，FDA才会批准恢复相关研究项目的临床试验。FDA可以采用电话或其他快速通讯方式通知发起人暂缓临床试验决定。如果暂缓临床试验的IND发起人以书面形式请求FDA终止暂缓临床试验命令，并提交了对暂缓临床试验命令所列问题的完整答复，则FDA将在收到申请之日算起30天内给予发起人完整的书面答复。FDA将给予发起人终止或继续执行暂缓临床试验命令答复，同时说明做出上述决定的具体原因。在30天答复时间里，发起人不得继续FDA发布暂缓命令的临床试验，直至FDA通知发起人终止暂缓命令。

（5）请求

如果发起人不赞同FDA给予的暂缓临床试验原因，则发起人应根据21CFR 312.48争议解决的规定请求FDA重新考虑上述决定。

（6）暂缓临床试验的IND转入静止状态

如果IND的所有研究项目处于暂缓状态1年或更长时间，则FDA可以根据21CFR 312.45静止状态规定将IND转入静止状态。

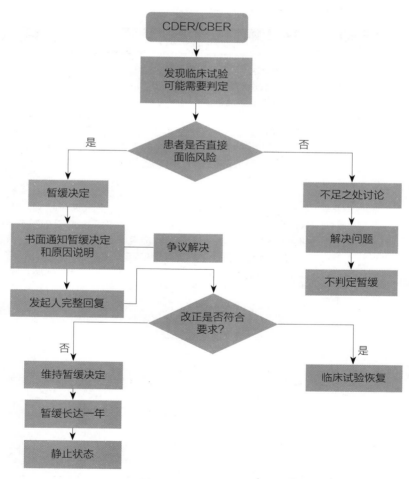

图2-5　临床试验暂缓程序

3.3.4　FDA终止IND的程序（Termination）（21CFR 312.44）

（1）IND终止

FDA终止某项IND后，则发起人应结束该IND的所有临床试验项目，回收或处理所有未使用的研究药品。FDA发布终止命令的原因可能是IND申请缺陷或临床试验操作过程存在不足。除直接终止IND外，FDA一般在终止命令发布前会先提出终止建议，给予发起人回复的机会。FDA通常只会在首次尝试非正式解决问题后或在适当情况下通过临床试验暂缓程序启动该终止程序。FDA终止IND的情况如表2-12所示。

表2-12　终止命令的依据［21CFR 312.44（b）］

终止IND类型	终止依据
Ⅰ期试验	（ⅰ）人体受试者面临罹患严重疾病或遭受严重伤害的巨大风险 （ⅱ）不符合IND提交内容和格式要求规定，不满足评估临床试验受试者安全性所需的充足信息 （ⅲ）制造、加工和包装研究药品使用的方法、设施及管理信息不足以制定和保持确保受试者安全所需的药品特性、浓度、质量和纯度相关标准 （ⅳ）临床试验的执行方式与提交FDA的IND试验方案规定有很大不同 （ⅴ）药品未经研究药品推广相关规定许可或满足研究项目相关要求即进行商业促销或销售 （ⅵ）IND、IND修改资料或IND报告存在事实资料（material fact）的虚假声明或遗漏了本部分要求的事实资料（material information） （ⅶ）发起人不符合IND安全报告规定，未能积极调查并通知FDA和所有研究人员严重的意外不良反应或其他要求提交的任何报告 （ⅷ）发起人未能根据IND年度报告规定提交准确的年度研究报告 （ⅸ）发起人未能遵循21CFR 312研究新药、21CFR 50人类受试者保护或21CFR 56伦理委员会规定的任何相关要求 （ⅹ）IND处于静止状态（inactive status）长达5年或更长时间 （ⅺ）发起人不符合临床试验暂缓规定，未能暂缓计划进行或正在进行的计划不全面、非良好对照的临床试验
Ⅱ期或Ⅲ期试验	（ⅰ）出现Ⅰ期试验终止规定的任何一种情况 （ⅱ）试验计划或试验方案的科学计划不够合理，无法用来确定药品是否可以安全有效使用 （ⅲ）有力证据显示药品在指定研究用途方面没有疗效
治疗IND （treatment IND）	（ⅰ）出现Ⅰ期试验终止规定的任何一种情况 （ⅱ）出现暂缓扩大IND或试验方案的任何一种情况

（2）发起人回复机会

如果FDA提议终止IND，则FDA将以书面形式通知发起人，同时邀请发起人在30日内提出更正或说明。接到上述通知后，发起人可以向FDA提交书面说明或更正，或者请求FDA召开会议，在会议上进行说明或提出更正。如果在指定时间内发起人不做答复，则FDA终止IND。如果发起人做出答复，但FDA不赞同其提交的说明或更正资料，则FDA应以书面形式通知发起人FDA拒绝采纳上述资料的原因，同时根据21CFR 16听证会规定允许发起人召开FDA监管听证会，以便确定是否应该终止发起人IND。发起人需在收到FDA的拒绝采纳通知的10天内申请召开监管听证会。

（3）直接终止IND

在任何时候，FDA认为如果继续执行研究项目会对患者健康构成巨大的直接危险，CDER或CBER负责人应立即以书面形式通知发起人终止IND。如果发起人向FDA提交消除上述危险的相关资料，则CDER和CBER负责人可以恢复已终止的IND。如果IND是根据该款规定终止，FDA允许发起人召开监管听证会，以便确定是否应该恢复IND。

3.3.5　IND静止状态（21CFR 312.45）

IND临床试验项目在2年或更长时间内没有对受试者进行研究，或者IND的所有研究项目处于暂缓临床试验状态1年或更长时间，IND将转入静止状态。FDA可以自行决定或者根据发起人请求采取上述行动。如果FDA根据该款决定将IND转入静止状态，则FDA应首先以书面形式通知发起人建议静止状态。发起人在接到上述通知后有30天回应时间，可以向FDA提交IND应继续处于活动状态的具体原因。

IND转入静止状态，则应通知所有相关研究人员，同时返还所有研究用药物存货或按照21CFR 312.59 未使用研究用药物处理规定对药品进行处理。

发起人无需向FDA提交处于静止状态的IND年度报告。根据21CFR 312.130 规定，处于静止状态的IND仍旧可以向公众公开其数据资料。

发起人如果希望继续静止IND临床试验项目，则应根据21CFR 312.30 试验方案修改资料规定向FDA提交包含来年建议研究计划和相关试验方案的试

验方案修改资料。如果试验方案修改资料是基于以前提交资料，建议研究计划
应提及上述资料。支持建议研究项目的其他资料（如果存在）应以资料修改形
式提交FDA。若①FDA收到试验方案修改资料30天后，FDA未通知发起人暂
缓决定；②FDA提前通知发起人可以开始试验；则静止状态解除。

对于处于静止状态5年或更长时间的IND，FDA可以予以终止。具体流程
见图2-6。

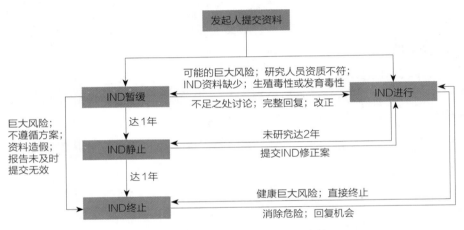

图2-6　临床试验暂缓、静止、终止程序

3.3.6　FDA与发起人沟通机制

FDA在法律层面上规定了发起人与监管部门在临床试验阶段的协商程
序，协商一致应形成协议，并有法律效力，不得随意改变。但同时赋予监管部
门一定的执法灵活性，即出现与药品安全有效性的关键科学问题改变时，或在
发起人书面同意的基础上可以改变协议。在法规中详细说明了会议的目的、类
型、要求。

在研究过程中FDA可以随时与研究发起人进行有关IND不足之处或FDA
需要更多数据资料的口头或书面交流。应发起人要求，FDA可以向其提供有
关IND的具体问题建议。上述建议包括支持研究计划所需的技术数据数量建
议、临床试验计划建议、计划研究是否可以获得满足上市申请要求数据资料可
能性的相关建议等。除FDA与发起人临床试验暂缓的回复程序外，FDA与发起
人之间进行的交流活动仅为建议性质，发起人无需更改计划或正在进行的临床

试验项目，发起人也无需答复FDA（21CFR 312.41）。

为解决临床试验过程中出现的问题，FDA和研究发起人可以经常召开会议。在资源许可范围内，FDA鼓励召开有助于药品审评和解决药品相关科学问题的会议。召开上述会议的总体原则是公开、全面、自由交流临床试验过程中出现的任何科学或医疗问题。上述会议应根据CFR 21章第10部分规定执行并记录会议内容［21CFR 312.47（a）］。FDA认为在药品研究过程特定阶段与发起人的会议有助于将时间和金钱浪费程度降至最低，从而加速药品研发和审评过程。

（1）临床前会议和Ⅰ期结束会议（21CFR 312.82）

临床前会议（Pre-IND meeting）和Ⅰ期结束会议最初适用于治疗危及生命或严重疾病药品的早期咨询，但现在对于新适应证和新分子实体（NME）药物以及药理或毒理数据有安全性问题时，或是发起人就临床试验设计有任何疑问时均可向FDA提起会议申请。Pre-IND会议指药品申办者在提交临床试验申请之前，有时会向FDA申请召开临床前会议（尤其是治疗危及生命或严重疾病的药品）。该会议主要目的是对试验用药品的化学、制造和质量控制信息（CMC）进行讨论，从而判断该药是否能安全用于临床，比如试验药物的成分、浓度、质量、纯度等，为Ⅰ期和Ⅱ期临床研究做准备。同时会议也会指出临床试验暂缓的可能因素。但是如果临床项目比较简单，临床前会议可以不必举行[1]。

对于治疗危及生命或严重衰弱疾病的产品，发起人可以请求在药品研发阶段早期与FDA审评负责人会面，讨论临床前和临床试验计划并就试验方案达成一致。在适当情况下FDA可以邀请1个或多个外部科学顾问或咨询委员会成员参加上述会议。在FDA资源许可范围内，FDA将尽力批准上述会议申请。

（a）Pre-IND会议。在初始IND申请提交前，发起人可以请求与FDA审评负责人召开会议。会议的主要目的是审评初次进行人体试验所需的动物试验计划并就试验方案达成一致。会议可讨论Ⅰ期试验计划和范围、新药儿科研究计划以及IND数据展示方式和最佳格式。

---

[1] 江莹. 新药临床和审批过程中FDA与药品申办者的会议沟通机制［J］. 中国药事，2010，03（24）：311-313.

（b）Ⅰ期结束会议（EOP1）。在获得Ⅰ期临床试验数据后，发起人还可以请求FDA审评负责人召开Ⅰ期结束会议，主要目的是审评Ⅱ期对照临床试验计划，并就相关问题达成一致，从而促使上述试验产生足以支持研究用药物获得上市批准的安全疗效数据，同时讨论药物儿科研究的必要性以及儿科研究计划和事件安排。对于治疗危及生命疾病的药物，FDA会提供有关是否需要进行儿科研究、儿科研究资料是否可以延迟至研究批准后提交等问题的最佳建议。Ⅰ期结束会议也应达成书面协议。

（2）Ⅱ期结束会议和Pre-NDA会议（21CFR 312.47）

FDA发现在研项目Ⅱ期结束时召开会议（EOP2）特别有助于计划后续研究项目，同时在完成Ⅲ期研究后、提交上市申请前召开会议（"Pre-NDA" meetings）有助于开发推动FDA审评并给予及时答复的上市申请数据提交和表述方法［21CFR 312.47（b）］。在法规中还特别强调FDA负责将会议上达成一致的临床试验设计记录在备忘录中，并提供给发起人，作为监管记录的一部分。Ⅱ期结束会议（EOP2）适用于各种类型药品，但对于新分子实体、生物技术药品、生物制品、复杂剂型等尤为重要。发起人和审评部门人员在Ⅱ期结束会议主要就CMC资料展开讨论，主要为Ⅲ期验证性试验的顺利展开服务。Pre-NDA会议是为了沟通数据和资料的归档和格式问题，以便申办人提交资料时保证组织结构良好和完整[1]。

Ⅱ期结束会议：（ⅰ）目的。确定继续进行Ⅲ期试验的安全性、评估Ⅲ期试验计划和试验方案以及现有研究计划是否足以评估儿科用药安全和疗效、支持药品研究用途上市申请所需的其他信息。

（ⅱ）会议适用性。新分子实体或上市药品新适应证的IND发起人。

（ⅲ）时间安排。为最大限度的帮助发起人，应在安排Ⅲ期试验资源之前召开Ⅱ期试验结束会议，时间安排不能延缓临床试验由Ⅱ期向Ⅲ期进行。

（ⅳ）提前上交资料。在召开Ⅱ期试验结束会议至少前1个月，发起人应提交Ⅲ期试验计划的背景资料，包括Ⅰ期和Ⅱ期试验摘要、Ⅲ期试验

---

[1] FDA.Guidance for Industry IND Meetings for Human Drugs and Biologics，http：//www.fda.gov/downloads/drugs/guidancecomplianceregulatoryinformation/guidances/ucm070568.pdf，200105.

方案、其他非临床试验计划、儿科研究计划，包括试验方案确定、受试者纳入、试验完成和数据分析的时间安排、支持豁免或延缓儿科研究请求的相关资料及临时药品标签。

（ⅴ）会议召开。Ⅱ期试验结束会议由负责审评药品和生物制品IND的CDER或CBER下属部门安排。FDA负责预定与会双方均方便的会议时间。会议主要围绕FDA和发起人就Ⅲ期试验整体计划和研究目标等达成一致，讨论内容还包括Ⅲ期试验和上市申请的技术资料是否足够。FDA还会在会议上提出药物是否应该进行儿科研究以及是否延缓儿科研究资料的提交。就上述问题达成的一致协议将记录在会议备忘录中，会议备忘录由FDA保管并发给发起人。会议备忘录连同向发起人提供的任何其他书面资料均作为会议达成一致协议的永久记录。会议达成的试验目标和试验设计足以支持药品上市批准，除非有重大科学进展。

Pre-NDA会议：FDA发现与发起人对上市申请相关资料进行交流，可以减少上市申请的初审时间。NDA前会议可以发现重大未决问题；确定临床试验是足以确定药品疗效的计划充分、良好对照研究；确定评估儿科用药安全和有效性所需和正在进行研究项目的情况；帮助FDA审评人员熟悉上市申请提交资料（包括技术资料）；确定恰当的数据统计分析方法；以及确定上市申请数据资料的表述和格式。由发起人和IND审评部门安排NDA前会议或BLA前会议。为了便于FDA向发起人提供有用的上市申请建议，发起人至少应该在会议召开前1个月向FDA提交以下资料：①上市申请的临床试验概要；②提交资料的组织格式，包括数据展示方法；③正在进行或所需的儿科研究情况；④需要会议讨论的任何其他信息。

（3）会议绩效

Pre-IND会议、Ⅰ期结束会议、Ⅱ期结束会议、Pre-NDA会议都属于FDA与发起人的B型常规会议，能帮助发起人或申办者获得FDA指导，从而使临床试验和审批更为顺利。发起人对同一项NDA或BLA，包括相同活性成分但不同剂型的申请，均只能申请召开一种会议。《处方药消费者付费法案（PDUFA）》中同样设置了会议的绩效要求，FDA应当在收到会议书面请求的21天内通知发起人已收到会议，并在60天内召开会议。B类会议是申请最多、召开最频繁的会议（图2-7）。

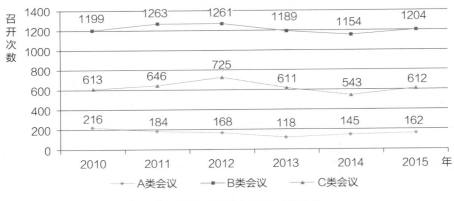

图 2-7 2010~2015 年 FDA 会议绩效
数据来源：2015 PDUFA 绩效报告

3.3.7 争议解决（21CFR 312.48）

FDA致力于通过互相交流信息和看法，以快速友好的方式解决FDA和发起人之间有关IND要求的争议。

（1）行政或程序问题

当出现行政或程序问题时，发起人应与负责审评IND的CDER或CBER下属部门解决问题，首先接触负责该项申请的消费者安全官（CSO），FDA对每个IND都指定安排一个CSO，在IND及以后提交的各种申请审评中CSO担负着药品申办者同FDA的联络工作。若未能解决争议，则再提交至调查官处，调查官负责调查具体情况、以便及时公正解决问题，一般会帮助解决会议安排以及获取FDA及时答复遇到的各种困难。

（2）科学或医疗争议

当药品研究过程中出现科学或医疗争议时，发起人应直接与审评负责人讨论。在必要情况下，发起人可以要求与审评负责人和管理部门代表召开会议，寻求解决方案。召开上述会议的请求应提交至FDA负责审评IND的CDER和CBER部门负责人处。对于涉及重大问题，会议时间定在FDA和发起人彼此方便的会议请求，FDA将尽力予以批准。

"Ⅱ期试验结束"会议和"Pre-NDA"会议也是及时解决发起人和FDA关于科学和医疗问题不同看法的争议解决途径。

在申请召开解决科学或医疗争议会议的同时，申请人可以建议FDA寻求外部专家建议。FDA可以自行决定邀请指定的1个或多个咨询委员会成员或其他顾问参加会议。申请人也可以邀请自己的顾问参加上述会议。对于非正式会议未能解决的重大科学和医疗政策问题，FDA可以命令下属常设咨询委员会对上述问题进行调查，提出相关建议。

3.4　研究用新药管理

3.4.1　研究用新药标签（21CFR 312.6）

研究用新药的直接包装上需附带注明"警告：联邦（美国）法律规定新药仅限于研究使用"资料的产品标签。大小标签均不应标注虚假或误导资料，更不应表示研究用新药可以安全有效地用于研究用途。

3.4.2　研究用新药的推广和收费（21CFR 312.7&312.8）

FDA规定发起人、研究人员或其代理人不得表示研究用新药可以安全有效地用于研究用途或以其他方式推广研究用新药。上述规定并非用于限制通过科学或社会媒体沟通药品相关科学信息，而是用于禁止研究用新药在获准商业销售前宣称其可以安全有效地用于研究。发起人或研究人员不得上市销售研究用新药或测试研究用新药的市场行情（21CFR 312.7）。

发起人需满足临床试验收费要求或治疗用研究新药扩大使用收费要求，发起人使用其他企业已上市药品进行临床试验评价，则不能收取费用（如已上市药品新适应证的临床试验，使用已上市药品作为活性对照）。发起人需根据要求证明收费金额合理。发起人对研究用新药收费前需获得FDA书面批准。如果FDA认为收费会影响上市申请药物的研发或发起人不再满足授权条件，FDA会撤销对发起人的收费授权（21CFR 312.8）。

（1）临床试验收费的要求［21CFR 312.8（b）］

发起人希望对已上市产品的新适应证研究用药物进行收费，发起人需要向FDA：

（i）提供药物潜在临床效益证据，包括在临床试验中对疾病诊断、治疗、减轻、预防方面比现有产品有显著治疗优势。

（ii）证明临床试验获得的安全有效性数据对药品获得初次批准是必

要的，或对已上市药品的重大标签变更是必要的（如新适应证，相对安全信息的纳入）。

（iii）证明临床试验需收取费用才能展开，否则发起人无法承担巨额费用。临床试验因药品工艺复杂、自然资源短缺、药品数量巨大而费用高昂（如试验的大小和持续时间）及其他相关重大环境因素（如发起人可获得资源等）。

除FDA有特殊规定缩短临床试验外，收费持续时间即临床试验持续时间。

（2）治疗用研究新药扩大使用收费的要求［21CFR 312.8（c）］

发起人希望对治疗用研究新药的扩大使用收取相关费用，应向FDA提供合理原因证明对扩大使用收费不会影响药品的上市开发的证据：

（i）证明为上市申请正在进行的临床试验人员充足，按照计划能成功进行；

（ii）证明上市新药开发取得一定的进展。

（iii）按照总研究计划提交信息具体说明发起人设定的下一年药物开发里程碑目标。

对研究新药扩大使用的收费仅限于部分授权治疗用患者。治疗用研究新药的扩大使用收费持续时间一般为FDA授权后1年内，发起人可向FDA申请延期。

（3）证明收费金额合理的要求［21CFR 312.8（d）］

FDA规定，发起人只能通过提供研究新药而获得直接成本。直接成本是FDA批准的发起人仅能通过提供研究新药的可收回成本。直接成本包括单位生产成本（如原资料、劳动、供应授权收费药品的不可回收供应和设备），或从其他生产商获得药品的成本，以及提供和使用药品的直接成本。间接成本包括主要生产产品用于销售的成本（如生产和供应研究新药的场地和设备，主要用于生产大量药品供最终销售）、研发成本、管理成本、劳动力成本等与授权药品使用无直接关系的成本。发起人不能收取间接成本。对于根据中等数量患者（21CFR 312.315）和治疗用IND或治疗协议（21CFR 312.320）规定的治疗用研究药物的扩大使用，除收取直接成本外，发起人可收取监管扩大使用IND或协议、符合IND报告要求及其他与扩大使用IND相关的直接管理成本。为通过收费回收成本，发起人应提供资料证明收费计划合理。补充资料应包括一份注册会计师对收费计划的独立性稽查。

3.4.3 研究用药物的进口和出口要求（21CFR 312.110）

（1）进口

如果进口至美国的研究用新药属于有效IND，同时①美国收件人是IND发起人；②收件人是IND指定的合格研究人员；③收件人是外国发起人的国内代理人，并且负责管理和分配研究用新药；同时IND指定进口药品收件人，并说明收件人将要采取的研究用药物相关行动（如果存在），则上述进口研究用新药需遵循该款要求。

（2）出口

在下述情况，研究用新药可以从美国出口用于临床试验。

（a）IND生效，研究用新药符合出口国家的法律规定，接收药品人员是IND研究项目的研究人员。

（b）药品在澳大利亚、加拿大、以色列、日本、新西兰、瑞士、南非、欧盟或欧洲经济区其他国家具有效上市授权，同时符合出口国法律规定。

（c）药品正出口至澳大利亚、加拿大、以色列、日本、新西兰、瑞士、南非、欧盟或欧洲经济区其他国家，同时符合出口国法律规定。符合出口要求的、不具备IND的药品无需遵循标签要求。

（d）出口药品人员应在首次出口药品时向FDA国际项目办公室发送书面证明，同时保存符合本段规定的相关记录。上述书面证明应对出口药品进行说明［即药品的商品名（如果存在）、通用名和剂型］，确定药品出口国家以及如下资料：①药品用于出口；②药品用于外国研究项目；③药品符合外国采购人员或收件人的规范要求；④药品符合进口国法律规定；⑤外层运输包装清晰注明该包装从美国出口；⑥药品不能在美国销售或作为廉价销售产品；⑦药品临床试验将按照21CFR 312.120规定进行；⑧药品的制造、加工、包装和储存过程符合目前GMP要求；⑨药品没有掺假；⑩无论在美国（如果药品重新进口回美国）、还是在美国以外国家，药品不会立即对公众健康构成威胁；⑪药品根据外国法律规定标注标签。

3.4.4 不采用IND程序的国外临床试验（21CFR 312.120）

（1）接受试验

未使用IND程序的国外临床试验，支持研究用新药申请或上市申请的良好设计和良好对照试验，满足GCP的要求，FDA会接受临床试验数据。GCP是临床试验设计、操作、监管、稽查、记录、分析和报告的标准规范，能够确保试验数据和报告结果的准确和可信，从而保障受试者的权利和安全。GCP包括独立伦理委员会（IEC）在试验开始和进行中的审评和批准（有益观点），还包括在试验开始前获得受试者或法定代表自愿的知情同意。GCP不要求危及生命情况下获得知情同意，如发现由于21CFR 50.23知情同意基本要求豁免或50.24（a）紧急研究知情同意豁免情况下，知情同意书无法获得，或研究试验方案等对受试者权益、安全和健康有其他保护措施，试验可在IEC审评批准前进行。

FDA会在必要时通过现场检查验证试验数据。

（2）临床试验符合GCP要求的说明

发起人或申请人需向FDA提交国外临床试验，需要提交确保临床试验符合GCP要求的说明。该说明不能与IND或上市申请的提交资料重复，包括如下：①研究人员资质；②研究场地描述；③研究试验方案和结果的详细总结，若FDA要求，需提供病例记录和其他背景资料如医院或其他临床试验机构记录；④试验所用原料药和制剂的描述，包括成分、配方、适应证以及临床试验中获得的生物利用度数据；⑤如果试验用于支持药品的有效性，相关资料需证明试验是符合21CFR 314.126的完备且良好对照试验。⑥审评此临床试验的IEC名称和地址，以及IEC满足21CFR 312.3定义的声明。发起人或申请人应保存声明，以及IEC成员的名单和资质，在FDA要求时可提供相应记录；⑦IEC批准、修改试验以及相关意见总结；⑧说明如何获取知情同意；⑨说明提供受试者参加试验的奖励措施（若有）；⑩说明发起人如何监查试验，确保试验符合试验方案；⑪说明研究人员培训以满足GCP要求，符合试验试验方案操作，以及研究人员符合GCP和试验方案的书面承诺。发起人或申请人保留研究人员的书面签名承诺，以备FDA审查。

（3）弃权

FDA可能在发起人或申请人请求下放弃上述要求。弃权申请可以在IND 申请或IND资料修改时提交，或根据21CFR 314或 601 在新药申请或补充申请时提交。弃权申请应包含下列之一：①说明发起人或申请人无法满足相关要求的原因；②说明替代方法提交或其他行动也可以达到要求目的；③证明弃权合理的其他资料。FDA如果认为符合公众健康利益会同意弃权。

（4）记录

发起人或申请人应保留国外临床试验记录，按如下要求：如果研究用来支持上市申请，应保留到上市申请结束后的2年。如果研究用来支持IND申请而非上市申请，应保留到IND提交后的2年。

3.4.5 IND数据和资料的公开（21CFR 312.130）

除非IND申请曾经公开或公证，否则FDA不会予以公开。但FDA可以向使用研究用新药的相关人员提供有关药品使用的IND安全报告副本。

是否公开IND申请中的所有数据资料取决于21CFR 314.430规定的有关上市申请提交资料数据的保密性条款规定。是否公开生物制品研究用新药申请中的所有数据资料取决于21CFR 601.50和601.51条款规定。

对于根据21CFR 50.24规定豁免知情同意要求的临床试验，希望公开研究资料的人员应根据《信息自由法案》规定向FDA提交申请。

3.4.6 治疗用研究新药的扩大使用（同情使用）（21CFR 312部分I分节）

FDA基于以下条件判定是否满足扩大使用要求（21CFR 312.305）：

（1）患者患有严重或危及生命疾病，且没有满意的用于诊断、监测和治疗疾病的替代疗法；

（2）患者潜在效益超过治疗该疾病时的合理可能风险；

（3）研究用新药的扩大使用并不影响上市申请药品临床试验或扩大使用临床试验的开始、执行、结束，也不会危害扩大使用的潜力发展。

法规规定的发起人和研究人员的职责同样适用于扩大使用临床试验。执业医师直接使用或分发研究用新药用于扩大使用界定为研究人员，应符合研究人员职责。提交扩大使用临床试验申请或试验方案的个人或企业界定为发起人，应承担发起人职责。直接使用或分发研究用新药且申请扩大使用临床试验的执业医生界定为发起人兼研究人员，应承担发起人和研究人员职责。［21CFR 312.305（c）］。

扩大使用临床试验中，研究人员应向发起人报告药品不良反应/事件，同时保证符合知情同意要求、伦理委员会审查、记录保存等要求。发起人应向FDA提交IND安全报告和年度报告，保证执业医生能够正确扩大使用研究用新药，保证执业医生获得研究用新药足够的风险最小化和效益最大化信息（若有研究人员手册则应提供），保持扩大使用的临床试验申请处于有效状态，保留完整的药品分配记录等职责。

FDA收到扩大使用IND申请的30天后默示许可或更早通知进行；扩大使用试验方案可以按照新试验方案提交修改资料，并在提交修改资料的30天后默示许可或更早通知进行，紧急程序下也可在FDA授权后即可进行［21CFR 312.305（d）］。

> 注　紧急程序即患者亟需治疗，无法等到书面提交申请，FDA会免除书面提交申请授权患者使用药物。FDA审评负责人会通过电话授权药物紧急使用。研究人员或发起人应在15天内向FDA补齐紧急扩大申请资料。

根据患者的数量，FDA将扩大使用分为三种类型：单个患者扩大使用（21CFR 312.310）、中等数量患者扩大使用（21CFR 312.315）或治疗IND/试验方案（21CFR 312.320），对不同类型的扩大使用有不同的资料提交要求（表2-13）。

表2-13　扩大使用IND的类型和相关法规

法规条款	主要内容
21CFR 312.310，单个患者扩大使用（Individual patients）	单个患者扩大使用即FDA允许执业医生使用研究用新药治疗单个患者。一般判定标准：（1）执业医生应判定使用研究用新药的预期风险不会超过预期效益；（2）FDA应判断患者在其他IND或试验方案中无法获得所需药物 单个患者扩大使用最多不超过一个疗程，除非FDA授权多疗程和慢性治疗。治疗结束时，执业医生或发起人应向FDA提交扩大使用结果的书面总结报告，包括不良反应报告。发起人应监测单个患者扩大使用时是否符合延长疗程。如果出现一定数量的相似的单个患者扩大使用申请，FDA可要求发起人按照中等数量患者或治疗IND/试验方案的规定提交申请。若患者急需治疗，可采取上述紧急程序
21CFR 312.315，中等数量患者扩大使用（Intermediate-size patient populations）	中等数量患者扩大使用即FDA允许研究用新药用于患者数量少于治疗用IND/试验方案规定的情况。FDA要求发起人合并一定数量单个患者相同扩大使用申请。下述情况时可能需要中等数量患者扩大使用： （1）未开发药品比如罕见病药品，发起人无法找到临床试验的足够受试者 （2）正在开发药品正在进行临床试验，但是部分要求扩大使用的患者无法参与临床试验。比如因为患者的患病种类和程度不在试验范围内，或患者不符合准入标准，或者试验人数已经足够，或患者无法到达试验地点

续表

法规条款	主要内容
21CFR 312.315，中等数量患者扩大使用（Intermediate-size patient populations）	（3）已上市或已有相关药物（i）若已上市药品由于安全原因或者不符合审评要求而退市；（ii）药品和已上市药物具有相同的活性结构，但已上市药物由于不符合审评要求或短缺而无法获得； 中等数量患者扩大使用判定标准，除满足单一患者扩大使用标准外，还应满足：（1）药物用于扩大使用的剂量和疗程是安全的，一定数量扩大使用临床试验可以合理进行；（2）至少有初步临床有效性证据或有效的药理学作用，证明可在中等数量患者中扩大使用。 中等数量患者的提交资料还应包括： （1）扩大使用提交资料应注明药物是否正在进行临床试验以及患者数量 （2）如果药物并没有被积极开发，发起人应解释当前情况下药物无法用于扩大使用的原因以及在何种情况下药物可以展开临床试验研究 （3）如果药物正在进行临床试验研究，发起人应解释部分患者未纳入临床试验的原因以及何种情况下发起人会进行这些患者的临床试验研究 在IND年度报告审评中，FDA将判断扩大使用是否可以继续进行： （i）如果药物未进行积极开发，或者扩大使用未开展（但其他用途正在开展），FDA会考虑开展扩大使用临床试验的可能性 （ii）如果药物正在进行积极开发，FDA会考虑研究用新药扩大使用是否会影响该药的临床试验研究 （iii）随着纳入患者数量增加，FDA会要求发起人提交治疗用IND/试验方案
21CFR 312.320，治疗用IND或治疗试验方案（Treatment IND or treatment protocol）	治疗用IND或治疗试验方案即FDA允许研究用新药用于普遍治疗使用。FDA一般根据如下标准进行判断： （1）试验状态（i）扩大使用药品正在进行对照试验；（ii）所有药品临床试验已经完成 （2）上市状态发起人正在积极申请扩大使用药品的新药上市 （3）证据（i）当扩大使用是为了治疗严重疾病时，临床安全有效证据应足以支持扩大使用。证据一般包括Ⅲ期临床试验数据，有时也可以包括Ⅱ期临床试验数据；（ii）扩大使用是为了治疗危及生命疾病，获得的科学性证据在总体上可以合理证明研究用新药可能有效用于扩大使用，且不会给患者带来不合理、严重疾病和损伤风险。此类证据一般包括Ⅲ期或Ⅱ期临床试验数据，也可以是Ⅰ期或临床前研究证据

根据FDA相关网站统计，在如上三种扩大使用的情况中，单个患者IND的数量（包括紧急使用和非紧急使用）远远超过其他两种扩大使用的类型。和同年正常IND（包括研究IND和商业IND）数量对比可得，扩大使用IND的数量

与正常IND相差不多，在2014年甚至超过了正常IND，扩大使用IND的普遍使用，为严重或危及生命疾病，且不满足一般IND录入标准的患者获得研究用药物提供了合法途径（表2-14）。

表2-14　2010～2015年扩大使用IND/试验方案的申请和FDA批准情况

年份	单个患者申请/批准数量（紧急）	单个患者申请/批准数量（非紧急）	中等数量患者申请/批准数量	治疗IND/试验方案申请/批准数量	总申请/批准数量	同年正常IND数量
2010	516/500	500/500	7/7	7/7	1030/1014	1330
2011	446/445	731/731	1/1	12/12	1200/1199	1404
2012	289/287	609/607	22/22	10/10	940/936	1284
2013	317/315	612/612	36/35	12/12	977/974	1429
2014	1078/1075	731/727	61/59	12/12	1882/1873	1508
2015	438/435	761/759	55/54	8/8	1262/1256	1564

3.4.7　治疗危及生命和严重衰弱疾病的药品（21CFR 312部分E节）

（1）在研究用新药法规中制定本部分的目的（21CFR 312.80）

制定相关程序以加速危及生命和严重衰弱疾病，特别是没有满意治疗方法疾病新治疗方案的研发、评价和上市进程。所有药品的上市申请应符合法定安全性和有效性标准；但用于治疗危及生命和严重衰弱疾病的药物在广泛应用时，对于安全性和有效性标准的应用应具有灵活性。FDA认为在适当保证药品安全性和有效性的同时，应用法定标准过程中可以发挥广泛的灵活性。上述程序反映了医生和患者对治疗危及生命或严重衰弱疾病药品的风险或副作用接受程度比治疗轻度疾病药品的风险或副作用接受程度更大，同时也反映出需要根据治疗疾病的严重程度评价药品的效益。

注　危及生命指不加干预病情发展致死率很高的疾病；或经临床试验分析可以存活、但具有潜在致命危险的疾病。严重衰弱（severely debilitating）的意思是引发不可恢复严重病态的疾病。发起人可以向FDA咨询产品是否符合上述要求（21CFR 312.82）。

（2）早期咨询（21CFR 312.82）

对于治疗危及生命或严重衰弱疾病的产品，发起人可以请求在药品研发阶段早期与FDA审评负责人会面，讨论临床前和临床试验计划并就试验方案达成一致。在适当情况下FDA可以邀请1个或多个外部科学顾问或咨询委员会成员参加上述会议。在FDA资源许可范围内，FDA将尽力批准上述会议申请。Pre-IND会议和Ⅰ期结束会议尤其适用于FDA参与指导治疗危及生命和严重衰弱疾病的药品的早期研发。

（3）治疗试验方案（21CFR 312.83）

如果Ⅱ期试验结果令人满意，FDA可能要求发起人提交扩大使用和治疗用IND的治疗方案，并根据扩大使用和治疗用IND审评治疗试验方案。上述治疗方案提交并予以批准后，可作为发起人提交上市申请资料的一部分（除非治疗方案处以暂停）。

（4）治疗危及生命和严重衰弱疾病药品上市申请审评过程中的风险/效益分析（21CFR 312.84）

FDA在应用上市批准法定标准做出最后批准决定前，应考虑进行医疗风险/效益分析的必要性。基于加速危及生命和严重衰弱疾病新治疗方案的研发、评价和上市进程，FDA应考虑药物效益是否大于药物已知和潜在风险；是否需要解决药物风险和效益的其他问题；同时考虑疾病的严重程度和疾病是否缺乏其他满意的治疗方法。

对于参加过Ⅰ期结束会议产品的上市审批讨论时，FDA通常会寻求外部科学顾问或咨询委员会成员意见。FDA会通知常设咨询委员会上市申请已经立卷，可以进行审评。

如果FDA认为上市申请数据不足、不能获得批准，则FDA将根据21CFR 314.120 规定发布拒绝批准药品上市信函，或根据生物制品许可程序规定发布生物制品存在不足的相关信函。上述信函将说明根据早期咨询机制或后续会议达成一致意见的研究计划未能提供获得充足上市批准证据的具体原因。上述信函还将说明咨询委员会对申请提供的相关建议。

按照本节程序提交的上市申请应遵循21CFR 314新药申请部分或600部分以及本节的相关程序要求规定。

（5）临床试验Ⅳ期（21CFR 312.85）

在批准上市申请时，FDA可以要求发起人进行上市后研究（Ⅳ期），获取有关药品风险、利益和最佳用途的更多资料。上述研究应包括但不限于Ⅱ期采用的不同药品剂量或给药计划安排、其他类型患者或在疾病其他阶段使用药品或长期使用药品的研究。

（6）FDA集中监管研究（21CFR 312.86）

FDA可以对药品评价研发过程中临床前、化学/制造和临床阶段等限制速度的步骤进行集中监管研究。FDA将集中监管研究作为满足公共健康需求、推动研究治疗危及生命或严重衰弱疾病治疗方法的一种手段。

（7）积极监管临床试验操作和评价（21CFR 312.87）

对于本节规定药品，FDA相关部门负责人将监管临床试验操作和审评过程进展，同时加速试验和审评进展。

（8）患者安全保护措施（21CFR 312.88）

21CFR 第50部分人类受试者保护、第56部分伦理委员会、第312部分研究用新药申请、第314部分新药上市申请、确保临床试验安全和批准上市药品安全的所有保护措施均适用于本节规定药品。保护措施包括知情同意和伦理委员会审评，还包括启动人体试验前审评动物研究（21CFR 312.23）、监测药物不良反应的IND安全报告要求（21CFR 312.32）、FDA审评上市申请过程中提交的安全资料更新报告（21CFR 314.50）以及药品上市后报告不良反应（21CFR 314.80）。

3.4.8 有条件批准的IND阶段的加速审批

对于严重疾病或病症药物应建立IND阶段加快审批的程序。以FDA为例，FDA的三种特殊审批通道，如FDA的快速通道（fast-track）资格［FD&CA 506（b）］，要求资格认定于IND阶段提交，一般随IND或之后；最好不晚于NDA前会议；而且采取滚动审评，临床试验数据初步审评后有效；NDA资料完整前即可立卷审评。对于获得上述资格的产品还提供了各类会议，包括IND前会议、Ⅰ期后会议、Ⅱ期后会议等。突破性疗法（breakthrough-therapy）资格［FD&CA 506（a）］，资格认定于IND阶段提交，一般随IND或之后；最好不晚于Ⅱ期后会议，其特点是具备快速通道所有加快程序，FDA在IND阶段Ⅰ期对有效药品开发强化指导，并有一系列替代性临床试验设计，如适应性设计、历史对照等。第三类是有条件批准的加速审批（accelerated approval）［FD&CA 506（c）、21CFR 314 PART H］，研发阶段讨论，以科学的替代终点/中间终点代替临床终点，临床证据可以在急救治疗过程中继续收集，如上市后Ⅳ期临床研究，但是一旦发现严重安全性问题，应立即停止市场使用，或者药品的安全性、有效性不符合要求，就会立即撤销新药批准。

3.4.9 研究用新药生产要求

美国对Ⅰ期临床试验药物采取豁免遵守CGMP（现行制剂生产质量管理规范，21CFR 211）的灵活政策，对早期临床试验阶段的药品及生物制品采取更有针对性和有意义的生产标准，加快药物开发。21CFR 211某些要求是针对药品商业化生产规模的产品，其典型特征为大规模、重复性、商业化批量生产（如生产工艺验证和仓储管理），可能不适用于Ⅰ期临床试验中所应用的多数临床试验药物的生产[1]。豁免不会放宽对产品质量的要求，FDA鼓励生产企业建立针对Ⅰ期临床试验药物的质量控制原则，FDA将继续按照通用的GMP规定及IND法规保证Ⅰ期临床试验药物的质量[2]。

FD&CA第501节（a）（2）（B）[21U.S.C.351（a）（2）（B）]要求药品（包括IND药品）应符合以下药品生产质量管理规范："一个药品……将会被认为是假劣产品……如果其生产、加工、包装或保存过程中所采用的方法或所采用的设备或控制方法，不符合，或操作程序或管理方法未执行现行版药品生产质量管理规范，从而不能保证药品符合本法案对安全性的要求，以及对其鉴别和规格、质量和纯度特征的要求。"

21CFR 210.2（c）对现行GMP适用产品范围规定"Ⅰ期临床试验药物豁免遵守CGMP，但必须符合FD&CA第501节（a）（2）（B）规定。Ⅱ期或Ⅲ期临床试验药物及上市药品必须符合CGMP要求。如果已经生产出可供使用的Ⅱ期或Ⅲ期临床试验药物及上市药品，那么Ⅰ期临床试验药物也应遵守CGMP。"因此Ⅰ期临床试验药物如果未按要求符合CGMP，可能会根据上述FD&CA条款被认定是假劣产品。

---

[1] 丛骆骆. 国内外临床试验用药品监管政策对比研究 [J]. 临床药物治疗杂志，2015，13（6）：72.

[2] FDA. Guidance for IndustryCGMP for Phase 1Investigational Drugs, http：//www.fda.gov/downloads/drugs/guidancecomplianceregulatoryinformation/guidances/ucm070273.pdf，200807

3.5 仿制药审评和人体生物等效性试验

仿制药申请人在提交简略新药申请（ANDA）时，可以基于原研药的安全性和有效性数据，并在药效实施研究方案审评和批准的前提下，免除临床前动物试验和临床试验要求。因此，仿制药申请一般无需提交全面的临床研究资料，只需证明仿制药与原研药具有生物等效性即认为具备治疗等效性。除生物等效性资料外，ANDA一般还要提交药学等效资料、标签说明书（与参比品相同）、CMC资料、专利声明等[1]。

3.5.1 仿制药审评程序

CDER下OGD负责审评仿制药ANDA。收到仿制药申请后，OGD负责法规支持的项目负责人会对申请进行立卷审查，对申请文件内容进行完整性和可接受性审查，以及确认有关专利和独占权声明是否包含在申请文件中（形式审查）。申请文件内容若有严重缺陷，如出现产品设计不合理、生物等效性研究不完整、稳定性数据不完整等情况，该ANDA则被拒绝归档，申请人会收到"拒绝函"。如形式审查无任何问题，技术审评人员便开始药学、生物等效以及标签说明书的审评。同时项目负责人会要求执法部进行"生产厂商"评估。执法部会确定制剂的生产商，原料药的生产商和外部检测单位的运行是否符合CGMP的要求。执法部对申请上列举的每一个厂商都会分别进行评估，发表一个总体意见。为保证所提供数据的可靠性，执法部可能安排批准前检查。在上述化学、生产、质控、微生物学及标签说明书的审评过程中出现任何问题，审评部门会要求申请人提供改进资料以解决问题（图2-8）[2]。

从FDA仿制药审批程序可以看出，生物等效性审评是仿制药审评中一个关键的环节。在仿制药审评过程中，生物等效性是指仿制药在相同试验条件下，服用相同剂量，其活性成分在吸收程度和速度上与原研药相比并无显著性差异，即治疗等效性［21CFR 320.1（e）］，仿制药一般要求提交详细体内

[1]　U.S.FDA. Abbreviated New Drug Application.［EB/OL］［2014 - 10 - 10］http://www.fda.gov/drugs/developmentapprovalprocess/howdrugsaredevelopedandapproved/approvalapplications/abbreviatednewdrugapplicationandagenerics/default.htm.

[2]　余煊强. 美国FDA仿制药的法规及审批程序［J］. 中国处方药，2008，9，78：51-52.

或体外试验资料证明其生物等效性［21CFR 320.1（f）］。生物等效性评价方法包括多种体内和体外方法，FDA最推荐的是生物利用度比较方法，即对不同时间点生物样本（如血浆、血清、尿液）中的药物含量进行测定，获得相应的AUC（曲线下面积）、C_{max}（达峰浓度）、T_{max}（达峰时间）等指标，根据临床经验预先制订的等效标准和限度评价仿制药和原研药是否为等效制剂［21CFR 320.24（b）］。

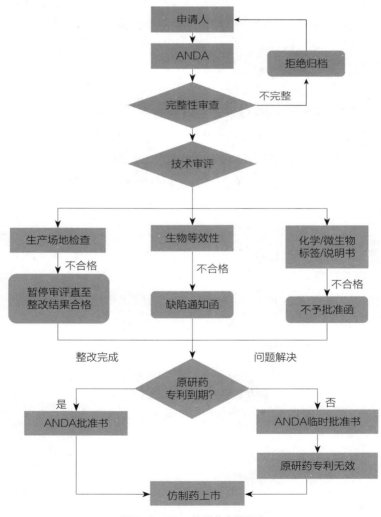

图2-8　FDA仿制药审批程序

基于对药物理化性质、生物性质及其对药代动力学影响的科学认识，FDA对不同剂型、剂量的某些药物豁免生物等效性证明或豁免进行人体生物等效性（体内研究豁免）。一般有如下三种情况：一是皮肤外用溶液、鼻腔外用溶液、口服液、注射剂等溶液制剂的药物活性成分能从剂型中完全释放出来，并且溶液中不含任何对药物活性成分吸收有影响的辅料。二是同种剂型、相似比例活性成分及辅料成分的药物若有多种剂量，其中某种剂量已通过生物等效性试验，其他不同剂量可免除生物等效试验[1]。三是根据生物药剂分类（BCS）具有高水溶性（BCS I 类和III类）和高通透性（BSC I 类）的口服性固体速释药物，且在体外高度溶出，并与参比药品的体外溶出相似，这类药物可提交生物豁免（biowaiver）申请[2]。

3.5.2 FDA对仿制药生物等效性的监管模式

生物等效性试验（BE）是指用生物利用度研究的方法（BA），以药代动力学参数为指标，比较同一种药物的相同或者不同剂型的制剂，在相同的试验条件下，其活性成分吸收程度和速度有无统计学差异的人体试验。FDA对BA/BE试验的监管主要分为三种情况。第一类，仿制药生物等效性试验方案一般无需事先提交FDA审查，一般通过伦理审查后即可进行，但需要提交BA/BE安全报告和后续报告的要求。第二类，细胞毒性药物和放射性标记药物等高风险药物；以及试验剂量超过标签剂量的仿制药或非新化学实体药物在进行BA/BE试验前需要按照研究用新药申请部分规定提交IND申请，由仿制药审评部门（OGD）审查该类BA/BE试验的安全性。第三类即FDA对某些自身符合生物等效性要求的某些药物和剂型豁免人体生物等效性试验（表2-15）。

对于上述BE试验，无论是否需要开展前审评，都需要获得伦理委员会的批准。FDA建议相关人员可在BA/BE试验前向FDA提交试验方案，供FDA审评后再开始试验，避免不合理试验或不必要的人类试验，但实践中几乎很少。

---

[1] 李冰，余煊强.美国仿制药生物等效性评价的意义及方法［J］.中国处方药杂志，2009，01，82：49.

[2] Waiver of In Vivo Bioavailability and Bioequivalence Studies forImmediate-Release Solid Oral Dosage Forms Based on a Biopharmaceutics Classification SystemGuidance for Industry-DRAFT GUIDANCE，201505.

表2-15　关于仿制药申请生物等效性要求和豁免的法律

条款	内容规定	说明
21CFR 320.30 BA/BE要求的问询和FDA对试验方案的审评	（a）FDA强烈建议相关人员（any person）计划进行BA/BE试验前递交试验方案，供FDA审评后再开始试验，避免不合理试验或不必要的人类试验 （b）FDA会审评BA/BE试验方案，并就如下问题提供建议：①BA/BE试验设计是否合理；②BA/BE试验所用标准参考物质是否合理；③化学统计分析方法是否正确 （c）①体内BA试验要求和方法的一般问题可递交给CDER下的临床药理办公室。②BE试验要求和方法的一般问题可递交给CDER下的生物等效部门（Division of Bioequivalence）	非强制要求
21CFR 56.101&102伦理委员会审评要求	56.101范围—伦理委员会审评FD&CA 505（i）IND和520（g）IDE规定的临床试验，以及FDA管理的……人用药、上市申请临床试验……56.102 定义—（b）研究或上市申请包括—（8）人用药品生物利用度和生物等效性资料和数据，以及320部分描述的用于发布、修改、放弃生物等效性要求的数据	需要伦理审评

3.5.3 体内药代动力学试验（BA）或体内等效性（BE）试验提交Bio-IND申请的情况

　　一些风险较高产品的BA/BE试验应按IND申请要求提交临床试验申请。如新药的BA试验计划应包括在临床试验计划内，高风险产品如放射性标记药物、细胞毒性药物也应提交IND申请。ANDA或非新化学实体NDA在进行BA/BE试验是试验剂量超过标签剂量等也需提交IND申请（表2-16）。对于无需提交IND申请的BA/BE试验需要符合伦理审查和知情同意要求，CRO和试验操作人员应保留相关样品，发生严重不良反应时应及时向FDA提交安全报告和后续报告。

表2-16　体内生物利用度/生物等效性试验需要提交IND申请的情况

条款	内容规定
21CFR 312.2（c）	生物利用度研究。本部分内容是否适用于人用体内生物药效研究需服从21CFR 320.31 临床试验申请相关要求适用性规定

续表

条款	内容规定
21CFR 320.31	体内生物利用度试验（BA）或体内生物等效性（BE）试验需要提交IND申请的情况 （a）若满足下列条件，计划在人体上进行体内BE或BA试验应递交临床试验申请（IND）： 　　（ⅰ）试验药品含有21CFR 314.108（a）定义的新化学实体；或 　　（ⅱ）试验涉及放射性标记药物；或 　　（ⅲ）细胞毒性药物 （b）不含新化学实体的药物计划进行BA/BE试验，若满足如下情况之一，也应申请IND： 　　（ⅰ）新药申请或简略新药申请中正常受试者或患者的单剂量试验，其中最大单剂量和总日剂量超过药品标签剂量 　　（ⅱ）新药申请或简略新药申请中正常受试者或患者的多剂量试验，其中最大单剂量和总日剂量超过药品标签剂量 　　（ⅲ）缓释药品（extended release product）进行多剂量试验前未完成单剂量试验 （c）21CFR 第50，56，312规定的人体BA/BE试验需要提交IND申请的情况 （d）除上述（a）至（c）段规定外，人体BA/BE试验若满足如下条件可豁免提交IND规定的要求： 　　（ⅰ）BA/BE试验操作人员、包括CRO应保留备用样本，根据21CFR 320.38规定的时间内（5年）在FDA请求时能提供备用样本 　　（ⅱ）进行人体BA和BE试验，应符合21CFR 56部分伦理审查要求和21CFR 50部分知情同意要求 　　（ⅲ）根据21CFR 312.32（a），试验操作人员以及CRO应向FDA和所有参与研究人员报告严重不良事件，在试验过程中尽快随时报告，且不能在晚于发现后的15天内。不良反应事件报告应以3500A表格或电子表格形式递交给FDA，供FDA处理、审查和存档。FDA会定期发布电子递交指南（包括传输、媒体、文件格式和文件组织方法）。每份报告必须突出识别主题，比如"BA/BE安全报告" 试验操作人员以及CRO应向FDA和所有参与研究人员报告危及生命的不良事件，在试验过程中尽快随时报告，且不能在晚于发现后的7天内。通知应递交给CDER的仿制药办公室负责人。BA/BE试验的安全报告的相关跟踪资料也需尽快递交，并标识"BA/BE安全报告跟踪资料"。试验操作人员和CRO应在FDA要求的15天内提供相关附加资料

这一类BA/BE试验需要提交的IND申请也被称为Bio-IND申请，由仿制药办公室（OGD）进行审评，区别于新药办公室审评的IND。OGD对Bio-IND的审评内容一般包括BE试验方案和制剂的安全资料，包括符合数量和质量要求

的活性和非活性成分列表。非活性成分需符合FDA非活性成分指南（IIG）。OGD还会审评Bio-IND申请提交的CMC资料是否能确保试验的安全进行，该资料需在简略新药申请（ANDA）时重新提交。在审评过程中，若判定临床试验暂缓，则按照暂缓程序进行（图2-9）[1]。但Bio-IND本质上就是IND的一种特殊形式，也应符合IND的30天默示许可时间和基本审评要求。

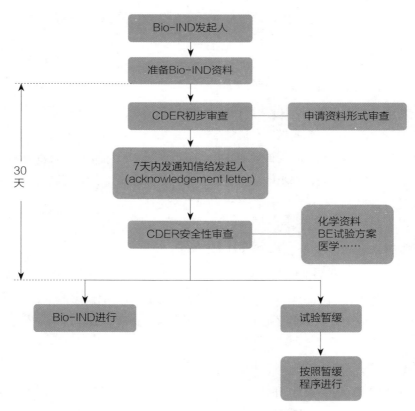

图2-9　OGD 对 Bio-IND 的审评程序

[1] Review of Investigational New Drug Applications（Bio-INDs）by the Office of Generic Drugs，http://www.fda.gov/downloads/AboutFDA/ReportsManualsForms/StaffPoliciesandProcedures/ucm079593.pdf，200607.

3.6 人类受试者保护和知情同意要素

人类受试者保护和知情同意有45CFR 46 和21CFR 50 两大法规，分别作为OHRP和FDA监管临床研究过程知情同意过程的法律依据。HHS颁发的45 CFR 46是人体研究领域保障受试者知情同意权的普通法（common rule），包含了知情同意流程和伦理委员会运行的要求，FDA在此基础上制定了适用于其监管产品临床试验的21CFR 50人类受试者保护和21CFR 56 伦理委员会两部法规。

3.6.1 知情同意基本要求

研究人员不能在未取得受试者或其合法代表知情同意的情况下，让受试者参加临床试验。研究人员应在避免强制或不正当影响的情况下获得受试者或其合法代表的知情同意。受试者或其代表能够理解知情同意所用语言。无论口头或书面知情同意书，都不能缺少受试者合法权益的条款，也不能出现免除研究人员、发起人、临床试验机构及其代理过失责任的条款（21CFR 50.20）。

3.6.2 基本要求豁免（21CFR 50.23）

使用试验用药品前应获得知情同意，除非研究人员和医生书面做出同时满足如下情况的判定：①人类受试者的疾病危及生命，应使用该试验用药物；②因为无法与受试者交流而无法获得受试者合法的知情同意；③获得受试者合法代表知情同意的时间不够；④没有其他替代的、已批准的、普遍认可的方法挽救受试者生命。

如果研究人员认为立即使用试验用药物能挽救受试者的生命，而且获得独立知情同意的时间不够，可立即使用试验用药物。研究人员应在使用该试验用药物后的5个工作日内提出书面决定，并由不参加该临床试验的医生审评该书面决定。上述紧急情况使用试验用药物的书面决定应在使用试验用药物后的5个工作日内提交给IRB。

3.6.3 紧急研究知情同意豁免（21CFR 50.24）

IRB（经执业医生同意，执业医生是IRB的成员或顾问，或执业医生没有参加本临床试验）同意紧急研究知情同意豁免的情形如下。

（1）人类受试者生命危急，现有的治疗方法是新的或不符合治疗要求的，随机安慰剂对照试验收集的有效科学性证据能够确定干预措施的安全和有效性。

（2）无法获得知情同意书，因为：①受试者由于病情无法提供知情同意；②干预措施需要在获得受试者合法授权代表的知情同意之前进行；③没有合理方法判断受试者是否可参加临床试验。

（3）参与研究对受试者有直接益处，原因如下：①受试者疾病危及生命，应及时采取干预措施；②动物试验等其他临床前试验已经完成，临床前试验的数据和相关证据足以支持受试者接受干预措施；③根据受试者的医疗状况、标准疗法的风险和效益以及干预措施的风险和效益，试验相关风险是合理的。

（4）临床试验应豁免知情同意才能实际开展。

（5）研究计划确定了基于科学性证据的潜在治疗窗，研究人员应在治疗窗时间联系受试者的合法授权代表，在治疗时间内获得知情同意继续试验。研究人员应总结联系合法代表的过程，并在持续审评过程中将有关资料提交给IRB。

（6）IRB应依法审评知情同意获得过程和知情同意书，包括受试者及其合法代表、受试者家庭成员的知情同意获得过程。

（7）应提供受试者权益的额外保护，至少包括如下方面：①受试者可向社区代表（有时IRB进行咨询）咨询临床试验地点和受试者纳入地点；②在临床试验开始前向公众公开临床试验的地点和受试者纳入地点、临床试验计划以及风险和预期效益；③向公众公开临床试验结果，并通知社区和研究人员，包括试验群体的人口学特征及试验结果；④设置数据监测独立委员会（DMC）监测临床试验；⑤若无法获得受试者和授权代表的知情同意，研究人员可以与受试者家属在治疗窗时间内取得联系，询问其是否反对受试者参加临床试验。研究人员应总结询问过程，并在持续审评过程中报告给IRB。

IRB负责保证上述程序符合法规要求，每一位受试者都能尽早参加试验。如果受试者没有参加试验，或无法联系受试者合法代表及其家庭成员导致受试者无法纳入临床试验，临床试验的细节和其他信息应包含在知情同意书内。

IRB应确保通知受试者，合法代表或其家庭成员可以随时要求受试者退出试验，但受试者享有的权益不会有任何损失。如果合法代表或家庭成员被告知临床试验过程中受试者情况改善，受试者也应立即被告知。如果受试者在豁免知情同意的情况下参与临床试验，在联系合法代表或家庭成员前，受试者死亡，相关信息会提供给受试者合法代表或家庭成员。

如果IRB判定临床试验由于不满足豁免标准或伦理原因不予通过，IRB应书面记录调查结果，并将调查结果立即传递给研究人员和发起人。发起人应立即向FDA、研究人员及正在审评相同或相似临床试验的IRB公开相关信息。

紧急研究时，知情同意豁免的临床试验也应遵循IND申请要求，应单独提交IND申请，而非提交新试验方案或试验方案改动［21CFR 312.2（b）（5）］，发起人应在申请封面显著位置注明该研究项目为紧急研究时知情同意豁免（21CFR 312.23）。FDA可能会暂缓未满足紧急研究知情同意豁免的相关标准的某些紧急研究［21CFR 312.42（b）］。

3.6.4　知情同意要素（21CFR 50.25）

每位受试者提供的知情同意基本要素包括：①一份研究声明，包括研究目的解释、受试者预期参加时间、过程描述以及试验程序说明；②受试者可预见的风险和不适；③受试者可能受益；④公开可能会对受试者有益的替代疗法；⑤受试者记录保密程度声明，即记录保留时间以及FDA检查记录的可能；⑥对于超过最小风险的研究，要说明是否存在赔偿或发生损害是否会获得治疗、赔偿和治疗的内容，以及如何获得更多信息；⑦说明可咨询研究及受试者权益等有关问题的联系人，以及可咨询研究损害等有关问题的联系人。⑧受试者自愿参加，拒绝参加不会造成处罚和受试者权益的损失，受试者可以随时退出，而不会造成处罚和受试者权益损失的声明。

此外，合理情况下应提供受试者如下一项或多项知情同意要素：①特殊治疗或程序可能会带来的风险（如孕妇受试者可能会对胚胎带来风险），而且现阶段无法预期该风险；②研究人员可能未取得受试者知情同意而终止试验；③参与试验时可能会产生额外成本；④受试者决定退出试验的后果，或受试者有序退出试验的程序；⑤研究过程中的重大发现可能会影响患者是否愿意继续参加试验，重大发现应告知受试者；⑥预计受试者人数。

知情同意书和获取过程中每一位临床试验受试者还应获得如下声明［42 U.S.C. 282（j）（1）（A）］。声明应告知受试者临床试验信息会提交至临床试验注册数据库。声明如下："根据美国法律，本临床试验会在http：//www. ClinicalTrials.gov公开。该网站不包含隐私信息，仅包含结果汇总，受试者可随时访问该网站。"

3.6.5　知情同意存档要求（21CFR 50.27）

知情同意应以书面形式，并通过IRB批准，有受试者或其合法代表的签名和日期。签署人应获得复印件。知情同意格式可以如下。

（1）包含上述要素的书面知情同意书。受试者或法定代表会阅读该表格，研究人员应保证受试者和法定代表在签字前充分阅读知情同意书。

（2）包含上述要素的知情同意要素的略式书面知情同意书，可以口头叙述给受试者或法定代表。若口头叙述，则要求有证人。IRB应批准口述知情同意的书面总结。略式书也应有受试者或法定代表签字。证人也应在略式书及其总结复印件上签字，获得知情同意者也应在总结复印件上签字。受试者或法定代表有权获得略式书和总结复印件。

3.6.6　儿童参加临床试验的额外保护（21CFR D分节50.50-50.56）

除一般IRB责任外，IRB在审评有儿童作为受试者的临床试验时，应根据如下条件判断儿童临床试验是否满足相关标准。

（1）对儿童不超过最小风险的临床试验并征得儿童及其家长或监护人的同意，可以允许儿童参加临床试验。

（2）对于超过最小风险的儿童临床试验，在一定干预措施下，可能会带来预期直接受益；或在一定监测程序下，会有利于儿童受试者健康，可以允许儿童参加临床试验：①风险相对于受试者预期效益是合理的；②预期效益风险比和现有替代疗法的风险效益比至少相等；③已充分征得儿童、家长及监护人的同意。

（3）超过最小风险的儿童临床试验，在一定干预措施下，无法预期直接效益；或在一定监测程序下，无法判断是否有利于受试者健康，但会普及相关受试者疾病知识：①风险略微超过最小风险；②干预措施和程序能展现出受试者实际或预期的医疗、牙科、心理、社会和教育方面的自身经历。③干预措施或程序能产生使了解受试者疾病或状况的知识，对于理解或改善疾病状况相当重要；④已充分征得儿童、家长及监护人的同意。

（4）临床试验未通过批准，但有可能促进理解、预防及减轻影响儿童健康和福利的严重疾病。伦理委员会认为进行儿童临床试验能促进理解、预防及减轻影响儿童健康和福利的严重疾病；FDA在向有关科学、医疗、教育、伦理及法律专家咨询后，并经过一系列公众审评和同意，做出如下之一判定：①临床试验实际上满足上述（1）（2）（3）要求；②儿童临床试验能促进理解、预防及减轻影响儿童健康和福利的严重疾病；③儿童临床试验应在完备伦理原则下进行；④已充分征得儿童、家长及监护人的同意；⑤征得家长及监护人、儿童本人同意的要求。

（5）IRB应判断儿童本人是否有能力做出同意判断，并征得儿童本人的同意。判断儿童本人是否有能力做出同意时，IRB应考虑儿童年龄、成熟程度和心理状态。IRB应依次对所有参与试验的儿童做出判断。如下情况时获得儿童知情同意时非必要的：①儿童的认知能力有限，无法进行合理询问；②临床干预措施会带给受试儿童直接重大健康效益，而且只有临床试验中提供此干预措施。

IRB还应征得每位家长或监护人的书面同意。对于超过最小风险，且无法预期对受试者有直接益处的临床试验；以及未通过批准的临床试验，应获得两位家长的同意，除非家长之一死亡，下落不明、不符合资格、无法联系到，或只有其中一位家长拥有该儿童的合法监护权。

（6）由国家、机构监护的儿童参加临床试验一般按照上述情况管理，当临床试验：①与监护现状相关；②临床试验在学校、教堂、医院等机构进行，大部分受试儿童不受监护时，IRB应指定一位代表人作为儿童监护人。代表人作为儿童的监护人或代替父母，并有相关儿科临床试验的背景和经验，应在儿童参与临床试验期间代表儿童最高利益。同一代表人可能同时是多个儿童的监护人。代表人与研究人员或监管机构没有任何干系（代表人可为IRB代表或成员）。

3.7　IRB 注册与审评

伦理委员会相关法规主要集中在FDA的21CFR 50伦理委员会法规和HHS的45CFR 46人类受试者保护法规，这两部法规给予了伦理委员会批准/不批准一项临床研究的权利，同时也依法对伦理委员会的组成、功能和操作展开监管。

3.7.1　IRB的法律界定和职责

伦理委员会（IRB）是试验机构正式指定的、审评和批准人类受试者参与生物医学试验，并进行周期性审评的组织，IRB是独立伦理委员会（IEC）的一种类型。IRB的主要目的是为保障人类受试者的权益和福利［21CFR 56.102（g）］。在美国，IRB审评的范围包括药品、生物制品、医疗器械、食品等FDA管辖产品的所有人类生物研究。临床试验需要经过IRB审评通过并持续符合审评要求后方可开始，未经IRB审评的临床试验无法支持IND和NDA申请［21CFR 56.103］。对于紧急使用试验用药物可豁免IRB审评要求，但需在紧急使用的5个工作日内报告给IRB，后续非紧急情况使用试验用药物应通过IRB批准（21CFR 56.104）。发起人或发起人兼研究人员提出免除IRB审评申请时，FDA可依法同意其提出的免除IRB审评请求，包括在特殊试验活动或种类中放弃IRB审评要求（21CFR 56.105）。

3.7.2　IRB注册（21CFR 56.106&45CFR 46 E部分）

IRB负责临床试验审评事项，同时伦理委员会又受到联邦政府部门的监管。美国对IRB监管主要有官方注册和非官方认证这两种管理方法。

（1）HHS网站官方注册

美国的IRB 由HHS下属的两个机构负责监管，即FDA和人体研究保护办公室（OHRP）。其中，OHRP 监管IRB 的法律依据为45CFR 46，FDA 的监管依据则为21CFR 56（表2-17）。OHRP 主要通过IRB 注册以及承诺书制度监管IRB。医疗科研机构设立IRB 或民间设立私营性质的IRB 都必须向OHRP提交IRB 的注册申请表，内容须包含IRB 的名称、负责人、成员等基本信息，且每三年更新一次注册信息。申请注册时还可以提出承诺书申请，承诺书是

OHRP 代表HHS 与研究单位之间签订的书面协议，即研究单位承诺其将遵循45CFR 46 的规定，是研究机构获得HHS 资助的前提。HHS主要通过暂停或终止对研究的赞助等手段来处罚研究机构和IRB 的违规行为[1]。OHRP下设有合规办公室，会对HHS资助研究的伦理委员会展开检查；FDA也可通过BIMO项目依法对管辖范围内的伦理委员会展开合规性检查，并对违规的伦理委员会寄违规信，情节严重时可取消IRB资质（21CFR E节）[2]。

FDA管辖IRB和OHRP管辖IRB都应在HHS网站上进行注册，提交规定的注册资料并定期更新注册信息；都需要提交IRB所在机构和IRB的详细资料；对已注册的IRB有每三年更新注册信息的要求，否则会在网站上显示失效（45 CFR 46 E部分与21CFR 56.106）。FDA管辖IRB应由IRB个人代表提交相关注册信息，OHRP管辖IRB（负责审评HHS发起或赞助的人体研究）应由IRB所在机构或组织提交注册资料。通过首次注册要求和持续更新注册资料，IRB进入监管范围内。

表2-17   21CFR 56.106与45CFR 46 E部分对IRB注册法律条款的异同

比较要素	21CFR 56.106	45CFR 46 E部分
注册对象	根据IND和IDE（investigational device exemption）法律条款［505（i）或520（g）］受FDA监管的美国境内IRB以及审评临床试验或上市申请的IRB应在HHS网站上进行注册，IRB个人代表应提交相关注册资料，IRB其他成员则可自愿注册［21CFR 56.106（a）］	由试验机构指定的、向OHRP做出承诺书（fassurance of compliance）、参与HHS发起或赞助人体研究审评工作的IRB必须在HHS网站上注册，运行IRB的试验机构个人代表必须提交注册资料（45CFR 46.501）
注册资料	（1）运行IRB试验机构的名称、邮寄地址、街道地址（如果不同于邮寄地址）和监管IRB活动的临床试验机构负责人的姓名，邮寄地址，电话号码，传真号码，电子邮箱地址	（a）运行IRB机构或组织的名称、邮寄地址和街道地址，监管IRB活动的试验机构或组织的高级负责人员

[1]   滕黎. 国外伦理委员会的监管对我国的启示［J］. 医学与哲学（人文社会医学版），2010，31（6）：27.

[2]   白桦. 高度重视临床研究伦理平台建设，大力推进我国CAP评估［J］. 世界科学技术—中医药现代化，2013，15（4）：709-710.

右上角：续表

比较要素	21CFR 56.106	45CFR 46 E部分
注册资料	（2）IRB的名称、邮寄地址、街道地址（如果不同于邮寄地址）、电话号码、传真号码、电子邮箱地址；IRB主席的名字，电话号码和电子邮箱地址；以及提供注册信息联系人的姓名，邮寄地址，电话号码，传真号码，电子邮件地址 （3）FDA监管产品的活动试验方案的近似数量。"活动试验方案"指在过去一年内IRB开会或通过加速审评程序对所管理试验方案的最初审评和持续审评 （4）IRB审评协议涉及的FDA监管产品类型描述（如生物制品，颜色添加剂、食品添加剂、人用药品、医疗器械）[21CFR 56.106（b）]	（b）联系人（contact person）的姓名、邮寄地址、电话号码、传真号码和电子邮箱 （c）试验机构或组织指定IRB的名称（若有）、邮寄地址、街道地址、电话号码、传真号码和电子邮箱 （d）IRB主席的姓名、电话号和电子邮件地址 （e）①所有活动试验方案和HHS发起或资助的活动试验方案的大约数量；②活动试验方案指IRB在1年内通过会议或加速审评程序进行初始审评和持续审评的试验方案 （f）IRB全职成员的大约数量（45 CFR 46.502）
注册时间	IRB应提交首次注册。首次注册应在IRB开始审评临床试验之前。IRB应每3年更新注册。HHS批准后IRB注册生效 [21CFR 56.106（c）]	IRB向IRB提供承诺书前进行注册，OHRP审评批准后IRB注册生效。每一次注册有效期为3年（45CFR 46.503）
注册地址	IRB可通过网站（http：//ohrp.cit.nih.gov/efile）注册。如果IRB不具备网上注册的能力，应以书面形式寄送注册信息（GCP办公室，特殊医疗项目办公室，FDA）[21CFR 56.106（d）]。	IRB可通过网站（http：//ohrp.cit.nih.gov/efile）注册。如果IRB不具备网上注册的能力，应以书面形式将资料寄送给OHRP（45CFR 46.504）
更新信息	如果IRB联系人或主席变更，IRB应在发生变更前的90天内提交变更信息。IRB决定审评新产品时，或决定停止审评临床试验的变更应在发生变更前的30天内报告FDA。解散IRB的变更也应在IRB永远停止审评前的30天内报告FDA。所有变更信息应在IRB更新注册信息时上报。修改资料应根据本节（d）段通过电子或书面形式提交给FDA [21CFR 56.106（e）]	（a）每3年更新注册资料 （b）联系人或IRB主席变更的90天内必须更新IRB注册资料 （c）任何更新信息被OHRP接收，则更新信息的有效期为3年 （d）对于HHS发起或资助的人体研究，试验机构或组织决定解散正在运行的IRB，应在IRB永远停止审评前的30天内向OHRP报告

根据IRB注册网站统计，截至2016年4月，已注册的美国境内外IRB信息有10206条 [包括有效（active）和失效（deactivated）记录]。根据IRB注

册类型统计，OHRP Only有6847条记录、OHRP/FDA有3219条记录、FDA Only有128条记录。如图2-10、图2-11所示。

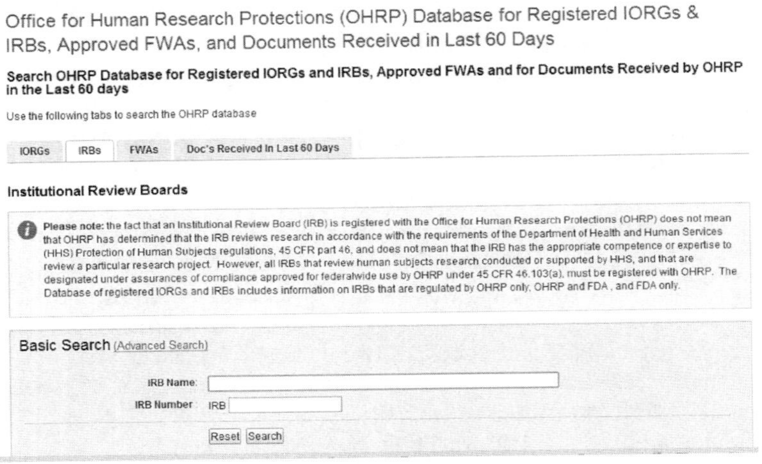

图 2-10 IRB 注册网站

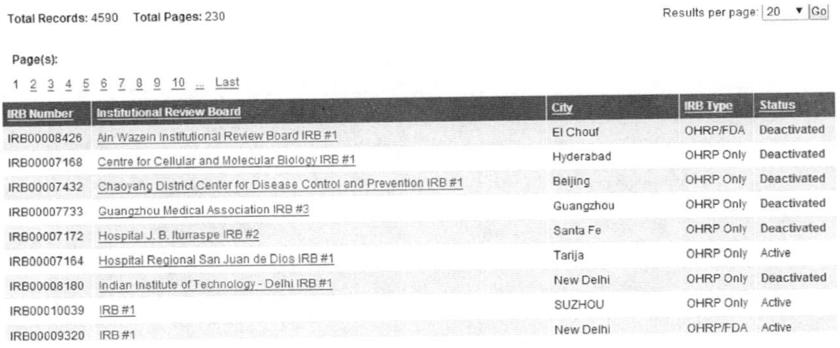
Total Records: 4590 Total Pages: 230 Results per page: 20 Go

Page(s):

1 2 3 4 5 6 7 8 9 10 ... Last

IRB Number	Institutional Review Board	City	IRB Type	Status
IRB00008426	Ain Wazein Institutional Review Board IRB #1	El Chouf	OHRP/FDA	Deactivated
IRB00007168	Centre for Cellular and Molecular Biology IRB #1	Hyderabad	OHRP Only	Deactivated
IRB00007432	Chaoyang District Center for Disease Control and Prevention IRB #1	Beijing	OHRP Only	Deactivated
IRB00007733	Guangzhou Medical Association IRB #3	Guangzhou	OHRP Only	Deactivated
IRB00007172	Hospital J. B. Iturraspe IRB #2	Santa Fe	OHRP Only	Deactivated
IRB00007164	Hospital Regional San Juan de Dios IRB #1	Tarija	OHRP Only	Active
IRB00008180	Indian Institute of Technology - Delhi IRB #1	New Delhi	OHRP Only	Deactivated
IRB00010039	IRB #1	SUZHOU	OHRP Only	Active
IRB00009320	IRB #1	New Delhi	OHRP/FDA	Active

图 2-11 IRB 注册情况检索

（2）美国人体研究保护认证体系（AAHRPP）非官方认证

医学与研究公共责任组织（PRM&R）、美国医学院协会、美国大学联合会、国际试验生物学协会、社会科学协会联盟等5家学术机构的促成下，美国人体研究保护认证体系（AAHRPP）于2001年5月23日建立起来，并通过了HHS委托的美国国家科学院的考察认证。AAHRPP是独立的非营利非政府组织，主要依靠认证申请经费及合作机构的资金而运作[1]。AAHRPP对IRB的认定标准往往高于联邦政府的标准，促进了IRB行业的发展。

3.7.3 IRB成员组成（21CFR 56.107）

IRB至少应包括5名具有不同背景的成员，以促进完整充分地审评临床试验活动。IRB成员经验和专业应符合资质，成员组成多样化，包括不同种族、性别、文化背景和不同团体态度，以保障人类受试者的权益和福利。除审评活动的必要专业资质外，IRB成员还应根据临床试验机构义务、相关法律法规，以及人员操作规范等确保临床试验的可接受性。IRB应包括具备下述知识的人员，若IRB审评工作经常涉及弱势人群的临床试验，比如儿童、囚犯、怀孕妇女、残疾或弱智人士，应纳入一个或多个上述受试者领域相关工作经验的成员。

IRB成员不能全部由男性或女性组成，临床试验机构应同时考虑两个性别的合格人员，不能以性别挑选人员。IRB成员不能全部来自一个专业。IRB应至少包括一位来自科学界的成员和一位来自非科学界的成员。

IRB应至少包括一位非临床试验机构相关人员及其亲属。有利益冲突的成员不得参加IRB开始和持续审评的会议，除非提供IRB要求的相关信息。

IRB有自由裁量权，可以邀请相关领域的专家，参与复杂问题的审评，但这些专家没有投票权。

3.7.4 IRB功能与运作（21CFR 56.108）

为满足法规要求，IRB应：

遵循书面程序：①进行初步和持续的审评；报告对研究人员和机构的调查结果和调查行动；②决定哪些项目与往年相比应加强审评，哪些项目应获得更多验证信息，除了之前IRB审评中没有发生材料变更的研究人员；③保证研究人员及时向IRB报告试验活动变更；④保证IRB已批准试验的变更，未取得IRB批准不得进行试验，除非能消除人类受试者明显的危险情况时可豁免IRB审评。

---

[1] 田冬霞，张金钟. 美国机构伦理委员会认证体系的启示［J］. 中国医学伦理学，2006，19（4）：15.

遵循书面程序，确保及时向IRB、临床试验机构负责人和FDA报告：①人类受试者未预期风险；②严重或持续不符合法律规定和IRB决议的事件；③IRB批准暂停或终止。

除非使用加速审评程序外，IRB多数成员应参加试验审评会议，至少包括一位非科学界成员。多数成员参加会议并同意批准试验方可进行。

3.7.5 IRB审评（21CFR 56.109）

（1）IRB初始与持续审查

IRB审评时有权批准、要求修改或反对相关试验活动。IRB应持续审评试验，每年不得少于一次，并应授权第三方对知情同意过程和试验过程进行调查。如果试验不符合IRB要求，或带来未预期的严重害处，IRB应中断或终止临床试验，IRB应提供暂停或终止的声明，并及时告知研究人员、临床试验机构负责人和FDA。IRB应通知研究人员和机构同意、否决结论及修改要求。若IRB决定不批准试验，应书面告知理由，研究人员可做出正式或非正式回复。

经IRB依法批准的试验还应通过临床试验机构负责人的进一步审评，并做出同意或不同意决定。但临床试验机构负责人没有资格批准未经IRB批准的试验。

在多中心临床试验中，临床试验机构应依法使用联合审评，委托其他符合资质IRB进行审评，避免重复审评（21CFR 56.114）。

（2）监管研究人员知情同意获取、知情同意豁免

IRB要求研究人员向受试者提供知情同意，以及IRB认为对保障受试者权益有意义的其他知情同意相关信息。IRB应根据21CFR 50.27要求的书面知情同意书，除有如下情况：①对于部分或所有受试者，若IRB发现试验风险不超过最小风险，且试验内容中不包括书面同意程序，IRB可能会豁免受试者或其法定代表签署书面知情同意的相关要求；②对于部分或所有受试者，IRB会根据21CFR 50.24 在紧急试验时豁免知情同意要求。

对于书面知情同意要求豁免，IRB会要求研究人员提供受试者关于试验的书面声明。IRB应立即书面通知研究人员和发起人由于不符合IRB审评要求或其他伦理原因而不批准试验进行的结论。书面通知应包括IRB决议及原因声明。IRB应向发起人提供21CFR 50.24规定的书面知情同意豁免复印件，并

根公开信息。IRB应向发起人及时提供上述信息，以便发起人及时向FDA提供复印件。

（3）最小风险试验及已批准试验的微小变更的加速审评程序（21CFR 56.110）

最小风险意味着研究过程中预期危害或不适感发生的可能性和大小不超过日常生活和常规生理和心理检测。FDA在《联邦公告（FR）》上公布了IRB加速审评的试验类目。该类目会在FR上定期修订和公布。

IRB可能在如下情况使用加速审评程序：①加速审评目录上的试验种类，且试验风险不超过最小风险；②已获批试验在1年或更短时间内的微小改变。在加速审评程序下，由IRB主席或者主席指定的一个或多个具有资历的审评人员进行审评。审评人员拥有除否决权外的所有IRB审评权利。否决结论应根据非加速审评程序做出。使用加速审评程序的IRB应采取方法使得所有IRB成员都知道获得加速批准的试验方案。

FDA可能限制、暂停、终止试验机构或IRB使用加速审评程序，以保障受试者权益。

（4）IRB批准临床试验实施的标准（21CFR 56.111）

IRB应确定试验是否满足如下条件。

（a）受试者风险最小化：①试验设计完备，受试者不会遭受不必要风险；②为诊断或治疗目的对受试者上采取的规程。

（b）受试者风险与预期收益相比是合理的，或能获得相应医疗知识。评价风险和效益时，IRB应考虑临床试验带来的风险和效益（区别于受试者不参与试验情况下所接受治疗的风险和效益）。IRB不应考虑试验所获应用知识带来的长期作用（如对公共政策试验带来的可能影响），这些试验风险属于IRB责任范围内。

（c）平等选择受试者。IRB在评估时应考虑试验目的和背景，尤其关注儿童、孕妇、残疾人、罪犯或精神疾病人群，或经济上处于不利地位等弱势群体等特殊问题。

（d）依法获得受试者或其法定代表的知情同意，以及知情同意存档要求。试验计划应确保监测到受试者的安全性数据的相关条款。保护受试者隐私权和数据保密的相关条款。部分或全部受试者为儿童、孕妇、残疾人、罪犯或精神疾病患者，或经济上或教育上处于不利地位等弱势群体时，应强制要求或特别要求增加合理的额外保障措施，以保护上述受试者的合法权益。

3.7.6 IRB记录和报告（21CFR 56.115）

机构或IRB应准备并保存IRB相关活动的完整文档，包括：

（a）试验方案复印件，科学性评价复印件，已批准的知情同意书样本，研究人员提交的试验结果，以及受试者损害报告。

（b）IRB会议记录应详细记录会议的考勤，IRB采取的行动及投票人数，变更原因或否决原因，争议问题和解决方法的书面总结。

（c）持续审评记录。

（d）IRB和研究人员的通信记录复印件。

（e）IRB成员的名单；获得学位；资格能力；资质经验如资格证书等，足以描述每个成员对IRB审评的贡献；每个成员与机构之间的雇佣和其他关系；例如：全职员工、兼职员工，董事会成员、股东、有偿或无偿顾问。

（f）21CFR 56.108（a）和（b）要求的书面审评程序。

（g）21CFR 50.25要求的重大新发现告知受试者的声明。

上述记录应保留到临床试验完成后3年，记录可在恰当时间和以合理方式供FDA检查及复印。对于不接受检查的临床试验机构和IRB，FDA会拒绝其审评临床试验相关的试验申请或上市申请。

3.8 临床研究数据库和数据公开

美国关于临床试验数据库的法规主要集中在PHSA 402节［42 U.S.C 282（i）和（j）］，主要的修订有两次，分别为FDAMA 113节（1997）建立严重和危及生命药品临床试验数据库；以及FDAAA 801节（2007）建立药品和医疗器械临床试验注册和结果数据库（早期/Ⅰ期试验除外，结果报告仅限于已批准产品，但FDA未批准产品的结果公开）。

（1）FDAMA 113节（1997）：建立严重和危及生命药品试验数据库

FDAMA 113节对PHSA 402节修订的主要内容为：HHS部长和NIH负责人员应建设、维护、运行严重或危及生命疾病的临床试验数据库（下指数据库）。数据库活动应和HHS其他机构的相关活动协调一致，并协调其他相关数据库。HHS部长应在咨询FDA、NIH相关机构（如国家医学图书馆等）、疾病预防控制中心意见后建立数据库。数据库应包括如下内容：严重或危及生命疾病研究药品的临床试验注册表（包括政府或私人资助），包括对试验药品使用目的描述、受试者的合格标准、临床试验地点描述、联络人讯息，提交方式应以通俗易懂的方式。上述信息应在试验方案批准后的21天内由发起人提交至数据库。若发起人向HHS详细证明公开某些信息会极大影响及时招募受试者，这些信息可能不会要求包括在数据库中。

（2）FDAAA 801节（2007）：建立药品和医疗器械临床试验注册和结果数据库

FDAAA 801节则要求数据库中纳入药物和医疗器械的临床试验和结果数据，要求扩大注册数据库和结果数据库范围，进一步扩大了临床试验数据的公开程度。其中，适用的临床试验仅为对照试验，不包括Ⅰ期临床试验。为增加临床试验患者纳入，以及建立临床试验后续展开的追踪机制，部长和NIH负责人员应根据本款要求，扩大临床试验数据库的临床试验注册（注册数据库）。NIH负责人员应确保注册数据库在网站上向公众公开。临床试验注册内容主要包括描述性信息、招募信息、试验地点和联系方式、监管数据等（表2-18）。结果数据由临床试验负责人在试验预计结束日期或实际结束日期的1年内向NIH提交结果信息，NIH收录到注册和结果数据库中。根据情况最多不超过18个月内提交，且应向NIH递交延迟证明文件。临床试验数据库中还应公开药品严重或频发不良事件。临床试验负责人应向NIH至少每年提交一次，患者招募状态应30天内提交更新。

表2-18　临床试验注册数据库公开信息要求

法律条款	注册内容
42 U.S.C 282（j）（2）（A）临床试验注册信息（经FDAAA 801节修订）	（1）描述性信息，包括:（a）简短标题，为公开放置；（b）简单总结，为公开放置；（c）主要目的；（d）试验设计；（e）药物临床试验阶段；（f）试验类型；（g）研究的主要疾病或关注点；（h）干预措施名称和种类；（i）试验开始日期；（j）预计完成日期；（k）预计受试者人数；（l）主要终点和次要终点指标

续表

法律条款	注册内容
42 U.S.C 282（j）（2）（A）临床试验注册信息（经FDAAA 801节修订）	（2）招募信息，包括：（a）合格标准；（b）性别；（c）年龄限制；（d）试验是否接受健康志愿者；（e）总体招募情况；（f）各个招募点现状；（g）应详细说明药物是否根据FD&CA 561获得扩大使用，（如果获得）不符合临床试验的受试者如何参加试验以及获得加入信息 （3）临床试验地点和联系方式，包括：（a）发起人姓名；（b）负责人的头衔；（c）医院名称和联系方式 （4）监管资料（可能会在必要时公开），包括：（a）唯一的试验方案标识号；（b）其他试验方案标识号；（c）FDA管理的IND/IDE试验方案编号和记录核查日期
42 U.S.C 282（j）（2）（B）数据库格式和结构（经FDAAA 801节修订）——对NIH建立数据库的要求	（i）搜索目录。NIH负责人员应保证，公众除使用关键词搜索外，还能通过如下1种或多种方法对注册数据库进行检索，如：（I）使用医学主题词表（）规范表示临床试验研究疾病；（II）药品或医疗器械临床试验中干预措施的名称；（III）临床试验地点；（IV）试验年龄组，包括儿科亚组；（V）试验阶段；（VI）试验发起人，可能为NIH或其他政府机构、私人企业、大学或其他机构；（VII）试验招募标准；（VIII）国家临床试验编号或其他试验编号 （ii）附加搜索目录。本法案实施后的18个月内，NIH负责人员应保证，公众能通过试验主要或次要终点指标等安全问题（若有）对注册数据库进行检索 （iii）其他要素。NIH负责人员应确保继续增加其他搜索类目要素，使得公众能通过这些要素进行检索 （iv）格式。NIH负责人员应确保注册数据库便于公众使用，条目之间便于比较
42 U.S.C 282（j）（2）（C）数据提交（经FDAAA 801节修订）	注册数据提交应由临床试验中的负责人（发起人或主要研究人员）在规定时间内提交至注册数据库。对于FDAAA（2007年）实施90天内开始或正在进行的试验，应向NIH负责人员提交上述资料，提交时间不晚于：（i）FDAAA实施90天内；（ii）纳入第一位受试者的21天内；（iii）本法案实施时正在进行的非严重或非危及生命疾病的临床试验，可在FDAAA实施的1年内提交注册资料。NIH负责人员应在30天内将负责人提交的信息公布在注册数据库中。
42 U.S.C 282（j）（3）（A）建立数据库相关链接	……（I）注册数据库中有如下资料的链接： （aa）FDA就该临床试验公开的咨询委员会总结文件 （bb）FD&CA 505A 或505B（BPCA/PREA）儿科药物临床试验，公开的FDA试验结果评价 （cc）FDA关于试验涉及药品或医疗器械的公共健康公告 （dd）FD&CA 505（I）（2）要求的批准文件相关的FDA一系列行动……

续表

法律条款	注册内容
42 U.S.C 282（j）（3）（A）建立数据库相关链接	（Ⅱ）NIH资料部长应保证注册数据库包含下述信息的链接： （aa）关于临床试验结果的医学文献数据库的引用 （bb）试验药品在国家医学图书馆数据库的规范产品标签（若可得到） （ⅲ）现有数据库入口结果 部长应在FDAAA（2007）实施前在数据库入口建立（ⅱ）款所述链接，若可得到
42 U.S.C 282（j）（3）（C）&（D）扩大注册数据库范围，包括公开临床试验结果（经FDAAA 801节修订）	……（C）基本要素。FDAAA实施后1年内，部长应在注册和结果数据库中包含下列有按法规批准的药品和医疗器械的要素： （ⅰ）患者样本的人口统计学和基线特征。人口统计学和基线数据总表，以及试验的每个参与患者分支，包括中途退出的患者和分析排除的患者数目 （ⅱ）主要终点和次要终点。根据（2）（A）（ⅱ）（Ⅰ）（Ⅱ）段提交主要和次要终点，试验每一分支的主要和次要终点指标表，包括科学试验结果的重要统计终点 （ⅲ）联系人。提供临床试验结果科学信息的联系人 （ⅳ）确定协议。发起人或试验机构和主要研究人员（除非发起人是主要研究人员的雇主）之间是否存在某种协议（不只是保护参与者隐私的协议），该协议以某种方式限制了主要研究人员在试验结束后在科学会议或其他公开或私人论坛上讨论试验结果的能力，或限制了其在科学或学术期刊上发表试验结果相关信息的能力。…… ……（D）扩大注册和结果数据库 （ⅲ）必要要素除（C）段要素外，本款法规应要求以下类别资料： （Ⅰ）临床试验和结果总结，以非专业语言、患者易懂的语言书写，部长确定不会有误导和营销问题时可选择这种总结类型 （Ⅱ）科学求实的临床试验和结果总结，部长确定不会有误导和营销问题时可选择这种总结类型 （Ⅲ）试验方案全文或试验方案中有必要评价试验结果的信息 （Ⅳ）部长确定正确的其他类型 （ⅳ）结果提交（ⅲ）条款的结果资料应提交给NIH负责人员，纳入注册和结果数据库中，除非部长依法判定
42 U.S.C 282（j）（3）（D）（Ⅰ）&（E）结果信息提交（经FDAAA 801节修订）	（D）（Ⅰ）根据（E）（ⅰ）款要求的临床试验结果信息1年提交时间是否根据情况延长至18月…… （E）结果信息提交 （ⅰ）总则除（ⅲ）（ⅳ）（ⅴ）（ⅵ）条款规定外，（ⅱ）条款定义的临床试验负责人应在试验预计结束日期或实际结束日期的1年内向NIH负责人员提交结果信息，收入到注册和结果数据库中……试验负责人提交（ⅳ）（ⅴ）条款要求的延迟证明文件（a certification）后，负责人可以延迟向NIH提交注册和结果数据库资料。……

法律条款	注册内容
42 U.S.C 282（j）（3）（I）　不良事件公开（经FDAAA 801节修订）	（I）不良事件 （i）法规。FDAAA（2007）发布的18个月内，部长应确定在注册和结果数据库中纳入药品严重或频发不良事件的最好方法，并以有用的、非误导的形式展示给患者、医生和科学家 （ii）不履行。如果部长不能根据上款（i）规定在FDAAA实施后2年内发布相应不良事件法规，下款（iii）应生效 （iii）附加要素。部长应在药品注册和结果数据库中加入如下要素： （I）严重不良事件。表格展示预期的和未预期的严重不良事件，按器官系统进行分组，每一类临床试验该不良事件的数量和频度。 （II）频发不良事件。表格展示未包括在上款（I）中的预期的和未预期的不良事件，且在每一类临床试验中发生率超过5%的不良事件，按器官系统进行分组，每一类临床试验该不良事件的数量和频度 （iv）其他信息公开。要求附加要素时，部长应和专家展开风险沟通，公开上述表格，促进患者理解，并确保上述信息不会误导患者或公众 （v）（C）段相关性本段要求的信息和（C）段要求信息录入同一数据库中
42 U.S.C 282（j）（7）（b）&FDCA 301[21 U.S.C. 331（jj）]（经FDAAA 801节修订）	（1）禁止的行为。对FD&CA 301（21 U.S.C. 331）作如下修订： （jj）（1）PHSA 402（j）（5）（B）未能提交认证文件或提交错误的认证文件（FWA） （2）PHSA 402（j）未能提交临床试验信息 （3）PHSA 402（j）提交的临床试验信息有402（j）（5）（D）中错误或误导内容 （2）处罚……（3）（A）违反301（jj）的相关人员应受到处罚，一项诉讼（所有违法行为）的罚款金额不超过10000美元。（B）违反301（jj）且不在部长通知后的30天内纠正违法行为的相关人员，除上述（A）段罚款外，自违法之日起处以每日不超过10000美元的罚款，直到相关人员纠正违法行为

　　FDAAA还对FD&CA 303节进行修订，增加了处罚的条款，保障相关法律的正确实施。未能按要求注册和公开结果信息或提交错误及误导信息的临床试验负责人应受到不超过10000美元民事罚款，如果在HHS通知后30天内不及时纠正违法行为的临床试验负责人除上述罚款外，自违法之日起处以每日不超过10000美元的罚款，直到相关人员纠正违法行为。ClinicalTrial.gov如图2-12所示。

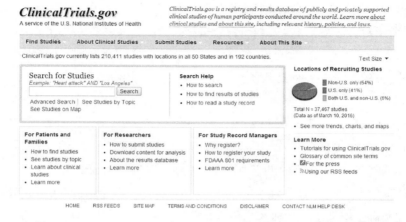

图 2-12　ClinicalTrial.gov（https：//www.clinicaltrials.gov/）首页网站

3.9　儿科临床研究

3.9.1　美国儿科研究初始立法

相较于成人临床试验，儿科临床试验仍面临许多挑战，比如伦理问题更为复杂，不同年龄段（不同发育阶段）药代动力学和药效学的研究不够透彻，儿童各脏器发展不完全更可能导致药害事件出现，大众尤其是部分儿童家长也存在普遍无法接受现象。由于上述种种原因，儿科标签增加和儿科临床试验等药物评价工作迟迟未得到发展，导致儿科药物数量和适应证种类无法满足临床需求，儿科标签外用药的现象普遍。随着成人临床试验制度的日益成熟，以及儿科用药需求的日益增加，儿科临床试验在近20年逐渐开始加速发展。

> **注**　儿科患者指不超过17岁的未成年患者，分类如下：新生儿：小于1个月；婴儿：1个月～2岁；儿童：2～12岁；青少年：12～17岁。本文所指儿科研究包括儿科临床前研究和临床试验。

美国是最早开始儿科药物研究立法实践的国家。1994年儿科标签法规（Pediatric Labeling Rule），要求企业调查现有的儿科数据，并增加儿科标签信息，首次引入了儿科外推法的概念。儿科外推法即将已有成人临床试验有效性数据向儿科人群的外推，从而减少不必要的儿科临床试验。1998年儿科法规（Pediatric Rule）规定要求企业对部分药品开展儿科研究。美国逐渐形成《儿科最佳药物法案》和《儿科研究公平法案》这两大重要儿科研究法案，对儿科研究起到了极大的促进作用。FD&CA 505（i）（1）中规定提交IND申请时应提交关于是否进行新药儿科安全和有效性评价计划的声明。

3.9.2《儿科最佳药物法案》

1997年FDAMA中首次写入了儿科药物研究的激励性条款，给予进行儿科研究的制药企业6个月的市场独占权，并建立了FDA书面请求企业开展儿科研究的程序。2002年议会通过对FDAMA重新批准，在FDAMA关于儿科药物研究的基础上增加了非专利药儿科研究机制，建立了《儿科最佳药物法案》[1]（BPCA）。该法案还指定NIH根据PHSA 409I（a）和（b）条款建立儿科药物开发项目，并列出优先研究药物的清单。2007年FD&AA将BPCA确定在FD&CA 505A中，在原先FDA发起书面要求的基础上，增加了NIH可以提交儿科研究要求的条文，并强制要求NIH每三年更新儿科治疗领域的药物需求优先清单。2012年FDSIA将BPCA确定下来，成为永久性的法案，不需要进行5年1次的重新授权[2]。

根据BPCA规定，除企业主动提交儿科研究申请外，FDA可通过书面要求要求企业进行儿科临床前和临床研究。如果药品临床标签外使用于儿童的现象普遍，FDA也可要求企业对该标签外使用进行儿科研究。FDA的书面要求中的儿科研究内容往往比企业提交申请有更多要求，如增加非临床研究等。另外该法规还规定根据书面要求获得批准的儿科药品将获得额外6个月的市场独占期，关键的一点是成功获得安全有效性数据不是该激励措施的必要条件，当企业做完了书面要求的所有研究，即便未得到有效性证据或新的安全信号，也可以获得上述独占期延期。

对于非专利药或专利到期药品，BPCA建立了加速该类药品用于儿童的

---

[1] Donna L. Snyder. The State of Pediatric Research in the United States: Best Pharmaceuticals for Children Act and the Off-PatentProcess, http://www.fda.gov/downloads/Drugs/DevelopmentApprovalProcess/DevelopmentResources/UCM452234.pdf, 20150614.

[2] 郭志刚，吴彬，管晓东，等. 中国儿童用药研发现状及存在问题分析［J］. 中国新药，2014，23（22）：2604.

机制。对于临床急需的儿科药物，NIH可向FDA提交完整的儿科研究要求，FDA向生产该药的发起人发起书面请求，发起人在30天内做出回复。如果发起人拒绝执行研究内容，FDA将该问题转交给国家儿童健康和人类发展研究所（NICHD），NICHD将公开发布该儿科研究书面要求。截至2010年12月，FDA收到了来自企业超过662个自愿儿科研究要求，FDA发起了396个儿科研究书面要求。申请的儿科研究总数为870个，涉及50 000多名儿科患者[1]。

3.9.3 《儿科研究公平法案》

　　FDA强制药品进行儿科研究的法规是2003年议会签署通过的《儿科研究公平法案》（PREA），该法案要求企业对产品用于儿科患者的安全有效性进行评价，并在FDAAA修订时以法律的形式成为FD&CA 505B部分，是强制进行儿科研究的最高法律依据。

　　根据PREA规定，对于提交新适应证、新剂型、新疗程、新给药途径和新活性成分申请的药物和生物制品企业，FDA可强制要求部分已批准药品的企业对某些适应证进行儿科研究，并建立了儿科药物审评委员会（PRC），开展儿科药物评价工作。评价内容包括开发适合各年龄段的儿科配方、剂量、给药途径所需的PK/PD和安全报告资料。FDA允许发起人提交有效性外推资料，如果不满足外推条件，需要提交完整安全的有效研究。对于上市时间长的药品和生物制品，FDA会评价文献综述。该法规也建立了延迟进行儿科研究和因安全有效性问题无法进行儿科研究的特殊情况。如FDA对仅用于成人或疾病只发生在成人的药品和生物制品一般会免除儿科研究要求。截至2010年根据PREA有超过450个上市后药品增加儿科标签的申请。2007年FDAAA修订PREA，强制建立了儿科标签更新数据库[2]，提高了审批程序的透明度和公众可及性。儿科标签更新数据库中列出2007年9月27号至今按照儿科法规（Pediatric Rule）、BPCA和PREA批准的经过儿科临床试验验证的标签修改信息和新的儿科用药信息。

---

[1]　Best Pharmaceuticals for Children Act，http：//www.accessdata.fda.gov/scripts/cderworld/index.cfm?action=newdrugs: main&unit=4&lesson=1&topic=7&page=4.

[2]　New Pediatric Labeling Information Database，http：//www.accessdata.fda.gov/scripts/sda/sdNavigation.cfm?sd=labelingdatabase，20151231.

　　BPCA和PREA相互促进儿科研究的发展。一方面，BPCA为符合儿科研究请求的专利药提供额外6个月的市场独占期，通过经济激励刺激企业发展了儿科新药和新适应证；另一方面，PREA强制要求某些药物进行儿科适应证研究，通过强制手段满足了公众对儿科药物迫切的临床要求。BPCA和PREA共同促进儿科药物和儿科标签更新的不断发展。同时，FDA也在不断完善儿科研究审查的科学性，如2012年FDASIA又对FD&CA 505A和505B儿科研究的医疗、数据、临床药理审查做了修订。PREA和BPCA的异同点如表2-19所示。

表2-19　PREA和BPCA的异同点

法规	执法力度	法规范围	罕见适应证	产品范围	标签规定
PREA	强制要求	在审适应证的儿科研究	不要求罕见适应证研究	药品和生物制品	研究结果都必须展示在标签上
BPCA	自愿进行	未经批准适应证和新适应证研究	会要求罕见适应证研究	药品和生物制品	研究结果都必须展示在标签上

3.10 药品上市后研究的承诺要求

　　新药经过Ⅲ期临床试验获得药品安全有效性证据后，可以申请NDA。在批准新药上市时或之后，FDA可以要求发起人进行上市后临床试验和研究（如动物研究及实验室研究）。Ⅳ期临床试验不需要符合研究新药申请的监管要求，而应符合上市后临床试验和研究的要求。上市后临床试验和研究主要由FDA依法向上市申请人提出，分为上市后要求（PMR）和上市后承诺（PMC）两类。根据FD&CA 505（o）（3）和FDAAA 901对上市后临床试验要求，PMR是法规规定要求申请人进行的研究，属于强制性要求；PMC是法规规定外由FDA提出的要求申请人进行的研究，需征得申请人同意并承诺。

4 临床试验责任主体、职责界定与法律责任

4.1 发起人/CROs

4.1.1 主体法律界定

发起人即发起临床试验并承担相关责任的法人。发起人可以是个人、制药企业、政府机构、学术机构、私人组织或其他组织。发起人不会亲自进行临床试验，除非其同时兼任研究人员。使用1个或多个员工执行发起临床试验的相关人员是发起人兼研究人员，而不是单纯的发起人，其员工是研究人员。发起人兼研究人员即发起研究项目、并亲自指导受试者服用研究药品的个人。发起人兼研究人员不包括除个人以外的任何人员。研究用新药法规规定适用于发起人和研究人员的所有要求同样适用于发起人兼研究人员（21CFR 312.3）。

合同研究组织（CRO）即作为与研究发起人签订合同的独立承包人、承担发起人一项或多项职责（例如起草协议、选择或监控研究项目、评估报告以及准备向FDA提交的相关资料）的相关人员（21CFR 312.3）。

发起人可以将临床试验申请的部分或全部职责转交合同研究组织。上述职责转移应采用书面形式说明。如果并非需要转交所有职责，则应以书面形式说明合同研究组织应该承担的每项职责。如果需要转交所有职责，则应对全部职责转交进行总体说明。书面说明未涉及的任何职责均被视为没有转交（21CFR 312.52）。承担发起人部分或全部职责的合同研究组织需承担所有的发起人责任，如果不能履行合同规定职责，则也同样受FDA处罚。

4.1.2 发起人/CRO职责

发起人/CRO的职责相关法律规定如表2-20所示。

表2-20　发起人职责相关法律规定

条款	主要内容
21CFR 312.50 发起人的总体职责	发起人负责选择合格的研究人员，并为其提供进行正确研究的必要信息，确保对研究项目进行适当监控，确保研究项目按照IND包含总研究计划和相关试验方案进行，保持研究项目IND处于有效状态，确保及时通知FDA和所有参与研究人员药品相关的重大不良反应或风险

续表

条款	主要内容
21CFR 312.52 向合同研究组织 转交职责	（a）发起人可以将本部分规定的部分或全部职责转交合同研究组织。上述职责转移应采用书面形式说明。如果并非需要转交所有职责，则应以书面形式说明合同研究组织应该承担的每项职责。如果需要转交所有职责，则应对全部职责转交进行总体说明。书面说明未涉及的任何职责均被视为没有转交 （b）承担发起人某项职责的合同研究组织需遵循本章有关上述职责的相关条例规定，同时如果不能履行上述条例规定职责，则应与发起人一样服从FDA监管。因此本部分有关"发起人"的所有内容均适用于承担发起人1项或多项职责的合同研究组织
21CFR 312.53 选择研究人员和 监督人员	（a）选择研究人员。发起人应选择具有合格培训背景和职业经验的研究人员作为研究用药物的相关专业人员 （b）药品控制。发起人只能向参与研究人员提供研究用新药 （c）获取研究人员信息。在允许研究人员参与研究项目前，发起人需获得以下信息： （1）包含如下内容的研究人员签字说明（表格FDA-1572） （i）研究人员的姓名和地址 （ii）研究人员执行研究项目IND内的试验方案名称和编号（如果存在） （iii）进行临床试验的所有医学院、医院或其他研究机构的名称和地址 （iv）所有研究项目涉及临床试验室机构的名称和地址 （v）负责审查、批准研究项目的伦理委员会名称和地址 （vi）研究人员下述承诺： （a）按照现有相关试验方案执行研究项目，仅能在通知发起人后对试验方案进行改动，除为保护受试者安全、权利或健康的特殊情况外 （b）遵循有关临床试验人员职责的所有要求以及本部分规定的所有相关要求 （c）亲自执行或监督相关研究项目 （d）告知所有潜在受试者使用药品是研究用药物，确保满足知情同意相关要求（21CFR 50部分）和伦理委员会审核批准相关要求（21CFR 56部分） （e）根据21CFR 312.64 规定向发起人报告研究过程中出现的不良反应 （f）阅读并理解研究人员手册信息，包括药品的潜在危险和副作用 （g）保证通知参与研究项目执行的所有员工、同事及合作人员满足上述承诺要求的各自职责 （vii）研究人员承诺对于满足56部分伦理审查要求的研究项目而言，由满足本部分规定要求的IRB负责临床试验的审核批准工作。研究人员承诺将及时向IRB报告研究活动的所有变动以及对人体受试者或其他对象存在危险的任何意外问题，在获得IRB批准前决不对研究项目进行改动，消除人体受试者直接危险的特殊情况除外

续表

条款	主要内容
21CFR 312.53 选择研究人员和监督人员	（viii）在研究项目执行过程中协助研究人员的助理研究人员（例如研究同事、医生）名单 （2）简历说明。研究人员教育程度、培训背景和职业经验、证明其足以作为药品临床试验专家的个人简历或其他资质说明 （3）临床试验方案（i）对于Ⅰ期研究项目而言，即为计划研究总纲，包括研究项目持续时间和最多纳入受试者数量 （ii）对于Ⅱ期或Ⅲ期项目而言，即为研究试验方案大纲，包括采用药品治疗的受试者大体数量以及雇佣的控制对象数量（如果存在）、项目研究的药品临床用途、受试者的年龄、性别和条件特点、项目执行的临床观察和试验室试验种类、预计研究持续时间、采用的案例报告表格说明或副本 （4）公开财务信息。即发起人根据21CFR 54部分规定提交全面准确证明或公开说明依据的全面准确的财务信息。研究人员应向发起人承诺如果在研究过程中出现了任何财务变动，研究人员将及时更新上述信息直至研究项目完成1年 （d）选择监督人员。发起人应选择其培训背景和职业经验足以胜任研究进程监督工作的相关人员作为监督人员
21CFR 312.54 紧急研究	（a）发起人负责监控21CFR 50.24规定豁免知情同意要求的所有临床试验进程。但发起人收到根据21CFR 50.24（a）（7）（ii）和（a）（7）（iii）规定公开的IRB相关信息时，发起人应将标有IND编号的公开信息副本尽快存入IND档案和食品药品管理局备案文件 （b）IRB决定由于研究项目不符合21CFR 50.24（a）规定豁免标准或其他伦理原因不能批准上述研究时，发起人应及时将该不批准信息以书面形式通知FDA、参与该临床试验或相同临床试验的研究人员以及负责审核该研究项目或相同研究项目的其他伦理委员会
21CFR 312.55 通知研究人员	（a）在研究项目开始前，发起人（发起人兼研究人员除外）会向每位研究人员提供研究人员手册 （b）随着研究项目进行，发起人应保证每位研究人员了解发起人发现或向发起人报告的药物相关新发现，特别是不良反应和安全使用相关信息。上述信息应通过定期修订的研究人员手册、再版或出版研究成果、向研究人员寄送报告或其他适当方式通知所有研究人员。根据21CFR 312.32规定重要安全信息应在研究人员之间传播
21CFR 312.56 正在进行研究项目审核	（a）发起人应监控正在进行的IND下属所有临床试验项目进程 （b）若发起人发现研究人员并未遵循已签字存档试验方案（FDA 1572表格）、总研究计划、本部分或其他相关部分要求，则应立即要求上述研究人员遵守相关规定或停止向研究人员提供研究用新药、命令其不得继续参与研究项目。如果研究人员被禁止继续参与研究项目，则发起人可以根据21CFR 312.59未使用研究用药物处理规定要求研究人员处理或返还研究用药物，并通知FDA

条款	主要内容
21CFR 312.56 正在进行研究项目审核	（c）发起人应审核评估研究人员提交的药品疗效和安全性相关证据。根据21CFR 312.32 IND安全报告规定发起人应向FDA提交包含药品安全信息的相关报告。发起人还应根据21CFR 312.33年度报告规定提交有关研究进程的年度报告 （d）如果发起人认为研究用药物对受试者具有巨大危害，则应停止上述危险研究项目并通知FDA、所有伦理委员会以及参与该研究项目的所有研究人员，同时保证根据312.59未使用研究用药物处理规定处理所有药品存货，并向FDA提交有关发起人行动的全面报告。发起人在决定终止研究项目后应尽快采取行动，不得迟于做出决定后的5个工作日。应相关要求，发起人可与FDA协商是否需要终止研究项目
21CFR 312.57 记录保存	（a）发起人应保存有关研究用药物接收、送出或其他处理活动的所有记录。上述记录需要包含接收研究用药物的研究人员姓名以及每次提供药品的日期、数量和产品批号或代号 （b）发起人应保存根据21CFR 54.4（a）（3）（i）、（a）（3）（ii）、（a）（3）（iii）和（a）（3）（iv）规定公开支付给临床试验人员所有经济利益的全面准确记录。根据本章"临床研究人员经济公开规定"发起人还应保存研究人员所有其他经济利益的全面准确记录 （c）在药品上市申请获得批准后2年内发起人应保存本部分规定记录和报告；如果药品申请未获得批准，则在停止提供研究用药物、并通知FDA后的2年内发起人应保存本部分规定记录和报告 （d）发起人应保存21CFR 320.38 生物利用度样本保留或21CFR 320.63生物等效性样本保留中规定生物等效性或生物利用度研究中确定使用的参考标准药品和所有试验药品保留样品，并依照FDA要求在21CFR 320.38规定时间内上交保留药品
21CFR 312.58 发起人记录和报告检查	（a）FDA检查。发起人应允许FDA浏览、复印并检查根据本部分规定临床试验操作的所有相关记录和报告。如果FDA发起书面请求，则发起人应向FDA提交相关记录或报告（或上述文件副本）。对于未能根据本部分要求保存或提供研究项目相关记录或报告的研究人员，发起人将停止向其提供研究用药物 （b）管制物质。如果研究用新药是《管制物质法》（《美国法典》第21编801；21CFR 1308部分）规定的管制物质，同时美国司法部毒品管理局授权员工要求检查、复印根据本部分或本章其他相关部分规定保存的药品送出、接收和处理相关记录，则研究人员或发起人可以向上述申请人员提供研究用新药相关记录。此外，发起人应保证采取充分的防范措施，包括将研究用药物锁在安全牢固的橱柜内或锁在其他安全牢固的封闭空间内，禁止接触研究用药物，防止研究用药物被偷窃或进入非法销售渠道
21CFR 312.59 未使用研究用药物处理	发起人应保证研究项目停止时每个研究人员返还所有未使用的研究用药物。发起人可以批准采用不会对人体造成危害的其他未用研究用药物处理方法。发起人应保存有关药品处理的任何书面记录

4.2　研究人员

4.2.1　研究人员法律界定

临床研究人员即实际进行临床试验的个人（直接指导受试者服用药品的相关人员）。如果研究项目是由团队执行，则研究人员指的是团队领导。"助理研究人员"包括研究团队的所有其他成员（21CFR 312.3）。

4.2.2　研究人员职责

临床研究人员负责确保研究项目根据签字声明、研究计划和相关法律法规执行；负责维护受试者的权利、安全和健康；负责管理研究药品（表2-21）。

表2-21　研究人员职责相关法律规定

条款	主要内容
21CFR 312.60 总体职责	研究人员负责确保研究项目根据签字研究人员声明、研究计划和相关条款规定执行；负责保护受试者的权利、安全和健康；负责管理研究用药物。除知情同意豁免外，研究人员应根据21CFR 50部分受试者保护规定获得受试者知情同意
21CFR 312.61 研究用药物管理	只有在研究人员亲自监督或助理研究人员监督下，受试者方能使用研究用药物。研究人员不得向IND授权人员外的任何人员提供研究用药物
21CFR 312.62 记录保存	（a）药品处理。研究人员应保存有关药品处理的所有记录，包括受试者使用药品日期、数量。如果研究项目终止、暂停或完成，研究人员应将所有未使用药品返还发起人，或根据21CFR 312.59规定对未使用研究用药物进行处理 （b）病例历史记录。研究人员需要编写并保存有关使用研究用药物受试者或研究项目控制对象所有研究发现和其他相关信息准确全面的病例历史记录。病例历史记录包括病例报告和辅助信息（例如附带日期和签字的同意表格）以及医疗记录（例如医生的病情发展记录、受试者住院表和护士记录）。每个受试者的病例历史记录还应证明在受试者参与研究前已获得其知情同意 （c）记录保存。自研究用药物指定用途上市申请批准之日起，研究人员应根据本部分规定保存药品相关记录2年；如果没有提交上市申请或药品指定用途上市申请未被批准，则在研究终止并通知FDA后研究人员应保存相关记录2年
21CFR 312.64 研究人员报告	（a）进展报告。研究人员应向负责收集、评估研究成果的研究用药物发起人提供所有相关报告。根据21CFR 312.33年度报告规定发起人应向FDA提交有关临床试验进展的年度报告

续表

条款	主要内容
21CFR 312.64 研究人员报告	（b）安全报告。研究人员应尽快向发起人报告研究用药物引起或可能引起的任何不良反应。如果不良反应情况严重，则研究人员立即向发起人报告。研究终点出现严重不良反应事件，应与试验方案一起上报；若有相关证据表明药物和不良反应事件有因果关系（如过敏致死），研究人员应立即上报。研究人员需记录一般不良事件，并根据试验方案规定的计划表向发起人报告 （c）最终报告。研究人员在完成研究项目工作后应尽快向发起人提交全面报告 （d）财务公开报告。研究人员向发起人提供全面准确的财务信息，支持申请人根据21CFR 54部分"研究人员财务公开"公开，并提交全面准确的证明或声明。如果在研究过程中出现了任何财务变动，研究人员应及时更新上述信息直至研究项目完成1年
21CFR 312.66 IRB审核保证	研究人员保证由遵循21CFR 56部分规定的伦理委员会（IRB）负责临床试验项目的审核批准工作。研究人员还应确保尽快向IRB报告研究活动的所有变化以及对受试者或其他人员造成危险的所有意外问题，同时保证未经IRB批准不会擅自改动研究项目，除消除人体受试者直接危险的特殊情况外
21CFR 312.68 研究人员记录和报告检查	在FDA要求下研究人员应允许FDA浏览、复印和检查根据21CFR 312.62要求研究人员记录保存规定编写的任何记录或报告。研究人员不得泄露受试者姓名，除非个别受试者记录需要更为详细的病例研究，或有合理原因表明上述记录并不能代表真实的病例研究过程或结果
21CFR 312.69 管制物质处理	如果研究用药物符合《管制物质法》规定，则研究人员应采取充分的防范措施，包括将研究用药物锁在安全牢固的橱柜内或其他安全牢固的密封空间内，禁止他人接触研究用药物、防止研究用药物被偷窃或进入非法销售渠道

4.2.3 研究人员经济利益公开

为了保障研究人员能够依法按照试验方案操作临床试验，保护受试者权益，提供真实试验数据，CFR中另设置了研究人员经济利益公开和违规操作时取消研究人员资格的规定。美国单独设置了临床试验中研究人员经济利益关系公开的法规（21CFR 54部分），该法规主要的适用对象是临床试验或生物等效性试验申请人和临床研究人员。FDA认为临床研究人员与研究结果有经济利益是临床试验偏差的可能来源之一，包括特许权使用费等支付，或研究人员与产品专利权有利益挂钩，或研究人员有发起人公司的股权等情况。法规要求提交临床数据的申请人公开发起人和临床研究人员之间的经济关系，公开研究人员和研究产品的相关利益。FDA会根据这些经济利益关系结合试验设计和试验目的，以及现场检查信息，综合评价临床试验数据的可靠程度［21CFR 54.1（b）］。

（1）研究人员经济利益的界定和类型

（a）受临床试验结果影响的报酬指临床试验结果有利时的报酬可能高于试验结果不利时的报酬，比如试验结果有利报酬更高，或报酬以发起人给予股权或与产品销售额有关如专利权［21CFR 54.2（a）］。

（b）重要股权利益指所有权利益、股票期权，或其他根据市场价格无法直接估价的金融利益（一般为非上市公司利益），或临床研究人员在试验过程中或试验完成后1年内获得的超过50 000美元的上市公司股权［21CFR 54.2（b）］。

（c）所有权利益指试验用药物的专利权或其他产品相关经济利益，包括但不限于专利权、商标权、版权或许可协议［21CFR 54.2（c）］。

（d）其他类型的重大支付指相关试验的发起人支付给研究人员或机构，为了支持研究活动，向研究人员在操作试验时或试验完成的1年内支付货币总值超过25 000美元的付款（比如对正在进行的研究的资助，以设备、预付费用等形式对会议的报酬或酬金），但不包括临床试验操作成本［21CFR 54.2（f）］。

（2）有公开要求的试验范围

在支持药品上市申请的临床试验或生物等效性试验中，申请人应提交研究人员经济利益关系资料，但不包括Ⅰ期耐受性研究或药代动力学研究（除非对安全性测定有重要作用）、在多个试验地点的大型开放式安全研究、治疗试验方案以及并行跟踪协议。申请人应询问FDA"相关临床试验"的包含类型，以满足经济公开要求［21CFR 54.2（e）］。

申请人应提交操作相关临床试验的所有临床研究人员名单，完全公开全职或兼职研究人员的实际经济利益情况［21CFR 54.4］。需要公开经济关系的人员范围包括登记的临床研究人员或直接参与试验的助手研究人员，还包括研究人员的配偶和子女［21CFR 54.2（d）］。IND临床研究人员应向发起人提供所要求的经济利益情况（FDA 3454表格，并需要首席经济官或公司代表签字），并在研究过程中或研究结束的1年内应及时更新上述信息（21CFR 312.53）。申请人应代参与临床试验的每一研究人员提交不存在上述各类经济利益关系的证明，或向FDA公开财务安排的实际情况（FDA 3455表格）。如果申请人无法提交资料，应向FDA声明尽管已尝试尽力获得信息但仍未能获得该信息及原因（21CFR 54.4合理证明和披露声明）。

如果申请人在提交上市申请时，缺少上述相关经济证明或证明无法得到时的声明，FDA可能会拒绝归档上市申请资料［21CFR 54.4（c）］。

FDA在评价经济利益关系对试验可靠性的影响时，会考虑经济利益的数量和性质（如包括产品获批后相关利益可能增值）以及申办人为最大程度减少偏差所做的努力。同时FDA会考虑到试验设计和试验目的。比如试验设计使用许多研究人员（大部分研究人员都没有公开利益），但是采取盲法、客观疗效终值、非上述研究人员测定终值的话，则能够避免未公开经济利益造成的试验偏差（21CFR 54.5）。

4.3 伦理委员会和临床试验机构

4.3.1 IRB法律界定

伦理委员会是试验机构正式指定的、审评和批准人类受试者参与生物医学试验，并进行周期性审评的组织。IRB的主要目的是保障人类受试者的权益和福利。在美国，IRB审评的范围包括药品、生物制品、医疗器械、食品等FDA管辖产品的所有人类生物研究。临床试验需要经过IRB审评通过并持续符合审评要求后方可开始，未经IRB审评的临床试验无法支持IND和NDA申请（3.7部分）。

4.3.2 IRB职责

IRB应承担如下法定职责：①HHS官方注册：受FDA监管的美国境内IRB以及审评临床试验或上市申请的IRB应在HHS网站上进行注册，IRB个人代表应提交相关注册资料，并满足每三年更新注册；②IRB成员组成符合法律规定，审评和会议的开展应遵循书面程序；③及时向试验机构负责人和FDA报告试验风险情况和违规情况，必要时暂停或终止试验。通知研究人员和试验机构同意、否决结论及修改要求，并告知书面理由；④保障受试者的知情同意权，监管研究人员获取知情同意的过程，审评知情同意书：⑤依法保留病例报告、会议记录和审查记录，至临床试验完成后3年（详见3.7部分）。

4.3.3 临床试验机构法律界定

临床试验机构指公共或私人实体（包括联邦、州和其他机构），即进行临床试验的机构［21CFR 50.3（i）］。

4.3.4 临床试验机构职责

临床试验机构也无需通过FDA审批注册，仅在IRB注册时需要提交IRB所在试验机构或研究机构的资料：运行IRB试验机构的名称、地址（如果不同于邮寄地址）和监管IRB活动的临床试验机构负责人的姓名，邮寄地址，电话号码，传真号码，电子邮箱地址（21CFR 56.106&45CFR 46 E部分）。关于临床试验机构权责的法规相较其他相关方的要少得多，仅在CFR 56 伦理委员会这章有涉及伦理委员会负责机构的相关权责。

经IRB依法批准的试验还应通过临床试验机构负责人的进一步审评，并做出同意或不同意决定。但临床试验机构负责人没有资格批准未经IRB批准的试验（21CFR 56.112）。在多机构临床试验中，临床试验机构应依法使用联合审评，委托其他符合资质IRB进行审评，避免重复审评（21CFR 56.114）。

4.4 责任主体之间的承诺和声明

4.4.1 CRO应承担发起人部分或全部职责

发起人向合同研究组织转交职责：①发起人可以将本部分规定的部分或全部职责转交合同研究组织。上述职责转移应采用书面形式说明。如果并非需要转交所有职责，则应以书面形式说明合同研究组织应该承担的每项职责。如果需要转交所有职责，则应对全部职责转交进行总体说明。书面说明未涉及的任何职责均被视为没有转交。②承担发起人某项职责的合同研究组织需遵循本章有关上述职责的相关条例规定，同时如果不能履行上述条例规定职责，则应与发起人一样服从FDA监管。因此本部分有关"发起人"的所有内容均适用于承担发起人1项或多项职责的合同研究组织（21CFR 312.52）。

4.4.2 研究人员对发起人临床试验操作的合规性声明

提出新药临床试验申请的生产商或发起人与研究人员签订协议，并向研究人员提供药品。研究人员监督每个患者用药，或者监督其他研究人员，但研究人员不能向其他研究人员、诊所提供药品用于人类受试者［FD&CA 505（i）（B）］；

一方面，发起人应选择具有合格培训背景和职业经验的研究人员作为研究用药物的相关专业人员［21CFR 312.53（a）］，在获得研究人员签字说明（表格FDA-1572）和承诺后（包括研究人员经济利益公开声明）方能向研究人员提供新药，发起人还负有向研究人员提供研究人员手册和及时通知的责任。

另一方面，研究人员应向发起人提供签字说明和承诺，签字说明里除提供发起人基本信息外，还要提供临床试验机构或研究机构、审评研究项目伦理委员会的名称和地址；承诺中应包括研究人员应遵循发起人提供的试验方案和职责要求进行临床试验操作（21CFR 312.53）。研究人员还应负责收集临床试验数据和不良反应信息，并向发起人提供试验进展报告、安全报告和最终报告等（21CFR 312.64）。

4.4.3 发起人委托符合资质的监督人员承担监督职责

发起人应选择其培训背景和职业经验足以胜任研究进程监督工作的相关人员作为监督人员［21CFR 312.53（d）］。

4.4.4 伦理委员会和试验机构的连带责任

IRB所在临床试验机构对IRB操作负有责任时，FDA会直接对临床试验机构采取行政处理。根据缺陷责任证据以及调查结果，IRB或相关临床试验机构都有可能受到上述行政处罚［21CFR 56.120（c）］。

4.5 FDA 对临床试验各责任主体的检查

4.5.1 BIMO项目对各责任主体进行检查

通过1975～1976年国会听证后，美国于1977年建立生物研究监查项目（BIMO），授权FDA并拨款1600万美元，雇佣606名全职工作人员执行该项目[1]。BIMO项目旨在保护人类受试者的权益安全和福利，并确保收集数据的质量、可靠和全面。

BIMO项目是一个综合行动，涉及FDA非临床研究和临床试验所有的实地检查和数据稽查项目，其设计宗旨是对FDA管辖的生物研究各个方面展开监查，主要监查对象分为五类，即发起人/CROs/监督人、伦理委员会、临床研究人员、非临床试验室（GLP）和生物等效性检查。检查种类分为例行检查（跟踪调查和法规遵守后续调查）、指示检查（器械呈递资料的数据稽查）、有因检查（包括调查问题和调查投诉）[2]。对药物临床试验现场检查主要由CDER下属的BIMO项目分支部门OSI办公室来负责组织，BIMO检查员主要来自FDA的法规事务部和下属地区办公室。检查结果分为三类，即无需整改（NAI）、自愿整改（VAI）、官方行动（OAI）[3]。官方行动即责任主体违规一定程度时，FDA会发警告信并可能采取后续监管行动。

根据FDA网站公布的2007～2014财政年度临床试验现场检查数据[4]（图2-13），从总体情况来看，研究人员作为临床试验的主要操作人员，是FDA现场检查的主要对象（共计5506次，年平均688次）。其次是伦理委员会（共计1470次，年平均184次）和发起人/监查员/CRO（共计994次，年平均124次）。对研究人员的核查比重在70%水平上下波动，但近年呈波动上升趋势，说明FDA仍然不放松对临床研究人员的现场检查。对伦理委员会的核查比重在逐年

---

[1]　珍妮特·库珀. 介绍生物研究监督项目，http：//www.fda.gov/downloads/training/cdrhlearn/ucm231946.pdf.

[2]　Bioresearch Monitoring Program（BIMO），http：//www.fda.gov/ScienceResearch/SpecialTopics/RunningClinicalTrials/ucm160670.htm，20151207.

[3]　王方敏，高敏洁，吴浩，等. 药物临床试验中申办者和CRO的监管模式研究［J］. 上海食品药品监管情报研究，2014，02，126：33.

[4]　BIMO Inspection Metrics，http：//www.fda.gov/ScienceResearch/SpecialTopics/RunningClinicalTrials/ucm261409.htm，20150421

下降，从2007年的24%下降至2014年的14%。对发起人/监查员/CRO的核查比重从8%增加至13%，最高比重出现在2011年（16%），说明FDA对发起人/监查员/CRO的现场核查逐渐重视。

2007~2014年FDA对临床研究人员、伦理委员会、发起人/监查员/CROs的核查结果分类统计情况分别见图2-14，图2-15，图2-16，图2-17，研究人员无需整改（NAI）的比例在逐年增加；伦理委员会核查结果分类比例较均衡；发起人/CRO的官方行动（OAI）的比例在逐渐减小。BE试验的检查结果各年波动较大，BE近年来检查后官方行动比例在逐渐增加。

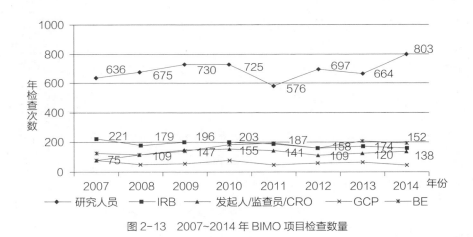

图 2-13　2007~2014 年 BIMO 项目检查数量

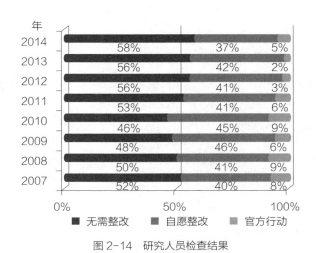

图 2-14　研究人员检查结果

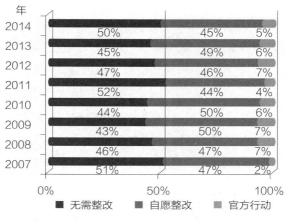

图 2-15 伦理委员会检查结果

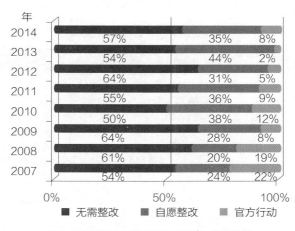

图 2-16 发起人 / 监查员 /CROs 检查结果

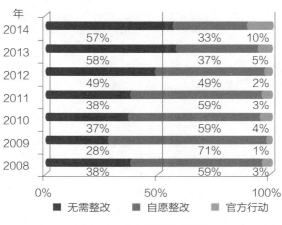

图 2-17 BE 试验检查结果

4.5.2 FDA检查程序和行政措施

BIMO检查人员对发起人的检查类型一般有常规检查和有因检查。对研究人员的检查一般为通知检查或未通知检查，一般会由于以下原因对研究人员发起检查：确认提交数据的真实性；举报；发起人请求；在试验过程中实时评价研究人员操作是否合规；FDA审评部门请求；对某产品的针对性检查等。对IRB的检查一般有两种：周期性、计划性的对IRB操作流程的全面监督检查；针对IRB对某一临床试验或多项临床试验审查的针对性检查，针对性检查一般由于举报、研究人员不合规、试验安全问题等情况发起（表2-22）。

表2-22　FDA对责任主体检查内容和结果[1, 2]

责任主体	检查类型	检查内容	检查出现的缺陷/不合规情况
发起人	常规检查和有因检查	试验方案；研究人员协议和经济公开；组织结构（Organizational charts）；通信；CRO协议；研究用药物明细；监查计划和报告；监查员和研究人员资质证明；培训记录；受试者病例记录；安全报告；试验数据；SOP……	监管不足；未能确保研究人员合规；未能提交进展报告；安全报告不完整；未尽及时通知相关人员；未获得研究人员协议；未取得FDA和IRB批准；监管不当
研究人员	通知检查或突击检查	检查记录并询问：谁执行试验方案；试验前是否经IRB审评；是否遵循试验方案并及时报告；受试者同意书；研究人员职责下方和监管；具体试验操作；试验数据获取和记录；研究用药物使用和处理记录；经济利益是否向发起人公开；监查员和研究人员的交流；监查员对试验进展的评价；纠正行为	未能遵循研究计划或试验方案；记录不完整；研究用药品明细记录不完整；与IRB缺乏沟通；未能尽到受试者保护义务

[1]　Information Sheet Guidance for Institutional Review Boards, Clinical Investigators, and Sponsors Clinical Investigator Administrative Actions – Disqualification. http://www.fda.gov/downloads/RegulatoryInformation/Guidances/UCM214008.pdf.

[2]　For IRBs, Clinical Investigators, and Sponsors FDA Institutional Review Board Inspections.http://www.fda.gov/downloads/RegulatoryInformation/Guidances/UCM126555.pdf, 200601.

续表

责任主体	检查类型	检查内容	检查出现的缺陷/不合规情况
IRB/机构	监督检查和针对性检查	IRB成员记录；IRB工作流程和指南；1年内的IRB会议备忘录；研究人员提供给IRB的相关试验记录；IRB提供给研究人员的相关试验记录	开始和持续审查不够；SOP设置不合理；会议备忘录不完整；不符合法定成员人数；记录保存不完整；与研究人员缺乏沟通

　　BIMO检查人员针对不同责任主体进行现场检查后，会将检查报告（EIR）、483表格、相关人员回复及其他相关检查资料交给FDA，FDA相关中心根据问题的严重程度会寄送给各责任主体不同的信件，采取不同的处理措施。对于所有责任主体而言，针对检查中发现一般问题，FDA会发警告信，严重问题会实施违规处理程序和司法程序，如IRB明显违规时会发违规信（21CFR 56.120），并给予IRB解释或纠正行为机会；研究人员重复或故意违规时，FDA会执行资格罚程序，但一般会向研究人员提供回复和开听证会的机会。FDA会对违法情节严重的各责任主体进行起诉（表2-23）。总的来说，FDA检查后一般会有如下措施：①排除不真实、有质量问题的数据；②限制或排除有不当行为或不法行为的试验参与人员；③通知受影响的各方迅速采取纠正行动[1]。

表2-23　责任主体违规程度和行政/刑事处理程序

处罚类型	适用对象	违规程度	行政处理	条款依据	主要内容
行政处罚	发起人研究人员IRB	基本合规	基本合规通知信	/	操作基本合规的通知信件
		一般违规	一般偏差信	/	存在稍微违规现象但不至于达到发警告信的程度，非正式
		一般违规	警告信		用于沟通严重问题并要求纠正的建议信件，往往会采取下一步行动

[1]　Misconduct in Research-Innocent Ignorance or Malicious Malfeasance? http：//www.fda.gov/downloads/aboutfda/centersoffices/officeofmedicalproductsandtobacco/cder/ucm196495.pdf。

续表

处罚类型	适用对象	违规程度	行政处理	条款依据	主要内容
行政处罚	IRB	明显违规	违规信取消资格	21CFR 56.120	要求IBR或机构纠正违规行为并向FDA解释,若未采取纠正措施则会被取消资格
	研究人员	重复违规	正式取消资格程序	21CFR 312.70	重复/故意违规或提交虚假资料,通过听证程序可能会正式剥夺研究人员获取试验用药物的资格
	发起人研究人员 IRB	重复违规	禁止(de-barment)	FD&CA 306 307	适用于药物开发或审评过程中有犯罪行为的个人或企业
刑事处罚		恶意违规	刑事诉讼程序	18 U.S.C	根据美国刑法对存在欺诈和虚假声明的人员或企业进行起诉

4.5.3 各责任主体违规信息公开

FDA针对临床试验责任人发警告信主要分3类:即临床研究人员、IRB、发起人/监查人/CRO,并在警告信网站上[1]公开了警告人员的姓名和发布时间以及违规的具体内容。截至2016年2月,FDA共发出了192份研究人员警告信,68份关于违规IRB的警告信,47份发起人/监查人/CRO警告信(图2-18)。FDA还建立了取消资格研究人员数据库[2],公开取消资格的临床研究人员姓名和详细信息、取消资格状况(分为完全限制、部分限制、限制移除),并公开了部分取消资格人员的违规通知信和听证会通知信。截至2015年12月,该网站上共公开了225名研究人员的资格取消情况(图2-19)。

---

[1] FDA's Electronic Reading Room – Warning Letters,http://www.accessdata.fda.gov/scripts/warningletters/wlSearchResult.cfm?subject=Institutional%20Review%20Board%20(IRB),201602.

[2] Clinical Investigators – Disqualification Proceedings,
http://www.accessdata.fda.gov/scripts/SDA/sdNavigation.cfm?sd=clinicalinvestigatorsdisqualificationproceedings&previewMode=true&displayAll=true,

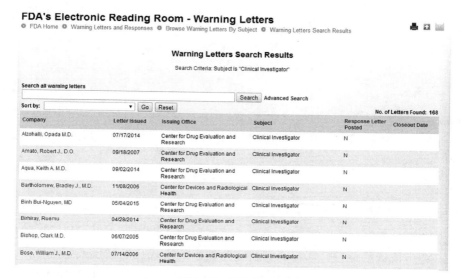

图 2-18　警告信网站

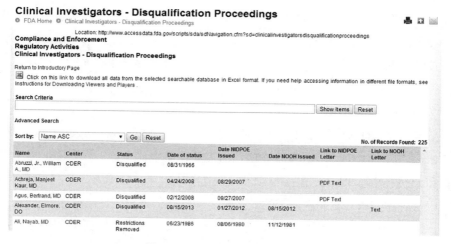

图 2-19　研究人员取消资格网站

4.6 各责任主体的惩罚法律依据

　　在明确界定各责任主体及职责的基础上，美国法规还设置了针对各责任主体的标准化的行政措施和刑事处罚。美国对于临床试验违规与恶意造假的行政处罚和刑事处罚方式是多样而且严厉的。在行政处罚方面，包括下发警告信；给予临床试验暂缓；不予批准申请或不予注册；撤回已批准申请；不接受临床试验数据，取消研究人员和伦理委员会资格，而且取消资格程序可与刑事处罚并处。若违规情节严重，并被判定为重罪，还有可能面临强制性或许可性禁令（debarment order）。禁令人员如果继续提供服务或雇佣禁令人员服务的个人或组织则会受到罚款的处罚。对于临床试验数据故意造假的严重违法犯罪行为，则会采取较为严厉的处罚，包括没收试验样品、下达禁令、提起诉讼、监禁罚金等。

4.6.1 对发起人/CRO的违法处罚

临床试验发起人提交给FDA的申请资料中如果出现①重大事实虚假陈述；②申请资料造假；③提交资料完整性出现模式化的错误或系统性的失误。如果出现上述三种情况，发起人一般会受到如下惩罚：①受申请完整性政策影响，排除不合规数据或延迟批准；②违法情节严重有犯罪现象的可能会引起刑事诉讼程序，如虚假声明罪、共谋罪、邮件欺诈罪；③禁令，FDA不会审评该发起人提交的任何申请。申请完整性政策、排除数据或延迟批准是较轻微违法行为的行政措施，而刑事处罚和禁令则是严重犯罪行为的处罚，详见4.6.5。

（1）申请完整性政策的背景

申请完整性政策（AIP）是一项针对申请人申报资料完整性存在问题的行政措施。FDA将暂停申请人的该项及相关的注册申请审评，旨在确保申请资料和数据的准确性和可信性。AIP最初建立于1991年，全称为"欺诈，重大事实虚假陈述，贿赂和非法馈赠的最终政策"（56FR 46191）。当时由于仿制药法案刚刚通过，仿制药企业在申报ANDA时出现了大量数据造假和贿赂FDA雇员的行为。根据1988年FDA展开的调查结果，有4名FDA雇员接受仿制药企业的非法馈赠，11个仿制药企业提交资料造假[1]。现在，该项政策不仅局限于ANDA申请人，适用于向FDA提交数据和资料用于支持FDA监管产品（包括药品、生物制品、医疗器械等）上市申请的申请人，除上市申请外，还包括修

---

[1] FDA. CPG Sec. 120.100 Fraud, Untrue Statements of Material Facts, Bribery, and Illegal Gratuities, http://www.fda.gov/ICECI/ComplianceManuals/CompliancePolicyGuidanceManual/ucm073837.htm, 20150320.

正案申请、补充资料申请、上市前通知申请（premarket notifications）、年度报告、研究新药申请（IND）、研究兽药申请（INAD）、研究医疗器械申请（IDE）等，几乎涵盖申请人向FDA提交的所有申请。

申请完整性政策委员会（AIP-C）的组成成员来自各大中心和法规事务部（ORA）。该委员会的每位成员都是"AIP联络人"，目前共有12位委员会成员。AIP-C定期开会讨论AIP和实施情况。

（2）申请完整性政策的具体流程

（a）FDA可信性评价（Validity Assessment）。FDA审评过程中发现申请资料完整性问题，包括提交造假数据、事实材料的虚假声明、贿赂和非法馈赠等问题，FDA进而怀疑申请人提交的部分或全部申请的真实性。明确所有违法行为后，FDA一般会对违法行为的影响范围、影响程度做出判断；并根据研究和生产数据的可靠程度确定调查范围。如果申请涉及违法行为对数据的可靠性产生重大影响，FDA会对这些存在问题的申请进行可信性评价。

在可信性评价期间，FDA一般会延迟待审申请的实质性科学审查，直到申请数据的可靠性问题得到解决。数据完整性是FDA审批的关键，如果数据存在造假，FDA有权不批准申请或撤销已批准申请。申请人如果想要替换不可靠数据，并提出补充申请或修正案，都应以新申请的形式提交，应明确说明错误问题的识别。FDA可能还会要求召回上市产品，或对重要产品要求重新检验，比如某些治疗窗窄的药品或者生产困难的产品会被要求重新检验。此外，相关违法申请人还会受到没收、禁令、民事处罚、刑事诉讼等处罚。

（b）申请人纠正行为计划（Corrective Actions Plan，CAP）。违法申请人应根据违法行为性质以及审评程序要求，迅速采取纠正行为。

1）与FDA通力合作，讨论违法行为的原因和范围，并评价违法行为对产品安全性、有效性及质量的影响。

2）明确违法行为涉及的所有相关人员，并移除相关责任人的实权。

3）进行内部可靠性审评（credible internal review），包括生产情况的偏差和实际生产情况。申请人内部审评有助于FDA继续对违法行为展开全面调查。内部审评应由具有相关审计经验的第三方咨询机构执行。FDA可对第三方咨询得到的口头或书面审计报告进行单独核实。

4）申请人制定并实施确保产品安全、有效、质量的书面纠正行为计划。该书面纠正行为计划一般以同意决定或协议的形式（consent decree or agreement），申请人签字后提交给FDA。书面纠正行为计划需要说明申请人如何纠正当前的违法行为，建立能够控制未来违法行为发生的流程。

FDA还会对申请人进行重新检查，判断申请人是否很好地落实了内部审查和书面纠正行为计划。检查结束后FDA公开相关证据，包括有效的管理行为，标准操纵流程和相关文件等，表明申请人的数据是否可靠，申请人是否可以按照CGMP生产产品。此外，FDA还可能书面请求申请人对产品进行新的试验（retest），如药品的生物等效性或生物利用度试验。如果产品的安全性、有效性和质量不能得到保证，则会要求产品撤市（图2-20）。

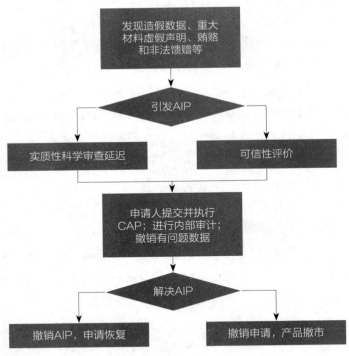

图2-20　发起人出现模式化错误时的 AIP 程序

4.6.2 对研究人员的违法处罚

FDA在法规中建立了研究人员违规时资格罚程序。根据21CFR 312.70，FDA有权剥夺临床试验人员资格（图2-21）。

（a）如果FDA有信息证实研究人员（包括发起人兼研究人员）一再或故意不遵循本部分或受试者保护、伦理委员会相关要求，或者向FDA或发起人提供报告内包含虚假信息，则CDER和CBER将向研究人员发出相关问题的书面通知，并向研究人员提供以书面形式解释上述问题的机会，研究人员也可主动要求非正式会议。如果研究人员提供的书面说明未被CDER和CBER接受，则研究人员还拥有根据21CFR 第16部分听证会规定召开确定研究人员是否具备接收研究用新药资格监管听证会的机会。

（b）如果FDA在评估包括研究人员解释在内的所有相关信息后认为研究人员一再或故意不遵循本部分或21CFR第50部分受试者保护、21CFR第56部分伦理委员会相关要求，或者一再或故意向FDA、发起人提交包含虚假信息的相关报告，FDA将通知研究人员、该研究人员参与研究项目的发起人和伦理委员会，剥夺该研究人员接收研究药品资格。通知还会提供做出上述决定依据的相关说明。

（c）如果根据21CFR 第314部分规定提交IND和批准申请中包含剥夺接收研究药品资格研究人员的相关数据，则应对上述IND和批准申请进行检查，以便确定研究人员是否提交了对研究项目继续进行或上市申请批准至关重要的虚假数据。

（d）在删除剥夺资格研究人员提交的虚假数据后，如果FDA认为现有数据不足以得出可以安全继续研究项目的结论，则FDA会将上述情况通知发起人。发起人有权根据21CFR 第16部分听证会规定召开监管听证会。如果研究项目对公众健康构成威胁，则FDA将立即终止IND并通知发起人上述决定。在这种情况下发起人可以请求FDA召开监管听证会，确定是否可以恢复IND。

（e）在删除剥夺资格研究人员提交的虚假数据后，如果FDA认为剩余试验资料不能维持药品的批准状态，则将依法撤销药品批准命令。

（f）如果FDA认为研究人员做出了依照本部分或50、56部分条款规定使用研究药品的充分保证，则被剥夺接收研究药品资格的研究人员可以恢复上述资格。

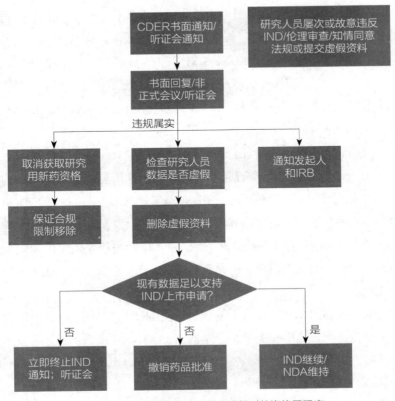

图2-21　研究人员屡次或故意违规时的资格罚程序

对研究人员的取消资格一般有如下三种情况[1]：①完全限制研究人员（totally restricted clinical investigator）：无权获取研究用药物。②部分限制研究人员（restricted clinical investigator）：可在FDA指定监督人员（可能为其他研究人员）监督情况下，允许研究人员有限制地获取研究用药物，参与临床试验。③限制移除（restrictions removed）指研究人员做出合规性保证后，能重新依法获取试验产品。

4.6.3　对IRB的违法处罚

法规中对IRB违规的行政处理根据违规严重程度可分为三类：违规信和纠

[1]　Clinical Investigators – Disqualification Proceedings.
http：//www.fda.gov/ICECI/EnforcementActions/ucm321308.htm#database，
05/18/201.

正要求、取消IRB或临床试验机构资格、司法程序（图2-22）。

（1）较轻行政处理

若FDA检查人员发现IRB有明显违规操作，检查人员会口头或书面上发给IRB法定代表相关调查总结。FDA会向IRB及其管辖临床试验机构寄送违规信。FDA要求IRB及其管辖临床试验机构在一定期限内回应违规信，并对违规行为的纠正处理予以说明。FDA会对IRB和临床试验机构的纠正措施进行后续调查［21CFR 56.120（a）］。

在IRB或临床试验机构采取纠正措施前，FDA会①保留IRB审评新试验的和临床试验机构进行新试验的权力；②正在进行的试验不得增加新受试者；③若试验危害受试者，则终止试验；④IRB明显违规而导致人类受试者的权益受到严重损害时，FDA会通知IRB所在州和联邦监管临床试验机构以及和IRB和临床试验机构违规直接相关的利益方［21CFR 56.120（b）］。

IRB所在临床试验机构对IRB操作负有责任时，FDA会直接对临床试验机构采取行政处理。根据缺陷责任证据以及调查结果，IRB或相关临床试验机构都有可能受到行政处罚［21CFR 56.120（c）］。

（2）IRB或临床试验机构取消资格；公开撤销信息；IRB或试验机构恢复资质

IRB或临床试验机构在收到上述违规信后没有正确纠正违规行为，若①IRB无法合规操作或屡次违法；②违规操作对受试者权益造成有害影响，FDA会取消IRB和临床试验机构资格［21CFR 56.121（b）］，并经过监管听证会后对违法IRB和临床试验机构提起诉讼［21CFR 56.121（a）］。FDA会将IRB和临床试验机构取消资格的通知告知相关利益方包括发起人和研究人员，并在FR上公布相关信息（21CFR 56.122）。

取消资格的IRB和临床试验机构正在审评的临床试验都将失效［21CFR 56.121（c）］。FDA也不会批准取消资格IRB审评或取消资格临床试验机构操作的临床试验申请，不承认、不接受违法获得的试验数据。

在取消资格后，IRB或临床试验机构若向FDA依法提交纠正措施的书面资料，FDA审评资料符合要求后，IRB或机构可以恢复资质，并通知所有相关人员（21CFR 56.123）。

（3）不合规的其他行政制裁

FDA对IRB或临床试验机构取消资格的监管行动独立于其他行政处罚，并不代替或先决于FD&CA规定的其他法律程序（法律并行）。FDA可以随时通过司法程序（民事或刑事）对IRB或临床试验机构采取处理措施。FDA还可引用其他联邦、州、当地政府的行政处罚措施。

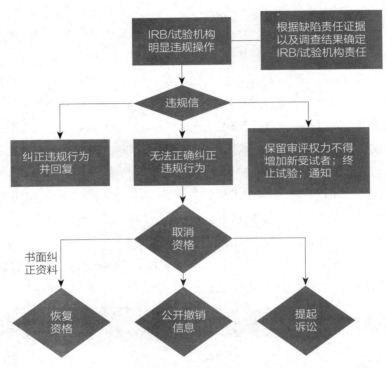

图 2-22　伦理委员会 / 试验机构违规的行政程序和司法程序

4.6.4 对试验机构的违法处罚

对IRB违规有直接关系的临床试验机构，一般也采取和IRB违规的相同程序，即发违规信并要求纠正、取消临床试验机构试验资格、司法程序。除伦理委员会部分提到的规定外，若发现IRB所在临床试验机构对IRB操作负有责任时，FDA会直接对临床试验机构采取行政处罚。根据缺陷责任证据以及调查结果，FDA会仅对IRB或者与IRB相关的临床试验机构采取行政处罚 [21CFR 56.120 (c)]。

4.6.5 刑事责任追究

FD&CA和联邦刑法中均规定了刑事处罚，有时FD&CA的处罚也会基于联邦刑法的定罪程序。从美国的司法实践来看，如研究人员资质造假可定性为陈述/声明造假罪（statements or entries generally，也称making false statements）；如提交虚假报告可定性为欺诈罪（frauds and swindles）；两个及以上责任主体之间有连带责任则可定性为共谋罪，并视违法情节判定为主犯或从犯。

（1）禁令程序

根据违法犯罪的严重程度，FDA禁令程序规定的禁止类型分为强制性禁止（mandatory debarment）和许可性禁止（permissive debarment）。被处以禁令的人不得在禁令期间从事与药品研发、上市、经营有关的任何活动。违反药品法规、触犯联邦法律后被判重罪（felony）的自然人或法人会被列入"强制性禁止"。法人的首次强制性禁止应为1年以上或10年以下，若在禁令期内再次违法，可无限延长即永久禁止。自然人被强制性禁止后将被永久性驱逐出行业。对于尚未构成判定"强制性禁止"重罪、违反药品法规的自然人或法人，以及在食品进口过程中出现严重违法行为的自然人，将被处以最高5年的"许可性禁止"，期满后解除禁令。对于同时有多项违法行为的自然人或法人，会连续处以多个5年禁令［FD&CA 306（a），（b），（c）］。但从FDA公布的禁令名单上，没有针对企业法人的禁令，只有针对自然人的禁令。

该禁令程序最初是为杜绝仿制药ANDA申请过程中的贿赂、造假等违法行为，因此法律中的法人仍仅适用于ANDA相关法人，不适用于IND申请人。对于自然人的禁令程序，研究发现在临床试验领域，研究人员处以禁令程序的实践较多。当研究人员在药物研发过程中违反药品管理法律、联邦刑法等联邦法而判以重罪，则会处以永久禁止；违反联邦法被判以轻罪或违反州法被判以重罪的研究人员，如行贿、支付违法馈赠、欺诈（fraud）、伪证、虚假声明（false statement）、诈骗、勒索、强取；伪造或破坏记录（falsification or destruction of records），或干涉、妨碍调查刑事犯罪调查，或者共同实施，或帮助、教唆实施这类重罪，则会处以最高5年的许可性禁止，如涉及多项违法行为，有可能被处以多个5年禁令。这里体现了FD&CA和刑法的衔接程序，即FD&CA禁令程序的判定条件是以刑法定罪为基础。

为使禁令程序更加有效，HHS和FDA会公示被禁止人的名单，《联邦公报》上公布禁止的人的名字、禁止生效日及禁止期限 ［FD&CA 306（e）］。
此外，企业在药品申报时必须向FDA递交声明，承诺企业以及参与该药品申
报的所有相关单位，没有使用并且以后也不会使用FDA黑名单上的研究人
员，违背承诺的企业和非法工作的被禁止研究人员都将受到巨额罚款，分别为
100万美金和25万美金（FD&CA 307）。FDA对研究人员处以禁令的流程见图
2-23。禁令程序规定见表2-24。

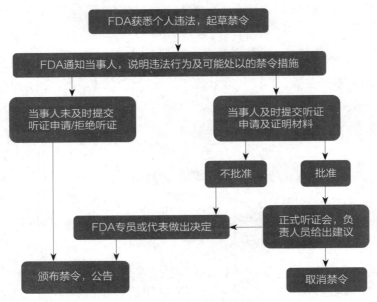

图 2-23　FDA 对研究人员处以禁令的流程

表2-24　禁令程序规定

法规	主要内容
FD&CA 306 禁止程序	（a）强制性禁止；特定药品申请
	（1）公司、合伙企业和社团（法人）——如果部长发现，自然人以外的法人，因实施与简略新药申请（ANDA）有关的行为，而被判犯有联邦法中的重罪，应禁止该法人提交或协助提交申请
	（2）自然人——如果部长发现，自然人因实施以下行为被判犯有联邦法中的重罪：（A）与药品申请（包括研发或批准程序）有关，或（B）与本法对药品制剂的规定有关，部长应禁止其为有批准的或未决的药品申请人提供服务
	（b）许可性禁止；特定药品申请；食品进口
	（1）一般规定——部长主动或根据申请，可以按（2）款规定禁止：
	（A）自然人以外的法人提交，或帮助提交简略新药申请；或
	（B）自然人为有批准的或未决的药品申请人提供服务；或
	（C）法人进口食品到美国

续表

法规	主要内容
FD&CA 306 禁止程序	（2）适用许可性禁止的人;特定药品申请 　　根据（1）款（A）或（B）的规定,下列人被禁止: 　　（A）公司、合伙企业和社团。部长发现自然人以外的机构已被判罪:（i）实施了与简略新药申请有关的行为;并且判处联邦法规定的重罪（如果是在本法生效实施前被起诉）,联邦法规定的轻罪,或州法规定的重罪;或（ii）共同实施,或帮助、教唆（i）中所列的刑事违法行为或（a）（1）规定的重罪,部长认定,该行为破坏药品规章程序并作为定罪根据 　　（B）自然人 　　　　（i）部长发现已经被判下列罪行的自然人:（I）因实施与简略新药申请有关的行为,或者与本法规定的药品规章有关的行为,被指控犯有联邦法中的轻罪或州法中的重罪;或者（II）共同实施,或帮助、教唆实施这类刑事违法行为或（a）（2）规定的重罪,部长认定作为定罪基础的该行为破坏了药品规章程序 　　　　（ii）部长发现,已经被判下列罪行的自然人:（I）实施了以上（a）（2）或（i）款未规定的重罪,以及涉及行贿、支付违法馈赠、欺诈（fraud）、伪证、虚假声明（false statement）、诈骗、勒索、强取;伪造或破坏记录,或干涉、妨碍刑事犯罪调查;或者（II）共同实施,或帮助、教唆实施这类重罪,部长根据对该自然人的定罪及其他信息发现,该人的行为违反了本法关于药品制剂的规定 　　　　（iii）部长发现某自然人实际上参与了（a）或（i）或（ii）规定的作为定罪根据的违法行为,如根据相关信息,该人的行为使部长有理由认定该人可能违反了本法关于药品制剂的规定 　　　　（iv）部长发现任何高级管理人员（high managerial agent）:（I）在某自然人实施导致被判重罪及根据（a）（2）或（i）规定被许可性禁止期间,为其工作或作为其顾问;（II）实际知晓该自然人有（I）规定的行为,或采取措施避免实际知晓;或为未采取措施避免实际知晓;（III）知道（I）规定的行为是违法的;并且（IV）未向部里的官员、雇员或代理或适当的执法官员报告这些行为,或在第一次知道这些行为时未采取适当措施,保障药品规章程序不被破坏,部长认定这类行为破坏了药品规章程序 　　（c）禁止的期限和考虑因素 　　（1）禁止的效力—部长— 　　（A）不得接受或审查（本条规定的审计以外）,按（a）（1）或（b）（2）（A）规定被禁止的法人在被禁止期间提交或帮助提交的简化药品申请 　　（B）在据（a）（1）或（b）（2）（A）规定的禁止期间内,应禁止相应自然人为有批准的或未决的药品申请法人提供服务,并且不得接受或审查（本条规定的审计以外）该自然人提交的简化药品申请 　　（C）部长如做出第307（a）（6）或（7）款所说的裁决,应按照第307条确定民事处罚 　　（2）禁止的期限

法规	主要内容
FD&CA 306 禁止程序	（A）一般规定：部长对（a）或（b）规定的禁止期限为： （ⅰ）对（a）（1）规定的法人（非自然人）禁止的期限，应为1年以上或10年以下。但如根据（a）（1）规定，法人禁止以后的10年内，又发生了导致被禁止的行为，禁止的期限则应为永久（permanent） （ⅱ）对（a）（2）规定的自然人的禁止期限为永久 （ⅲ）（b）（2）或（3）规定的自然人或法人的禁止期限，不超过5年。因数起违法行为而被禁止的，部长可以决定一并执行或连续执行禁止期限 （B）通知：按（a）或（b）规定对违法行为认罪，或执行联邦或州认罪协议的，当事人可以通知部长，同意禁止，自通知发布时禁止开始 （3）考虑因素 　在决定对（b）规定禁止的人员的适当性及期限，以及决定超过（2）（A）（ⅰ）规定的最低期限时，部长应考虑以下因素： （A）违法行为的性质及严重程度 （B）经营管理人员参与违法行为的性质和范围，公司政策和惯例是否鼓励这种违法行为，包括是否是制度管理不善导致违法行为 （C）主动减轻违法行为对公众影响的措施的性质和范围，包括取消或停止销售可疑药品，配合调查（包括对适当机关披露所有不当行为的范围），放弃因欺诈所得利润，以及采取其他实际措施减轻对公共卫生的潜在或实际副作用 （D）改变所有权、管理或经营方式，已经纠正了产生违法行为的原因，并提供了以后不会再发生这类违法行为的合理保证 （E）被禁止的人员是否能提供足够的证据，证明目前简略药品申请与药品生产有关，而且所有未决的简略药品申请没有涉及欺诈及虚假声明；并且 （F）根据FD&CA或FDA其他法律规定的前述犯罪。 （d）禁止的终止 （1）申请——对（a）分条规定的禁止（除永久禁止外）或（b）分条规定的禁止，根据本规定，被禁止的人员可以向部长申请终止禁止。按本分条规定，向部长提交的所有信息，不构成对未决或已批准的简略药品申请的修正或补充申请 （2）最终期限——部长应在180天内，批准或拒绝批准根据（1）款规定提交的涉及禁止人员的申请 （3）部长的行动一 （A）企业法人 　　（ⅰ）推翻有罪判决：如果（a）（1）（b）或（2）（A）、（3）规定的禁止所依据的有罪判决被推翻，部长应撤销该禁止命令 　　（ⅱ）申请：收到根据（1）款规定提交的申请后，部长如发现有下列情形，应终止相应禁止（Ⅰ）改变所有权、管理或经营方式，已经完全纠正了产生违法行为的原因，并提供了以后不会再发生这类违法行为的合理保证，并且（Ⅱ）在适当情况下，由FDA或FDA可以接受的独立专家进行了充分审计，显示在提交申请前，进行试验的未决申请和药品研发完全没有进行欺骗或虚假声明 　按（a）（1）规定被禁止的，终止应在自禁止之日起一年以后开始生效

续表

法规	主要内容
FD&CA 306 禁止程序	（B）自然人— 　　（i）推翻有罪判决—如果（a）（2）或（b）（2）（B）中（i）、（ii）、（iii）、（iv）或（b）（3）规定的禁止所依据的有罪判决被推翻，部长应撤销该禁止命令 　　（ii）申请—应（1）规定提交的申请，视具体情况，如该终止符合司法利益，并保护了药品批准程序或食品进口程序的完整性，部长应终止根据（b）（2）（B）或（b）（3）规定做出的禁止 （4）特别终止 （A）申请—依（a）（1）规定［不是（c）（2）（A）（i）规定的永久禁止］或（a）（2）规定被禁止的自然人，根据本分条规定，可以向部长申请特别终止。按本分条规定，向部长提交的所有信息，不构成对未决或已批准的简略新药申请的修正或补充 （B）企业法人—根据（A）规定提交的申请，部长如在给予非正式听证机会之后，发现下列情形，可以采取（D）规定的行动： 　　（i）根据（A）规定提交申请的人已证明，作为禁止根据的重罪判决所涉及的违法行为不是董事会或有相应权限的高级管理人员授权、要求、命令、实施或允许的，第505节规定药品研发或审批职位 　　（iii）完全配合所有调查，并且立即向当局披露所有不当行为；并且 　　（ii）所有参与违法行为，或知道、应该知道该违法行为的自然人，都已经离开 　　（iv）采取行动，减轻违法行为对公众的影响，包括召回、不再销售，在部长考虑到药品的安全性或药效而要求召回、不再销售药品 （C）自然人—根据（A）规定提交的申请，在非正式听证之后，部长如发现，该自然人在对（a）或（b）规定的，或与FDA管辖权范围内的事务有关的违法行为的调查和起诉中，提供了实质性的帮助，可以采取（D）规定的行动 （D）部长的行动—（B）和（C）提到的部长的行动指— 　　（i）涉及法人而非自然人的— 　　（Ⅰ）立即终止禁止，或（Ⅱ）将禁止期限定为一年以下，并且 　　（ii）在涉及自然人时，禁止期限定为永久以下或一年以上，选择上述最能有效服务司法利益及保护药品批准程序完整性的禁止期限 （e）公布被禁止人的名单 　　部长应在《联邦公报》上公布（a）或（b）中规定的被禁止的人的名字、禁止生效日及禁止期限。部长还应保留一份列有禁止生效日、最低禁止期限及禁止终止的名单，名单向公众开放，并至少每季度更新一次 （f）暂时拒绝批准— （1）一般规定—部长主动或按（3）中规定提出的请求，在（2）款规定的期限内，以命令拒绝批准有下列情形的行为人提交的简略新药申请— （A）正处于与（B）规定的行动有关的联邦刑事犯罪调查之中

法规	主要内容
FD&CA 306 禁止程序	（B）部长认定此人— 　（i）已经贿赂或企图贿赂，已经或企图进行非法馈赠，已经或企图诱使他人贿赂或非法馈赠物品给HHS的官员、雇员或代理，或者其他与简略新药申请有关的联邦、州或当地官员，或已经共同、帮助、教唆实施这类行为，或者 　（ii）在涉及简略新药申请的实质事实或药品的生产方面，故意向HHS官员、雇员或代理做出虚假声明或陈述，或已经共同、帮助、教唆实施这类行为，并且 （C）如果在以下方面已产生了严重问题— 　（i）该简略新药申请药品批准程序的完整性，或 　（ii）所提交的简略新药申请数据的可靠性。可随时修改或终止命令 （2）适用期（A）般规定 　除（B）规定外，自部长认定（1）款（A），（B）或（c）规定的情形存在之日起18个月内，应拒绝申请。有下列情形的，部长应决定终止执行拒绝申请程序：（i）与上述发现有关的调查不会导致对行为人提起刑事诉讼，或已提起刑事诉讼但诉讼被驳回或已被宣判无罪，或者（ii）部长确定上述认定有误 　（B）延期—在（A）规定的期限结束时，部长如确定，此人已因（1）（B）规定的行为被提起刑事诉讼，部长可以将拒绝批准申请的期限延期，该延期不超过18个月。如果以上诉讼被驳回或判决无罪，或部长确定认定有误，部长可以终止该延期 　（3）非正式听证—在（1）规定的命令签发后10日内，部长应就此给当事人一个非正式听证的机会。在听证举行后60日内，部长应通知听证参加人员，拒绝批准申请是否会继续、终止或进行了修改。此通知为最终行为 （g）中止的权力 （1）一般规定 （A）部长认定 　（i）某人实施了（f）（1）规定的行为，涉及简略新药申请中的2种或2种以上药品有关；或 　（ii）在2年期间内，公然再三违反与简略新药申请研发、生产或经销有关的GMP或GLP规定，并且：（I）这种违规行为可能影响药品的安全性及有效性，并且（II）在收到违规通知后的合理时间内，未能采取相应的纠正措施；并且 （B）此人正处于联邦机构就（A）规定行为进行的民事或刑事诉讼调查中，部长如认定，此行为已影响到药品的研发或批准，应签发命令中止销售与（A）规定的行为有关的药品，或中止销售该行为人所有简略新药申请中批准的药品。对上述行为不影响其安全性及有效性的药品，部长应免除其适用该命令 　（2）考虑公众健康的弃权 　部长如认定为保护公众健康有必要放弃权力，因为如不放弃权力，药品可能供应不足，部长应在其职权范围内或根据请求，放弃（1）规定的中止〔包括（I）（A）（i）规定的行动〕权利。在根据本款规定的放弃请求提交后180天内，部长应做出行动

法规	主要内容
FD&CA 307 （6）&（7）	禁止人员提供服务或使用禁止人员服务的罚款 307罚款（civil penalties） （a）一般规定 部长发现任何人： （6）有已批准或未决的药品申请并且故意— （A）受雇为顾问或承包人；或 （B）使用第306条规定禁止的人提供的服务；或 （7）是第306条规定禁止的个人，在被禁止期间，向有已批准或未决的药品申请人提供服务，应被处以罚款，每一次违法行为，都应缴纳罚款，个人为250000美元以下，机构（组织）则为1 000 000美元以下。

（2）发起人或研究人员未保存记录和报告时的刑事处罚

FD&CA第三章是关于违法行为及处罚的规定，其中就有针对临床试验责任主体的包括监禁、罚金等刑事处罚规定。

根据FD&CA 505（i）规定，研究人员或发起人应保存和提交相应临床试验报告："（A）在生产商或发起人进行新药临床试验前，需将临床前试验（包括动物试验）充分证明药物可进行临床试验的报告提交部长；（B）提出新药临床试验申请的生产商或发起人与研究人员签订协议，并向研究人员提供药品。研究人员监督每个患者用药，或者监督其他研究人员，但研究人员不能向其他研究人员、诊所提供药品用于人类受试者；（C）生产商或发起人建立及保留上述记录，并向部长报告记录和研究用药品的结果数据（包括但不限于研究人员的分析报告），部长可通过上述新药申请材料评价药物的安全有效性；"在21CFR 312部分也规定了发起人和研究人员记录保存的要求和职责，根据FD&CA 505（k）规定，仿制药申请人应保存相关记录与报告："（k）（1）在任何依（b）分条被批准的新药申请或（j）分条被批准的仿制药申请生效的情况下，申请人应建立并保留该档案，并将申请人获得或收到的对该药品的临床试验的有关数据，以及其他数据或资料报告给部长。在查明该档案记录和报告是必要的、可以使部长或帮助部长决定的基础上，部长可以用一般规章或命令决定该申请规定是否可以适用本条（e）分条撤回申请的规定。根据本分条和（i）分条签署的规章和命令，应适当尊重医疗行业的职业道德规范以及患者的利益，并在合适的时候，应规章和命令的适用者的请求，将部长收到或获得的类似信息供给其提出意见。（2）应本条要求保留档案记录的人和每个负责或保管的人，应部长指派的官员或雇员的要求，应允许该官员或雇员在任何合理时间复印及检验该记录。……"

当行为人未依据FD&CA 505（i）或（k）规定，建立或保留任何记录提供报告，或拒绝获取、查证或复制以上记录［FD&CA 301（e）］，应被处以一年以下监禁或1000美金以下罚款，或二者并处。任何人在定罪之后实施了相同违法行为，或以欺骗或误导为目的实施了相同违法行为，应被处以三年以下监禁或10000美金以下罚款，或二者并处［FD&CA 303（a）］。

（3）临床试验适用的联邦刑法罪名

在美国联邦刑法（18 U.S.C.）中最适用、最普遍的罪名即陈述或申述（声明）造假罪（statements or entries generally，18 U.S.C.1001）："（一）除本条另有规定外，任何人在美国政府的行政、立法及司法部门管辖范围内的任何事项中明知并故意做出如下行为：①以任何欺诈手段，故意伪造、隐藏重要事实；②做出任何重大虚假、伪造或欺诈性陈述或申述；③制造或使用任何虚假书面资料，并已知内容包括重大虚假、伪造或欺诈性陈述或申述；有上述违法行为的行为人将受到罚款和不超过5年的监禁。如果犯罪涉及国际或国内恐怖主义，则应受到不超过8年的监禁，或两者并处。如果问题涉及下章109A，109B，110，117，或部分1591的罪行，则根据本条判处刑期不得超过8年。（二）第（一）款不适用于一方当事人或一方律师在司法程序中将当事人陈述及声明提交给法官作为诉讼文件时的情况。（三）对于立法部门管辖范围内的任何事项，第（一）款的规定只适用于如下情况：①行政事项，包括支付索赔，涉及财物或服务采购，人事雇佣，或相关服务，或法律、法规及规章所规定提交给国会或立法机构的任何部门或人员；②国会办公室委员会、小组委员会等任何委员会授权的任何调查或审查，应符合众议院或参议院的适用规则。"因为申请人有专门的提交资料造假适用法规，因此该条较为适用研究人员向发起人、FDA递交临床试验虚假报告，或者虚假资质以及声明的违法情况。

此外，对于临床试验过程合谋犯罪的，可适用于共谋罪或诈骗罪（conspiracy to commit offense or to defraud United States，18 U.S.C. 371），两个或两个以上的行为人共谋犯罪，或以任何方式或为任何目的欺骗美国政府或任何机构，以及一个或多个这样的行为人共谋犯罪，应各自承担该条目下的罚款或不超过5年的监禁，或两者并处。但如果该罪行仅为共谋罪，且定性为轻罪，处罚不得超过规定的轻罪最高处罚。

对于以诈骗手段获得钱物，适用于欺诈和诈骗罪（frauds and swindles，18 U.S.C. 1341）已经制定或拟制定任何计划实施诈骗，或通过虚假或欺骗性陈述或承诺手段取得财物，或出售，处置，贷款，汇兑，变更，放弃，分发，供应，或提供或促使假币、债券、证券等的非法使用，以执行欺诈计划为目的试图在邮政局或保管地，通过邮政服务传达，或通过私人或商业州际公路运输。上述行为或在明知犯罪的情况下通过邮件或运输途径等载体交付给他人。上述犯罪行为应受到罚款或不超过20年的监禁，或两者并处。如果涉及国家重大灾难或紧急情况时，通过运输、传播、转让、支付等获得任何好处，或对金融机构造成影响，犯罪行为人应处以最高不超过1000 000的罚款或最长不超过30年的监禁，或两者并处。如研究人员侵吞发起人提供给试验资金，包括给受试者的补偿等，具体案例见4.7。

对于HHS赞助的临床试验项目中出现欺诈等行为的，还适用健康服务欺诈罪（health care fraud，18 U.S.C. 1347），"（一）凡明知而故意执行，或试图计划以（1）通过任何医疗福利项目诈骗；或（2）通过虚假或欺骗性的陈述或承诺手段，获取医疗福利项目中的资金或财物，与医疗福利、项目或服务在交付有关，相关行为人应受到罚款或不超过10年的监禁，或两者并处。如果犯罪行为造成严重的人身伤害，犯罪行为人应处以罚款或不超过20年的监禁，或两者并处；如果犯罪行为造成死亡，犯罪行为人应处以罚金和终身监禁，或两者并处。（二）违反本节条款的犯罪嫌疑人不需要对本节有所了解或故意违反本节规定（即非故意犯罪也要定刑）。"

（4）Park原则与应用

Park 原则也称管理者负责原则（Responsible Corporate Officer Doctrine）或RCO原则，即只要企业的管理者负有预防或纠正违法行为的责任，但未能做到的，不论其对违法行为是否知情，FDA都可对违反FD&CA的企业提起诉讼。在美国，Park原则主要应用于实施造假行为的申办者，但Park原则是否适用于研究者造假尚有待进一步验证，在此提供参考。

Park原则（Park Doctrine）是起源于20世纪70年代的刑事责任理论，以美国最高法院对当时在美国有800多家分店的连锁食品公司Acme公司执行总裁Park的判例命名[1]。1970年，Acme公司因其在费城的一家食品存储仓库发现鼠患被FDA通告，在治理了费城仓库鼠患后的第二年，其位于巴尔的摩的仓库又发现了鼠患，由于Acme公司不断销售受啮齿动物污染的食品，FDA以违反FD&CA Section 331（k）对Acme公司及其执行总裁Park先生进行起诉。从企业的角度，Acme公司服罪，但Park先生本人并不认罪，在其辩护中，Park认为其本人并不知晓仓库存在鼠患的问题，FDA不否认这一事实，但FDA认为Park应当对仓库可能遭受鼠患具有预见性并事先采取防控措施。最高法院认为是否知情或主观故意并不是依照Section331（k）进行刑事定罪的必要条件，因此，可以对违反FD&CA负有责任的管理者采取刑事制裁手段。法院解释认为企业管理者具有设计遵守法律法规相关举措的责任和权力，企业的责任管理者与违法行为存在"责任关系"（responsible relationship）。根据Section 331（k）Park先生被判有罪，但并未判处监禁，仅被处以250美元罚金。

Park原则仅适用于FDA所监管企业的"公司管理者"或"负有责任的公司管理者"，用于对负有责任的管理者施加高标准的要求，主要应用于不知情或非故意情况下违法行为的责任追究。主要研究者（PI）在临床试验项目的开展中起到管理和协调的作用，与试验项目有着"责任关系"，即使在其对造假行为并不知情的情况下也可基于Park原则对其进行起诉。临床研究者并非临床试验过程中实施造假行为的唯一主体，参与临床试验的其他人员，如研究者助理等同样会实施造假行为，在非研究者本人实施造假行为的情况下，运用Park原则追究主要研究者（PI）责任或能发挥良好的震慑和预防犯罪作用。如果具有管理责任的主要研究者知道自己将因他人的造假行为受到起诉时，那么，其将产生监督并预防造假行为的动机，如此，对临床研究者运用Park原则可增强主要研究者对临床试验合规操作的监督意识。

在美国，最早追究临床研究者造假刑事责任的案例发生在20世纪70年代，当时，罗纳德·史密斯医生为Sterling-Winthrop制药公司开展临床试

---

[1] Kurt R. Karst, FDA May Increase Misdemeanor Prosecutions Against Responsible Corporate Officials, FDA LAW BLOG, Mar. 4, 2010, http://www.fdalawblog.net/fda_law_blog_hyman_phelps/2010/03/fda-may-increase-misdemeanor-prosecutions-againstresponsible-corporate.html; Park, 421 U.S. at 678.

验，史密斯虚构受试者，伪造相关文件和阳性试验结果，Sterling-Winthrop公司在不知情的情况下将造假数据提交至FDA，FDA发现后，依据Section 355（i）起诉史密斯医生未能维护准确试验记录。FDA的控诉被初审法院驳回，理由是Section 355（i）中有关试验记录维护的规定仅适用于申办者而非临床研究者。20世纪90年代，FDA再一次依据FD&CA 355（i）对临床研究者造假进行刑事起诉并获得胜诉。巴尔里·加芬克尔医生是Ciba-Geigy公司抗抑郁药氯米帕明临床试验的主要研究者。加芬克尔医生未按方案开展试验并伪造数据掩盖阴性结果，其行为暴露后，FDA依据FD&CA355（i）指控加芬克尔医生未能维护准确试验记录。初审法院基于史密斯造假案的判例驳回了FDA的控诉。FDA再次上诉，认为追究研究者造假的刑事责任是恰当而有依据的，即在史密斯案发生后，FDA在FD&CA 355（i）的法律授权下新颁布的法规条款—21CFR312.62，312.64，312.68，这些条款明确规定了临床研究者保存并保留准确试验记录的责任。最终，FDA胜诉，加芬克尔医生被判6个月有期徒刑[1]。

4.7 管理实践和案例分析

（1）CRO处罚案例[2-4]

CRO应负责保证提交NDA和ANDA中的数据完整性。申请人对产品的安全有效性负直接责任。

Semler公司是位于印度班加罗尔（Bangalore，India）的CRO公司，主要承包制药公司的临床试验和生物等效性和生物利用度（BA/BE）试验，该公司称其开展了来自全球的750多个药物研究，涉及各种治疗领域。2015年9月

[1] Swaminathan V, Avery M. FDA Enforcement of Criminal Liability for Clinical Investigator Fraud[J]. Hastings Sci. & Tech.l.j, 2012.

[2] FDA. 483: Semler Bangalore, India, issued 10/09/15, http://www.fda.gov/downloads/Drugs/DrugSafety/UCM496785.pdf, 20151009.

[3] FDA. Semler Untitled Letter.http://www.fda.gov/downloads/Drugs/DrugSafety/UCM496790.pdf, 20160419.

[4] FDA.Notification to Pharmaceutical Companies: Clinical and Bioanalytical Studies Conducted by Semler Research Are Unacceptable, http://www.fda.gov/Drugs/DrugSafety/ucm495778.htm, 20160420.

29日至2015年10月9日，BIMO检查人员对Semler的生物分析场地进行现场检查。检查发现该公司存在替换研究受试者样品等明显违法行为。检查结束后，FDA向该公司发布483表格，列举了该公司7项违法行为，包括受试者样本替换、原始记录未完成保存等。

2016年4月19日，FDA向Semler发布"无标题信（untitled letter）"，详细说明了Semler场地的检查发现。在无标题信中，FDA质疑Semler未能证明体内BA/BE研究测量代谢物中活性药物成分的分析方法是准确的且足够灵敏。FDA认为Semler对483表格的回复不充分，未能说明：①为何有文件表明你公司替换或伪造受试者样品以满足生物等效性标准；②是否有其他在你公司开展的BA/BE研究有受试者样品被替换或伪造；③上述行为对三个研究（匿名）造成何种影响；④每个研究如何会有多个受试者样品浓度重复的实例。在无标题信中并未完全列出所有的缺陷，Semler应依法纠正缺陷，并建立合规的试验流程。

4月20日，FDA在官网上发布"制药企业通告（Notification to Pharma-ceutical Companies）"，通知新药申请（NDA）和简略新药申请（ANDA）申请人，由Semler公司开展的临床和生物分析研究，因数据完整性问题不被接受，需要重复开展研究。对于使用Semler的研究数据用于支持上市注册的获批药品，FDA对这些药品的上市后严重不良反应/事件进行彻查。截至通告发布日，FDA尚未发现这些产品有严重安全性问题的报告。但FDA要求上述申请人应在除Semler外的其他机构重新开展生物等效性/生物利用度研究。FDA还把基于Semler研究数据获批的ANDA在《经治疗等效性评价的获批药品清单（橙皮书）》中的治疗等效性（TE）评级更改为"BX"。BX评级表明FDA所审评的数据不足以决定仿制药品与参照药品治疗等效，如可替换性。仿制药销售的根本是强制替代，而这些产品被FDA认为不具有可替换性。这些已上市仿制药持有人如果不及时采取补救行动，这些产品几乎很难销售。对于已经提交药品上市申请的申请人，申请资料中包含Semler公司的研究数据的，FDA公布"样本资料要求"[1]，要求申请人在30天内提出申请修改，提出解决缺陷的计划。

---

[1] FDA.Sample Information Request to Sponsors.
http：//www.fda.gov/downloads/Drugs/DrugSafety/UCM496783.pdf，20160420.

（2）研究人员禁令与刑事处罚

一般会在《联邦公告》（FR）中予以公告。在FR网站中上检索发现临床试验研究人员/协调员的禁令文件较多，从2002～2016年FDA/HHS共发布了13个研究人员/协调员的禁令[1]和刑事处罚，而其他责任主体的严重违法处罚结果较少（表2-25）。

表2-25　美国2002-2016年对临床试验研究人员/协调员发布的禁令

案例	禁令生效期	违法人员/职责	违法事实	法律依据	处罚/定罪
1	20160318	Wesley A. McQuerry/临床试验协调工作	虚构受试者和伪造受试者样本；提供患者虚假临床试验资料给药企；私吞受试者补偿金	FD&CA 306（a）（2）（A）&（a）（2）（B） 18 U.S.C. 1001（a）（1）	永久禁止/重罪（felony）
2	20131114	Bruce I. Diamond/研究人员，非PI	包括偷窃服务、虚假声明等无证行医、行贿等53项犯罪行为	306（b）（2）（B）（i）（I）&306（b）（2）（B）（ii）（I）&306（b）（2）（B）（iii）of the FD&CA	10年禁止；取消资格[21CFR 312.70（b）]/重罪
	20130930	Richard L. Borison/研究人员，PI	诈骗、盗窃、虚假声明等36项犯罪行为	306（b）（2）（B）（ii）（iii）of the FD Act	10年禁止/重罪
3	20120913	Lisa Jean Sharp/协调员	未能准备和保存受试者完整病例记录；非法录入受试者	306（a）（2）（A）&301（e）&505（i）of the FD&CA；18 U.S.C. 2	永久禁止/重罪
	20120913	Wayne E. Spencer/主要研究人员，PI	未能准备和保存受试者完整病例记录	306（a）（2）（A）&301（e）& 303（a）（2）&505（i）of the FD&CA；18 U.S.C. 2	永久禁止/重罪
4	20111116	Scott S. Reuben/研究人员	在医学期刊上发表不真实的临床试验结果	306（a）（2）（B）of the FD&CA；18 U.S.C. 1347	永久禁止/重罪

---

[1] Federal Register, https://www.federalregister.gov/articles/2010/02/19/2010-3123/reporting-information-regarding-falsification-of-data，201603.

续表

案例	禁令生效期	违法人员/职责	违法事实	法律依据	处罚/定罪
5	20100304	James A. Holland/临床试验负责人	未能建立和保存临床试验受试者的完整病例历史记录	505（i）&301（e）&303（a）（1）of the FD &CA	5年禁止/轻罪（misde-meanor）
6	20090804	Kim C. Hen-drick/研究人员	未按试验方案进行试验；私吞发起人提供的体检费用；	306（a）（2）（A）&306（a）（2）（B）of the FD &CA	永久禁止/重罪
7	20090612	Allyn M. Norman/研究人员	提供伪造的临床试验数据给发起人；未能保存完整研究用新药使用记录	505（i）&301（e）&303（a）（1）of the FD &CA；21CFR 312.62（a）and（b）	5年禁止/轻罪
8	20090612	Mary E. Sa-waya /研究人员	虚假声明；伪造行医执照；	306（a）（2）（A）&（a）（2）（B）of the FD&CA；18 U.S.C. 1001	永久禁止/重罪
9	20061017	Anne L. But-kovitz/临床试验协调员	虚假声明	18 U.S.C. 1001；306（a）（2）（A）and（c）（2）（A）（ii）of the act	永久禁止/重罪
10	20021202	Laverne M. Charpentier/临床试验协调员	虚假声明；虚构受试者；用合格受试者的样本和数据代替不合格受试者；伪造受试者资料	18 U.S.C. 371 and 1001；306（b）（2）（B）（i）（II）&（a）（2）of the act	5年禁止
11	20060224（HHS发布）	Paul H. Ko-rnak/HHS雇员，研究人员	虚假声明；邮件诈骗；过失杀人（造成受试者死亡）	18 U.S.C. 1001（a）（3）；18 U.S.C. 1341&1346；18 U.S.C. 13 and New York Penal Law § 125.10	永久禁止；71个月（5年11个月）的监禁

注：为量刑目的，美国联邦和许多州的刑法对重罪、轻罪都是以1年监禁为限。

案例1：2008年1月左右至10月，Mr. McQuerry在北伊利诺斯州地区某研究机构负责药物临床试验协调工作（大部分辅助性、协调性、非诊疗性工作，CRC），承担的职责协调患者随访、管理患者文件、确保患者数据收集的管理程序正常运作、向受试者寄送补偿金、将临床试验数据报给药企管理人员等。Mr. McQuerry虚构了15～20名患者参加临床试验的资料，并且伪造这些虚构患者的签名和知情同意书以及伪造医生对这些患者医疗评价的签名。他还把自己的血样、便样和EKG结果伪造成虚构患者样本，并且把这些伪造数据和资料交给了药企管理人员。在2008年8月28日，在药企管理人员询问参与试验的两位受试者时，他在明知这两位受试者不存在且没有参加任何试验的前提下，又向管理人员提供了虚假伪造的患者声明。Mr. McQuerry还私吞了药企在临床试验各阶段提供给患者的补偿金。他谎称已经向患者分发了补偿金，实际上没有患者收到补偿金。2008年7月11日至2008年9月3日期间，他将2300美元的补偿金存入私人银行账户，还将补偿金用于购买各种商品。总共诈骗金额约计200 098美元。2016年，在经过全面的调查和取证后，Mr. McQuerry最终被判处FDA的永久禁令。

案例2：Bruce I. Diamond（药理学博士学位）和Richard L. Borison（医学博士学位）是乔治亚州医学院［Medical College of Georgia（MCG）］的职员，两人合作为多家药企提供临床试验服务（作为研究人员）。Dr. Diamond和Borison使用了MCG等其他国有设备和员工进行临床试验，没有支付给医学院任何补偿金，反而私纳了临床试验发起人提供的全部资金。Dr. Diamond在不具备职业医生资格的情况下进行了临床试验的医学操作，并在管制物质和危险药品处方上伪造了Dr. Borison的签名。Dr. Borison和Diamond还收买员工不向MCG报告其中一位受试者存在企图自杀的现象。最终Dr. Diamond承认了53项违反州法的犯罪行为，包括16项偷窃行为、10项窃取服务行为、2项书面声明造假行为、8项通过诈骗获取管制物质、8项开处方和订购危险药品、7项开处方管制物质、1项无证行医及1项行贿行为，判处FDA的10年禁令和取消资格。Dr. Borison被指控欺诈罪、盗窃罪、虚假声明罪等重罪，判处FDA的10年禁令。

案例3：2009年，Schering-Plough公司（现在属于Merck & Co.）与Lee Research Institute签约开展一种免疫治疗药品的Ⅱ期临床研究。Lisa Jean

Sharp和Wayne Spencer参与该临床试验，主要负责试验数据获得以及结果记录。然而，这两名研究者却被发现在试验过程中有数据造假行为，包括修改两名受试者的年龄使之符合入组标准，伪造受试者出组信息以及体检结果。2012年3月，这两名涉嫌临床数据造假的研究者分别被判处1年的监外看管，36046美元的临床费用赔偿，以及FDA的永久禁令。

第三部分
欧盟临床试验法律制度

1 临床试验监管机构框架和职能

1.1 欧洲药监局

欧洲药监局（EMA）的机构组成分为三级。一级组织为管理层：管理委员会、执行主任及欧洲药监员工。二级组织为EMA下属机构：共7个科学委员会分别执行和开展相关的科学审评工作，而这7个科学委员会的具体工作又分别由28个工作组和8个科学咨询组支持完成。三级组织为各成员国监管机构和欧洲专家组成（图3-1）。

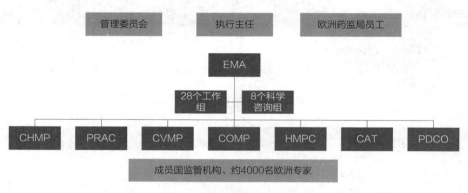

图 3-1　欧洲药监局组织架构

注：人用药品委员会，CHMP；药物警戒审评委员会，PRAC；兽用药品委员会，CVMP；孤儿药委员会，COMP；传统草药委员会，HMPC；先进疗法委员会，CAT；儿科委员会，PDCO。

1.1.1 药品上市许可之前临床试验数据的审评

EMA依赖制药企业开展的临床试验所获得的结果数据做出药品上市许可审评决定。药品上市许可申请资料的大部分内容是包含临床试验数据的临床研究报告组成，通过EMA进行上市许可申请，由CHMP负责欧盟境内上市许可申请的审评。CHMP负责审评许可申请的临床试验数据，审评应基于科学标准，根据EU指令（尤其Dir. 2001/83/EC），决定许可申请是否符合必要的质量、安全和有效的要求。

1.1.2 临床试验审评与协调

尽管临床试验的审评发生在各成员国层面，但是，EMA在确保GCP标准在欧洲经济区（EEA）的适用，与成员国的合作中扮演着非常重要的角色：EMA与来自EEA成员国的药品监管机构（NCA）的GCP检查员在EEA内负责GCP相关活动的协调统一。

1.1.3 临床试验网站的开发、维护和协调

EMA同时负责管理欧洲临床试验数据库（EudraCT database）和临床试验注册网站（EUCTR）：EMA负责EudraCT的开发、维护和协调。NCA通过EudraCT访问申办者提交的临床试验数据和儿科研究计划（PIP）。

1.2　成员国药监机构

成员国药监机构（NCA）是EEA各个成员国的药品监管机构。EMA不负责EEA各成员国的临床试验申请（CTA）的审评，CTA的审评由NCA负责。Reg.（EC）No. 536/2014序言（18）规定：在CTA的审评时，应留交相关成员国，在本法规规定的临床试验审评时限内，确定相应的机构或团体是否适宜开展临床试验，确定伦理委员会的组织架构。这样的决定是每个成员国的内部组织事务。当确定适宜的机构或团体时，成员国应保证非专业人士的参与，特别是患者或患者组织的参与。他们还应保证临床试验的开展者应具有必要的专业知识。根据国际准则，应由总体上具备必要资格和经验的，数量合理的人员，共同做出审评决定。CTA的审评者，应独立于申办者、临床试验机构和相关研究者，且不受任何其他不当影响。

1.3　药监机构牵头组织和临床试验协调小组

药监机构牵头组织（HMA）由EEA各成员国NCA的负责人构成，与EMA和欧盟委员会（EC）合作，共同负责人用和兽用药品的监管网络。HMA由管理组进行协调统一，由各工作组（图3-2）执行具体工作，通过一个常设秘书处涵盖具体的责任范围。

　　临床试验协调小组（CTFG）是HMA[1]的一个工作组，该小组由各个国家主管机构临床试验部门的代表组成，主要负责：就整个欧洲药品监管网络普通适用的原则和过程达成一致意见；促进临床试验审评决策和国家主管部门行政程序的协调；开展涉及多个成员国CTA审评的自愿协调程序。

WORKING GROUPS

Working Groups Joint

Benchmarking of European Medicines Agencies Steering Group (BEMA SG)
European Risk Management Strategy Facilitation Group (ERMS FG)
EU Network Training Centre – former OTSG
Homeopathic Medicinal Products Working Group (HMPWG)
Telematics Support Group (TSG)
Working Group of Communication Professionals (WGCP)
Working Group of Enforcement Officers (WGEO)
Working Group of Quality Managers (WGQM)
European Medicines Agencies Co-operation of Legal and Legislative Issues (EMACOLEX)

Working Groups Human

Clinical Trials Facilitation Group (CTFG)

Working Groups Veterinary

European Surveillance Strategy Working Group (ESS WG)
Periodic Safety Update Reporting (PSUR) - Synchronisation and Work-sharing
Pharmacovigilance Working Party - Veterinary (PhVWP-v)
Task Force (veterinary) on Antimicrobial Issues

图 3-2　HMA 的 Working Groups

2 临床试验法律框架与修订背景

　　欧盟的国家法制较为健全。条约是欧盟最高法律，已经具有类似宪法的性质，是欧洲一体化的法律基石，也是欧盟成立的法律基础。欧盟医药法律即依据欧共体法律条约中有关公告、成员国间法规相似性和公民健康保障制度等条款制定。条约的框架下包含一系列二级法，二级法包括约束性法律和软性法

---

[1]　HMA，http://www.hma.eu/.

律（图3-3）。

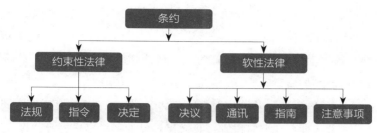

图 3-3 欧盟法律体系框架

法规（Reg.）和指令（Dir.）在欧盟均具有强制约束力，法律地位均高于成员国国内法。当成员国国内法与欧盟法的法规和指令发生冲突时，成员国放弃引用国内法而遵从欧盟法。①法规在欧盟成员国内普遍适用，对于所有成员国有完全约束力和直接适用性（a regulation shall have general application. It shall be binding in its entirety and directly applicable in all Member States.——里斯本条约），从成员国的机构到个人都适用。法规自欧盟委员会的官方公报公布当即生效，任何自然人或法人无权对法规（Regulation）的立法或执行向欧洲法院提起诉讼（参看里斯本条约第263条），如Reg.（EU）No. 536/2014。②相对法规而言，指令只提出立法目标，具体采用何种方式立法或制定法规，成员国可以自行决定。针对对象是每个成员国而不是当事人（组织或者机构）。指令不具有直接生效的权力，须要成员国对指令进行解释并选择任意手段转换为国内法才对机构和个人生效，如Dir. 2001/83/EC。

2.1 基本框架

欧盟药品监管的法律体系比较完善，特别体现在临床试验管理方面，由法规、指令和成员国国内法组成，欧盟药品监管的法律体系重要者诸如Dir. 2001/83/EC、Reg. 726/2004等（图3-4）。

2001年4月4日欧盟颁布第一部完整的人用药品临床试验指令Dir. 2001/20/EC。2014年4月16日，欧盟以立法形式通过新的人用药品临床试验法规Reg.（EU）No. 536/2014，同时废除Dir. 2001/20/EC，以确保仅有一套规则适用于欧盟的临床试验行为。在新法规实施之前，基于保护受试者权益和人用药品注册技术要求协调国际会议（ICH）的指导原则，各方主体仍应按照欧盟此前发布的一系列法律法规和指南实施临床试验。欧盟委员会发布的相关指导方针统一收录在"EudraLex-Volume 10 Clinical trials guidelines[1]"（表3-1）。欧盟的指南体系对临床试验的规范从法律规定、申请和申请表、安全报告、试验用药品的质量、检查、附加信息六方面展开。

EudraLex是欧盟药品监管法规合集，共十卷，为：Ⅰ人用药品管理法规；Ⅱ人用药品申请人通报和监管准则；Ⅲ人用药品的科学指导方针；Ⅳ人用和兽用药品GMP指南；Ⅴ兽用药品管理法规；Ⅵ兽用药品之申请人通报和监管准则；Ⅶ兽用药品科学指南；Ⅷ最大残留限量；Ⅸ人用和兽用药品的药物警戒指南；Ⅹ临床试验指导原则。

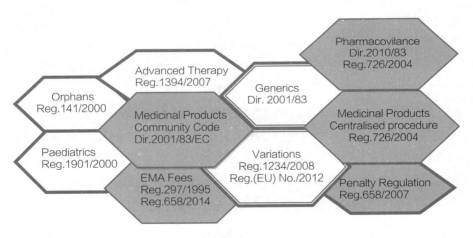

图3-4　欧洲药品法律框架

注：Orphans孤儿药、Paediatrics儿科药物、Advanced Therapy先进疗法药物、EMA Fees药监局收费、Generics仿制药、Variations变更、Pharmacovilance药物警戒、Medicinal Products Centralised procedure药物产品集中审评程序、Penalty Regulation惩罚规定。

---

[1] European Commission, DG Health and Food Safety, Public health, EU Pharmaceutical informations, Eudralex, Vol 10: Clinical Trials. http://ec.europa.eu/health/documents/eudralex/vol-10/CTAex_en.htm.

表3-1　EudraLex-Volume 10 Clinical Trials Guidelines

类别	编号	主题	发布时间
法律法规	1	Reg.（EU）No 536/2014（新）	2014/4/16
	2	Dir. 2001/20/EC	2001/4/4
	3	Dir. 2005/28/EC（GCP）	2005/4/8
	4	Dir. 2003/94/EC（GMP）	2003/10/8
申请和申请表格（3个）	5	向主管机构申请人用药品临床试验授权的要求、实质性修正的通知和临床试验结束的声明的细节指南（Detailed guidance for the request for authorisation of a clinical trial on a medicinal product for human use to the competent authorities，notification of substantial amendments and declaration of the end of the trial）	2010/3修订版3
	6	申请临床试验伦理委员会意见的表格格式和文件的细节指南（Detailed guidance on the application format and documentation to be submitted in an application for an Ethics Committee opinion on the clinical trial on medicinal products for human use）	2006/2修订版1
	7	欧洲临床试验数据库的细节指南［Detailed guidance on the European clinical trials database（EUDRACT Database）］	2004/4修订版3
安全性报告（2个）	8	人用药品临床试验中所产生的不良事件/反应报告的收集、核查和展示（CT-3）的细节指南［Detailed guidance on the collection，verification and presentation of adverse event/reaction reports arising from clinical trials on medicinal products for human use（'CT-3'）］	2011/6
	9	ICH指南E2F-发展安全性更新报告指南的注意事项（ICH guideline E2F - Note for guidance on development safety update reports）	2010/9
试验用药品的质量（6个）	10	第三方国家制造试验用药品（investigational medicinal product，IMP）的相关人员的资质等同于欧盟GMP的声明模板（Template for the qualified person's declaration equivalence to EU GMP for Investigational Medicinal Products manufactured in third countries）	2013/5

续表

类别	编号	主题	发布时间
试验用药品的质量（6个）	11	试验用药品生产质量管理规范（EudraLex卷4，附件13，试验用药品）（Good manufacturing practices for manufacture of investigational medicinal products）	2010/2
	12	制造商授权书的基本格式（Union Basic Format for Manufacturer's Authorisation）	2013/6
	13	临床试验用药品的化学和制药质量文件的要求指南（Guideline on the requirements to the chemical and pharmaceutical quality documentation concerning investigational medicinal products in clinical trials）	2006/3/31
	14	临床试验生物制品类试验用药品的质量要求指南（Guideline on the requirements for quality documentation concerning biological investigational medicinal products in clinical trials）	2012/5
	15	试验用药品（IMP）和"非试验用药品"（NIMP）指南［Guidance on Investigational Medicinal Products（IMPs）and 'non investigational medicinal products'（NIMPs）］	2011/3修订版1
检查（16个）	16	GCP检查的准备的指南（Guidance for the preparation of GCP inspections）	2008/6
	17	GCP合规性检查程序的建议（Recommendation on inspection procedures for the verification of good clinical practice compliance）	2006/7
	18	GCP的现场检查行为的指南（Guidance for the conduct of GCP inspections）	2008/6
	19	附件1关于GCP的现场检查行为的指南——临床试验机构（Annex I to Guidance for the conduct of GCP inspections - investigator site）	2008/6
	20	附件2关于GCP的现场检查行为的指南——临床试验室（Annex II to Guidance for the conduct of GCP inspection - clinical laboratories）	2008/6
	21	附件3关于GCP的现场检查行为的指南——计算机系统（Annex III to Guidance for the conduct of GCP inspections - computer systems）	2008/6

续表

类别	编号	主题	发布时间
检查 （16个）	22	附件4关于GCP的现场检查行为的指南——申请人和CRO（Annex IV to Guidance for the conduct of GCP inspections – Sponsor and CRO）	2008/6
	23	附件5关于GCP的现场检查行为的指南——Ⅰ期临床单位（Annex V to Guidance for the conduct of GCP inspections – Phase I Units）	2008/11
	24	附件6关于GCP的现场检查行为的指南——记录保存和文件存档（Annex VI to Guidance for the conduct of GCP inspections – Record keeping and archiving of documents）	2010/3
	25	附件7关于GCP的现场检查行为的指南——生物学分析部分，药代动力学和生物等效性试验的统计分析（Annex VII to Guidance for the conduct of GCP inspections – Bioanalytical part, Pharmacokinetic and Statistical Analyses of Bioequivalence Trials）	2008/11
	26	GCP检查工作的协调和GCP检查员间的合作，参考和关注MS（成员国）和CMD（h），在上市许可申请时GCP合规性审评方面的互认程序和分散程序的指南[Guidance for coordination of GCP inspections and co-operation between GCP inspectors, the reference and concerned Member States and CMD（h）, in the context of the evaluation of the GCP compliance of marketing authorization applications for mutual recognition and decentralized procedures]	2009/6
	27	2001/20/EC第15条（2）交换GCP检验报告的指南[Guidance for exchange of GCP Inspection Reports according to Article 15（2）of Directive 2001/20/EC]	2009/5修订版1
	28	GCP现场检查和调查结果的通讯指南（Guidance for the communication on GCP inspections and findings）	2008/6
	29	在EudraCT中GCP检查项目标准化的程序（Procedure for standardisation of GCP inspection entries in EudraCT）	2008/11

续表

类别	编号	主题	发布时间
检查（16个）	30	GCP检验报告的编写工作的指南（Guidance for the preparation of Good Clinical Practice inspection reports）	2008/6
	31	关于检查人员检查临床试验是否符合GCP规定的资质的建议（Recommendations on the qualifications of inspectors verifying compliance in clinical trials with the provisions of Good Clinical Practice）	2006/7
附加信息（12个）	32	良好的临床实践指南（ICH E6：良好的临床实践：统一的指导原则，CPMP/ICH/135/95）[Guidelines on good clinical practice（ICH E6: Good Clinical Practice: Consolidated guideline, CPMP/ICH/135/95）]	1996
	33	GCP中先进性疗法药品的细节指南（Detailed guidelines on good clinical practice specific to advanced therapy medicinal products）	2009/12
	34	有关试验主文件与存档的内容的建议（Recommendation on the content of the trial master file and archiving）	2006/7
	35	"问与答"文件-版本11.0（"Questions & Answers" Document - Version 11.0）	2013/5
	36	儿科人群中进行临床试验的伦理的考虑（Ethical considerations for clinical trials on medicinal products conducted with the paediatric population）	2008
	37	指南2008/C168/02关于可能包含在欧洲药品数据库中的EudraCT数据库的数据域[Guideline 2008/C168/02 on the data fields from the European clinical trials database（EudraCT）that may be included in the European database on Medicinal Products]	2008/7
	38	根据Reg.（EC）No 726/2004第57条（2）款和其实施准则2008/C168/02，公开包含在"EudraCT"临床试验数据库的字段列表[List of fields contained in the 'EudraCT' clinical trials database to be made public, in accordance with Article 57（2）of Regulation（EC）No 726/2004 and its implementing guideline 2008/C168/02]	2009/2

续表

类别	编号	主题	发布时间
附加信息 （12个）	39	按照Reg.（EC）No 1901/2006年第41条，在欧洲药品管理局（EMEA）上公布的关于儿科临床试验的信息录入到EudraCT的2009/C28/01准则［Guideline 2009/C28/01 on the information concerning paediatric clinical trials to be entered into the EU Database on Clinical Trials（EudraCT）and on the information to be made public by the European Medicines Agency（EMEA），in accordance with Article 41 of Regulation（EC）No 1901/2006］	2009/12
	40	Reg.（EC）No 1901/2006年第41条及其实施准则2009/C28/01关于儿科临床试验的信息在EudraCT上公开的字段［List of fields to be made public from EudraCT for Paediatric Clinical Trials in accordance with Article 41 of Regulation（EC）No 1901/2006 and its implementing guideline 2009/C28/01］	2012/10
	41	Reg.（EU）No 536/2014第57（2）条和Reg.（EC）No 1901/2006第41（2）条实施临床试验结果相关的信息发布和出版的指南［Guidance on posting and publication of result-related information on clinical trials in relation to the implementation of Article 57（2）of Regulation（EC）No 726/2004 and Article 41（2）of Regulation（EC）No 1901/2006］	
	42	Reg.（EU）No 536/2014第57（2）条和Reg.（EC）No 1901/2006第41（2）条提交临床试验结果相关的信息的数据字段的格式技术指导［Technical guidance on the format of the data fields of result-related information on clinical trials submitted in accordance with Article 57（2）of Regulation（EC）No 726/2004 and Article 41（2）of Regulation（EC）No 1901/2006］	2013/1
	43	EudraCT包含在EudraCTd的附加字段列表（伦理委员会否定意见的原因）［EudraCT – List of additional fields contained in EudraCT（reasons for negative opinions of the Ethics Committee］	2010/11

2.2 Reg.（EC）No 536/2014 修订背景

2.2.1 颁布背景

2001年4月4日，欧盟颁布了第一部完整的人用药品临床试验指令Dir. 2001/20/EC。然而，实践表明，力图让临床试验管理协调一致的进路，只是在部分意义上得到了实现。对于在几个成员国开展的一项特定临床试验而言，这就变得尤为困难。未来的临床试验将趋向专属化的患者群体为对象，例如面向通过基因组信息确证的亚组群体，对于这样的临床试验而言，为了能有足够数量的受试者，有必要在多个或所有成员国开展临床试验。

Dir. 2001/20/EC的监管期间，在欧盟开展临床试验的费用和时间显著增加：①CTA过程申办者人数加倍；②企业生产商的保险费增加至800%；③非商业申办者的行政费用增加了98%；④新增90%的临床试验延迟至152天开展[1]。更糟糕的是，各成员国之间很少合作而且没有专家知识的汇集，导致欧盟临床试验的申请量从2007~2011年下降了25%[2]。

因此，为了让欧盟成为更好地开展临床试验的地区，欧洲议会（2014年4月2日）和部长会议（2014年4月14日）通过了Reg.（EU）No 536/2014，2014年4月16日欧盟在斯特拉斯堡签署通过并于2014年5月27日发表在官方公报上，初始预计将在2016年6月生效。该法规对所有成员国有完整的约束力和直接适用性。

Reg.（EU）No. 536/2014序言（43）及序言（80）表明，新法Reg.（EU）No. 536/2014与ICH的指南法律地位一致。

> 人用药品注册技术要求协调国际会议（ICH）已就良好的临床试验规范形成一系列指南，包括临床试验设计、开展、记录和报告的国际通用标准，其原则也与可追溯到世界医学大会起到的《赫尔辛基宣言》相一致。此时，若欧盟委员会没有发布其他专门指南，ICH. 的指南又和Reg.（EC）No 536/2014相一致，那么在适用Reg.（EC）No 536/2014中设定的规则时，应对人用药品注册技术要求协调国际会议的指南予以合理考虑。
>
> ——*Reg.（EU）No. 536/201序言（43）*

---

[1] Proposal for a REGULATION OF THE EUROPEAN PARLIAMENT AND OF THE COUNCIL version 17 Jul 2012.

[2] Dr. Martine Dehlinger-Kremer, The New EU Clinical Trials Regulation: The Good, the Bad, the Ugly [EB/OL]. 2016-07-12. http://www.synteracthcr.com/Services/Clinical-Operations. html

> Reg.（EU）No. 536/2014与临床试验领域主要的国际指南文件相一致，诸如世界医学学会的《赫尔辛基宣言》（2008年版）和GCP，源自《赫尔辛基宣言》。
>
> ——*Reg.（EU）No. 536/2014序言（80）*

2.2.2 生效日期

依据Reg.（EU）No. 536/2014第82条、Reg.（EU）No. 536/2014第99条规定可知，新法规的生效日期是根据"欧盟门户网站和欧盟数据库的功能"的全部实现而确定，新法规一经生效即适用。欧盟2015年工作年报（EMA annual report 2015[1]）表明，新法规最迟将于2018年10月施行。

2015年10月EMA的管理委员会通过了将适用于欧盟门户和临床试验数据库的透明度条款，该文件规定了有关临床试验文件和信息公开发布时的具体规则。公众将能够访问每个试验的全面细节，包括试验的主要特征、开始和招募受试者结束、结束日期和实质性的修正信息，该试验结果的总结和通俗语言的总结，通常会在试验结束12个月后公布。另外，在2015年的最后一次会议上，EMA管理委员会批准了欧盟的门户网站和数据库实施的具体时间框架。根据这个时间表，门户网站和数据库将在2017年8月进入独立审计阶段，若该系统审计通过，新法规最迟将于2018年10月正式施行。

> 欧盟门户网站和欧盟数据库的功能
>
> 1. EMA应同成员国和委员会合作，拟定欧盟门户网站和欧盟数据库的功能规范以及其实行的时间框架。
>
> 2. 当欧洲药品局管理委员会已证实，欧盟门户网站和欧盟数据库已经实现全部功能，且这些系统符合根据第1段拟定的功能规范时，该委员会应在独立审计报告的基础上通知欧盟委员会。
>
> 3. 如果委员会认为第2段提到的条件已经得到满足，那么，它应在欧盟官方公报上就这一结果发布公告。　　——*Reg.（EU）No 536/2014第82条*
>
> 当Reg.（EU）No 536/2014的出版物在欧盟官方公报上（Official Journal of the European Union）发布第20天后生效（into force）。在Reg.（EU）No. 536/2014第82条第3段提到的通知出版日期之后的6个月后适用（apply），不得早于2016年5月28日。
>
> ——*Reg.（EU）No. 536/2014第99条*

---

[1] EMA，EMA annual report 2015[EB/OL]. http：//www.ema.europa.eu/docs/en_GB/document_library/Annual_report/2016/05/WC500206482.pdf. html. 2016-05-19/2016-06-10.

2.2.3 过渡期

Dir. 2001/20/EC将在Reg.（EC）No. 536/2014适用生效日期被废止。如遇以下情况，可允许有3年的过渡期，即：Reg.（EC）No. 536/2014生效日之前递交的CTA、Reg.（EC）No. 536/2014生效日的一年内提交的CTA，前提是申办者选择了旧系统（相对于新临床试验法规要求的欧盟门户和临床试验数据库系统）。

2.2.4 主要特点

相对于Dir. 2001/20/EC而言，新法规Reg.（EC）No. 536/2014的主要特点是其申请程序更加简化，由单一门户网站进行CTA申请，申请过程只要求准备和提交一套申请资料，设立了一套更加一体化的审评程序来处理CTA，临床试验过程及结果的透明度提高，欧盟从整体上对其成员国及第三国进行管控。新法规目的有三：欧盟成为开展临床试验更加有吸引力的地方、解决欧盟临床试验申请量下降的现状、维持受试者安全的高标准。

新法规涵盖的内容非常广，主要的要素有：审评程序、临床试验的开始/中止/暂停/提早结束、受试者的保护（知情同意）、临床上的开展、安全性报告、IMP的生产/标签/进口、保险。

临床试验全过程中的某些方面非新法规所管辖范畴，由成员国层面进行监管，又称"特定成员国方面（Country-specific Aspects）"，包括：伦理相关方面的规定、无法提供知情同意的受试者的法定代理人、损害赔偿的实质性规则、对研究者的要求和临床试验机构的资质、对于国家/机构的具体文件要求（如原件和复印件，公证，语言要求）、其他（如，R & D in the UK、CNOM in France、Radiation approval in Germany when applicable、Local EC/Authorities、Data Protection）。

2.2.5 适用范围

新法Reg.（EC）No. 536/2014适用于欧盟进行的所有临床试验，不适用于非干预研究［Reg.（EC）No. 536/2014第1条］。

Reg.（EC）No. 536/2014第2条对相关名称作了解释，如下：

（1）"临床研究"意指任何与人体有关的研究，旨在：①发现或确认一种或多种药物的临床、药理学或其他药代动力学效果；②确证与一种或多种药物有关的某种不良反应；③研究一种或多种药物的吸收、分布、代谢和排泄；其目标还包括要确定这些药物安全性和（或）疗效。

（2）"临床试验"意指满足以下任一条件的临床研究：①已事先指定受试者参加特定治疗策略，而此受试者不参与相关成员国的其他常规临床实践；②确定试验用药品的同时，确定纳入临床试验的受试者人群；③除常规临床实践，受试者还应接受附加的诊断或监查程序。

（3）"低干预度的临床试验"意味着符合如下所有条件的临床试验：①除安慰剂外，试验用药品已获得许可；②根据临床试验方案：试验用药品的使用，符合上市许可所设定的条件；或试验用药品的使用，以循证医学为基础，并获得在任何相关成员国公开发表的，关于这些试验用药品的安全性和疗效的科学证据的支持；而且③相对于在任何相关成员国开展的常规临床实践而言，增加的诊疗或监查程序，仅对受试者安全造成最小的风险或负担。

（4）"非干预性研究"是指临床研究，而非临床试验。

（5）"常规临床实践"是指通常遵循的，用于治疗、预防或诊断某种疾病或症状的、典型的治疗方案。

临床研究分类见图3-5。

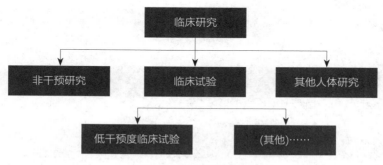

图3-5 临床研究分类

2012年12月10日《经济合作及发展组织（OECD）理事会对临床试验治理的建议》中为临床试验引入了不同的风险类别（表3-2）。OECD所建议的临床试验风险类别与Reg.（EC）No. 536/2014中界定的临床试验类别相兼容的："类别A和B（1）"对应"低干预度临床试验""类别B（2）和C"对应"临床试验"［Reg.（EC）No. 536/2014序言（12）］。

表3-2　《OECD理事会对临床试验治理的建议》[1]与Reg.（EC）No 536/2014规定的临床试验类别对比

《OECD理事会对临床试验治理的建议》	Reg.（EC）No 536/2014第2条
类别B（2）：是指临床试验所用的试验用药品的治疗方案已获得第三方国家的上市许可（如适用人群、环境、管理或剂量）： 　　2. 无公开出版物或指南，或建立医疗实践的支持 　　类别C：是指试验药品没有获得任何上市许可申请	"临床试验"意指满足以下任一条件的临床研究： 　　（a）已事先指定受试者参加特定治疗策略，而此受试者不参与相关成员国的其他常规临床实践 　　（b）确定试验用药品的同时，确定纳入临床试验的受试者人群 　　（c）除常规临床实践，受试者还应接受附加的诊断或监查程序
类别A：是指临床试验用药品已（根据国际或地区法规）获得上市许可审评 　　类别B（1）：是指临床试验用药品的治疗方案已获得第三方国家的上市许可（如适用人群、环境、管理或剂量）： 　　1. 有公开出版物或指南，或建立医疗实践的支持	低干预度的临床试验： 　　（a）除安慰剂外，试验用药品已获得许可 　　（b）根据临床试验方案： 　　（i）试验用药品的使用，符合上市许可所设定的条件 　　（ii）试验用药品的使用，以循证医学为基础，并获得在任何相关成员国公开发表的，关于这些试验用药品的安全性和疗效的科学证据的支持；而且 　　（c）增加的诊疗或监查程序，对受试者安全所造成的增加的风险或负担不比任何相关成员国开展的常规临床实践高

3　管理要点和要素

　　欧洲经济区（EEC）每年约授权4000个临床试验，每项试验平均涉及两个成员国，相当于约8000个CTA。大约61%的CTA是由制药企业提出，39%由非商

---

[1] OEBD, Recommendation of the Council on the Governance of Clinical, 10 December 2012-C（2012）167. Trialshttp：//acts.oecd.org/Instruments/ShowInstrumentView.aspx?InstrumentID=281&InstrumentPID=304&Lang=en&Book=False.

业性申办者提出，主要是学术机构[1]。本文将从欧盟临床试验审评的一般原则、程序、伦理委员会、GCP检查、安全性报告及数据库系统等方面进行详细分析。

3.1 审评一般原则

Reg.（EU）No. 536/2014序言共85条，详细阐述了CTA、审评、开展等全过程的相关主体应遵循的原则，重要者如"序言1"关注受试者权益至上、"序言7"强调CTA审查的灵活与效率、"序言41"表明新法规与ICH的原则一致等（表3-3）。

表3-3　Reg.（EU）No. 536/2014相关重要原则

条款	内容	解读
序言1	在临床试验中，受试者的权利、安全、尊严和福祉应得到保护。所生成的数据，应是可信且稳健（robust）的。受试者的利益应始终优先于其他所有利益	—
序言2	为了能开展独立控制，来评判上述原则是否得到恪守，临床试验要以获得事先批准为前提	—
序言7	为了避免临床试验的启动遭遇行政迟延，所使用的程序应具有灵活性，且有效率，且不损害患者安全或公共健康	灵活与效率
序言11	在临床试验中，受试者的安全风险有两种来源：研究用药品和干预。然而，与常规临床实践相比，很多临床试验只对受试者的安全产生了微小的额外风险。当研究用药品已经获得上市许可，其质量、安全和有效性已经通过上市许可程序的审评，研究用药品仅对受试者产生微小的额外风险；或者，如果该药品并非用于上市许可中的适应证，而这种用途是有证据的，并且得到关于该药品的安全性和有效性的、公开的科学证据的支持，那么，与常规临床实践相比，干预仅对受试者造成极为有限的额外风险。这些低干预临床试验对于审评标准治疗和诊断，从而优化药品使用，致力于高水平的公众健康，具有重要意义。着重关注临床试验的监控、主文件的内容要求，以及研究用药品的可追溯性方面，这些临床试验应当遵守较为宽松的规则。然而，为了确保受试者安全，它们仍须遵守与其他临床试验相同的申请程序。当研究用药品用于上市许可之外的适应证时，支持其安全性和有效性的公开科学证据，应当包括科学期刊文献中公布的高质量数据，国家、地区或研究机构的治疗方案，卫生技术审评报告，或其他适当证据	—

---

[1] EMA, Human, regulatory Clinical trias, http://www.ema.europa.eu/ema/CTAex.jsp?curl=pages/special_topics/general/general_content_000489.jsp&mid=WC0b01ac058060676f.

条款	内容	解读
序言13	对CTA的审评，应特别关注预期的治疗收益和公共卫生收益，以及相较而言给受试者带来的风险和不便。在对相关因素进行审查时，应考虑多方面的因素：包括临床试验是否得到过负责药品审评和上市许可的监管机构的建议，或为监管机构所强制要求；所使用的替代疗效终点指标是否具有正当根据	—
序言15	为了改进对易致病人群，如虚弱之人、老人、多重慢性疾病患者、精神卫生疾病患者的治疗途径，对于有可能对他们有重要临床价值的药物，应开展完整的、适宜针对这些特定人群的疗效的研究，包括因他们特定生理状况而产生的要求，以及保护这些人群中的受试者健康与福祉	—
序言16	审评过程中需要申办者提供额外信息时，审评时限应予以适当延展，以使得在审评申请资料的过程中，申办者可以提出问题或发表评论。同时确保在延展的时限内，使审评人员有充分的时间去评审所提交的附加信息	—
序言21	应允许申办者撤回临床试验审评的申请。然而，为了确保审评程序运作的可信性，临床试验审评申请的撤回，必须是对整个临床试验申请的全部撤回。在撤回申请后，应允许申办者提交一个新的CTA	允许撤回
序言23	在临床试验获批后，通常要对其有许多的修正。这些修正可能涉及临床试验的展开、设计、方法论，涉及试验用药物或辅助药物，或涉及研究者或临床试验场所。当这些修正对受试者的安全或权利产生实质性影响时，或影响生成临床试验数据的可信性和稳健性时，应启动类似于最初审评程序的申请和审评程序	批准后修正
序言27	在《欧盟基本权利宪章》（简称《宪章》）中，承认了人的尊严和保持人体完整性的权利。《宪章》特别要求，在未经相关人员自由状态下做出知情同意的表示之前，在生物和医学领域不得开展任何干预措施。这样的规则应得到支持	—
序言37	为了让患者去评判参与临床试验的可能性，并为相关成员国保留对临床试验有效监督的空间，对于临床试验的开始、受试者招募的结束以及临床试验的结束，都应予以公告。根据国际标准，在临床试验结束后一年内，应报告临床试验结果	—
序言43	ICH已就GCP达成一系列详细的指南，这构成了临床试验设计、开展、记录和报告的国际通用标准，其原则也与可追溯到世界医学大会通过的《赫尔辛基宣言》相一致。在临床试验的设计、开展、记录和报告过程中，就相应的质量标准可能引发具体的问题。在这样的情况下，如果欧盟委员会没有发布其他的专门指南，ICH的指南又和本法规相一致，那么在适用本法规中设定的规则时，应对ICH的指南予以合理考虑	与ICH一致

续表

条款	内容	解读
序言44	临床试验的进行，应得到申办者恰当的监查，以保证结果的可信性和稳健性。监查还有助于受试者的安全，对临床试验的特征加以考虑，尊重受试者的基本权利。当确定监查的内容时，应考虑临床试验的特征	—
序言46	为了确保受试者安全，确保临床数据的可信性和稳健性，根据临床试验的性质，对试验用药物的可追溯性、贮存、返还和销毁，应做出适当的安排。基于同样的理由，对于未经批准的辅助药物，也应有类似的安排	试验用药品的管理
序言51	对于临床试验中产生的信息，应予以合理的记录、处理和保存，其目的在于保证受试者权利和安全，保证临床试验中生成数据的稳健性和可信型，保证报告和解释的准确，申办者能有效进行监查，成员国能进行有效监督	—
序言56	试验用药品的生产或进口，应以获得批准为前提，但这不应适用于依据生产者的指示，从放射性核反应堆、kits或放射性核同位素前体中制备试验用放射性药物，并在同一欧盟成员国，同一临床试验中，适用于医院、健康中心或诊所的情形	—
序言57	试验用药品和辅助药品应有合理的标识，以保证受试者安全，保证临床试验数据的可信性和稳健性，保证这些药品能用于整个欧盟境内的临床试验。关于标识的规则，应与临床试验中受试者安全风险相适应，与临床试验生成数据的可信性和稳健性相适应。当根据欧洲议会和欧盟理事会的第2001/83/EC号指令和第726/2004号法规，试验用药品和辅助药品已获批上市时，作为一个普遍的规则，除了设盲试验中的标识问题之外，不应为临床试验设定额外的标识要求	—
序言61	当临床试验过程中，因对受试者的损害，追究生产研究者或申办者的民事或刑事责任时，包括因果关系问题、损害程度、赔偿水平等归责事由的问题，仍应交由国家法律来处理	受试者损害以现有法律规定
序言67	为了确保临床试验能有充分的透明度，EudraCT应包含通过欧盟门户网站递交的所有相关的临床试验信息。EudraCT应能为公众所访问，数据应以容易检索的格式展示出来，并附有通过欧盟临床试验号和超链接将其链接在一起的相关数据和文件，例如，应链接临床试验结果概要、非专业人员的概要、临床试验方案和临床研究报告，并链接使用同一试验用药物的其他临床试验数据。所有临床试验开始之前，都须在EudraCT登记。一般而言，招募受试者的起始时间也应在EudraCT中公布。参与临床试验受试者的个人信息，不应被记录于EudraCT。除非有特别的理由，为了保护被欧盟基本权利宪章所承认的，个人的私生活权利及个人数据保护权利，要求部分信息不予公开，否则EudraCT中的信息都应公开。EudraCT中包含的可为公众所得的信息，在承认申办者的正当经济利益的前提下，应有助于保护公众健康，并促进欧盟药品研究的创新能力	数据透明度

续表

条款	内容	解读
序言68	基于本法规的目的，一般而言，当药品获批上市许可，或完成了上市许可程序，或撤回了上市许可申请时，临床研究报告中所包含的数据，都不应被视为商业秘密。此外，一般而言，临床试验的主要特征、临床试验审评报告第一部分的结论、批准进行临床试验的决定、对临床试验的实质性修正，以及包括暂停和早期终止临床试验理由在内的临床试验结果，都不应被认为是保密的	数据公开
序言80	本法规与临床试验领域主要的国际指南文件相一致，诸如世界医学大会的《赫尔辛基宣言》（2008年版）和药物临床试验质量管理规范（GCP），源自《赫尔辛基宣言》	—
序言81	至于第2001/20/EC号指令，经验也证实，一部分临床试验是由非商业的申办者进行的。非商业申办者的资金通常部分或全部依赖于公共资金或慈善资金。为了使这些非商业申办者的有价值的贡献最大化，进一步激励他们的研究，而不在临床试验的质量上妥协，成员国应当采取措施鼓励这些申办者进行临床试验	—
序言83	Reg.（EC）No 536/2014尊重受试者基本权利，特别是遵守欧盟基本权利宪章所承认的原则，尤其是人格尊严、人体的完整性、儿科的权利、对私生活和家庭生活的尊重、个人数据保护、艺术自由和科学自由。各成员国在适用Reg.（EC）No. 536/2014时，应尊重这些权利，恪守这些原则	—

3.2 临床试验申请的审评程序

　　Reg.（EC）No. 536/2014规定，欧盟的CTA须同时经科学和伦理审查批准同意后，申办者方可实施临床试验（图3-6）。一般来说，科学审查由药监机构负责，伦理审查由伦理委员会负责。由于欧盟临床试验的审查主要发生在成员国层面，而各成员国国内法律制度存在差异，因此各成员国之间CTA的审查机构也不尽相同。欧盟新法规着重强调了药物临床试验须向各成员国的伦理审查机构申请伦理审查，而政府监管机构是否对CTA进行审查，则视不同成员国具体情况，譬如瑞典，除了在临床研究向伦理审查机构申请伦理审查的同时，按照各国内法律，必须同时向政府监管部门提交申请，即所谓的平行审查，其伦理审查机构为一个独立的中央伦理审查机构及地方伦理审查机构。但在一些国家如意大利，中心伦理委员会（CEC）将取代药监当局的作用。新法规第4条规定：成员国应确保伦理委员会审查的时间和程序，与Reg.（EC）

No. 536/2014中规定的批准CTA的时限和程序相一致即可。

在临床试验项目过程中，新法规对CTA的提交做出了统一的要求，比如，任何CTA形式审查时间均为10天，审评过程不得超过45天，即形式审查之后，从收到有效申请材料到给出正式答复的最大时间周期为45天。在这一周期内，伦理委员会或药监当局可以要求申办者提交补充或对试验方案问题进行解答，其中等待答复的时间不计入45天。基因治疗、体细胞治疗或含有遗传性修饰器官的药物CTA的审评可以延长50天用于专家咨询。任何实质性修正、提前结束或终止试验项目需要向所在国的药监当局或伦理委员会通报，审评或通报的时间要求分别为（不计补充资料）：①初次申请60天，生物技术及先进疗法药物的CTA申请延长50天；②参与临床试验的一个相关成员国的后续加入52天；③实质性修正申请53天，生物技术及先进疗法药物的CTA申请延长50天。从序言及具体程序可以看出，欧盟在Dir. 2001/20/EC引入了默示批准的概念，并在Reg.（EC）No. 536/2014的CTA的审评过程得到体现。欧盟的默示批准并非FDA意义上的临床试验审评的默示许可，而是在整个CTA的审评过程中某些环节的默示许可，比如确认受理申请资料时的默示许可，可确保恪守审评时限，减少不必要的等待。

总结新法规对审评时限作的明确规定，即初始申请的最长审评时限为105天，若为先进性疗法试验则为156天（表3-4）。

表3-4　临床试验许可审评程序时限汇总

项目	初次申请	CMS的后续加入	实质性修正申请
材料预审（补充材料）	10（+15）天	52（+31）天	6（+15）天
材料审评（补充材料）；+生物技术及先进疗法	45（+31）天；+50天专家咨询		38（+31）天；+50天专家咨询
最后决定通知	5天（或审评2的报告日期的最后一天）		5天（或审评2报告日期的最后一天）
总时限（补充材料）；+生物技术及先进疗法	60（+46）天；110（+46）天	52（+31）天	49（+46）天；103（+46）天

注：CMS "Concerned Member State，相关成员国"。

3.2.1 CTA的事先审评

新法规定CTA应接受科学和伦理审查，并应依据Reg.（EC）No. 536/2014获得批准。科学审查：新法规对于临床试验的科学审查机构未做明确要求，应依照各成员国国内法，施行相应科学审查机制。但是审查时限及审评报告应符合新法规标准。伦理审查：应由伦理委员会依据相关成员国法律进行伦理审查。伦理委员会审查可能包括Reg.（EC）No. 536/2014第6条提到的用于临床试验批准的审评报告第Ⅰ部分的内容，以及Reg.（EC）No. 536/2014第7条提到的相关成员国认为适当的审评报告第Ⅱ部分的内容。成员国应确保伦理委员会审查的时间和程序，与Reg.（EC）No. 536/2014中规定的批准CTA的时限和程序相一致［Reg.（EC）No. 536/2014第4条］。

"伦理委员会"是指在一个成员国内，依据该成员国法律建立的，有权为Reg.（EC）No. 536/2014的目的而提供意见的独立机构，须包括非专业人员，特别是患者或患者组织［Reg.（EC）No. 536/2014第2（11）条］。

3.2.2 CTA的提交

（1）CTA途径及报告成员国的确定

"相关成员国"（CMS）是指，根据Reg.（EC）No. 536/2014第Ⅱ章或第Ⅲ章，提交临床试验许可申请，或实质性修正申请的成员国［Reg.（EC）No. 536/2014第2（12）条］。

为了获得临床试验授权，申办者应当通过Reg.（EC）No. 536/2014第80条提到的欧盟临床试验门户网站向预期的相关成员国提交申请资料。申办者应当建议一个相关成员国作为报告成员国。如果申办者所提议的成员国之外的相关成员国愿意作为报告成员国，或者所提议的成员国不愿意作为报告成员国，应当在申请资料提交后3天内，通过欧盟门户网站通知所有相关成员国。如果只有一个相关成员国愿意成为报告的成员国，或者临床试验只包含一个成员国，那么，这个成员国应该作为报告成员国。如果没有相关成员国愿意作为报告成员国，或者如果不止一个成员国愿意成为报告成员国，报告成员国应由所有相关成员国一致选出，并考虑Reg.（EC）No. 536/2014第85（2）条C项的建议。如果成员国不能达成一致，申办者所提议的报告成员国应作为报告成员国。报告成员国应该在申请资料提交后的6天内通过欧盟门户网站，通知申办者和其他相关成员国，该国为报告成员国 [Reg.（EC）No. 536/2014第5（1）条]。

> "临床试验协调和咨询小组CTAG有以下任务：按照报告成员国的选择标准提供
> 建议。"
> ——Reg.（EC）No. 536/2014第85（2）条C项

（2）低干预度CTA的报告成员国的确定

在申请低干预度的临床试验时，如果试验用药品的用途与上市许可的条款不符，但该产品的使用以循证医学为基础，并获得公开发表的关于该产品的安全性和疗效的科学证据支持，申办者所提出的报告成员国，应当是与这种用途有循证医学基础的相关成员国之一 [Reg.（EC）No. 536/2014第5（2）条]。

（3）报告成员国公布CTA形式审查的决定

在申请提交后的7天内，相关成员国可能与报告成员国沟通与确认申请相关的任何考虑。申请资料提交后10天内，报告成员国应该在考虑其他成员国的意见后，通过欧盟门户网站，确认申请并通知申办者下述内容：①CTA是否符合Reg.（EC）No. 536/2014的范围；②申请资料按照附件I的要求是否完整 [Reg.（EC）No. 536/2014第5（3）条]。

（4）形式审查的默示许可

当报告成员国没有在CTA申请提交后的7天内通知申办者时，CTA申请视为符合Reg.（EC）No. 536/2014的范围，申请资料应当被视为完整 [Reg.（EC）No. 536/2014第5（4）条]。

（5）形式审查之资料的完善

当报告成员国考虑了其他成员国的意见，发现申请资料不完整，或者CTA不符合Reg.（EC）No. 536/2014的范围时，它应该通过欧盟门户网站通知申办者，并要求申办者在10天内通过欧盟门户网站评论申请，或者完善申请资料。在收到评论或者完善申请资料后的5天内，报告成员国应该通知申办者申请是否符合形式审查Reg.（EC）No. 536/2014第5（3）条的要求。当报告成员国未5天内通知申办者时，CTA应被视为符合Reg.（EC）No. 536/2014的范围，申请资料应当被视为完整。当申办者没有在本条要求的10天时间内评论，或者完善申请资料，申请应在所有相关成员国中被视为失效

[Reg.（EC）No. 536/2014第5（5）条]。

（6）CTA申请生效

当申办者被通知的日期（非补充材料的通知）符合Reg.（EC）No. 536/2014第5（3）、5（5）的要求时，被通知的日期是申请的生效日期；当申办者没有被通知，申请生效的日期是Reg.（EC）No. 536/2014第5（3）、5（5）规定的时限的最后一天[Reg.（EC）No. 536/2014第5（6）条]。

3.2.3 CTA审评报告

欧盟CTA申请的审评结果体现在Ⅰ、Ⅱ两部分审评报告，一般情况下适用于多中心临床试验，分别由指定的报告成员国和相关成员国负责。若为单个国家的临床试验，则不存在报告成员国和相关成员国之分，两部分审评报告均由开展临床试验的成员国负责。Ⅰ部分又称作"Study specific documents"，由报告成员国代表所有相关成员国完成主要审查项目，如科学、疗效和安全方面；Ⅱ部分又称作"Country/site specific documents"，由各个成员国独立审查，审查项目有生物样品、知情同意、受试者招募等。两部分内容可以平行审查，也可以先审查Ⅰ部分再审查Ⅱ部分，依据申办者的偏好。成员国层面的审查适用于各成员国的法律，但是每个成员国都有一个联络点。具体内容详见Reg.（EC）No. 536/2014第6条、第7条。

（1）审评报告第Ⅰ部分内容

A. 报告成员国的审评内容

报告成员国应从以下内容对CTA进行审评：申办者的申请是否符合所宣称的低干预度的临床试验、是否符合Reg.（EC）No. 536/2014第28～35条受试者保护和知情同意。报告成员国负责撰写审评报告的第Ⅰ部分[Reg.（EC）No. 536/2014第6（1～2）条]。

B. 审评报告第Ⅰ部分的3种结论

审评报告第Ⅰ部分应包含以下3种结论之一：①根据Reg.（EC）No. 536/2014设定的要求，接受临床试验的开展；②根据Reg.（EC）No. 536/2014设定的要求，接受临床试验的开展，但须遵守特定条件，应当在结论中专门列出这些条件；或③根据Reg.（EC）No. 536/2014设定的要求拒绝临床试验的开展[Reg.（EC）No. 536/2014第6（3）条]。

C. 审评报告第Ⅰ部分审查期限及审查阶段

①报告成员国应在CTA申请生效之日起45天内，通过欧盟门户网站，向申办者和其他相关成员国提交最终审评报告的第Ⅰ部分及结论。对涉及多个成员国的临床试验，审评过程包括三个阶段（合计45天）：①初评阶段，由报告成员国在生效之日起26天内完成：报告成员国应当形成审评报告第Ⅰ部分的草稿，并递送给其他相关成员国。②协调审查阶段，由所有相关成员国从初评阶段完成之日起12天内完成：所有成员国应当基于审评报告第Ⅰ部分的草稿联合审查申请，并共享任何与申请相关的顾虑。③整合阶段，由报告成员国在协调审查阶段结束后7天内完成：报告成员国在完成审评报告第Ⅰ部分时，应考量其他相关成员国的顾虑，并记录所有这些顾虑是如何被解决的。报告成员国应当在45天内，向申办者和其他相关成员国提交最终审评报告的第Ⅰ部分［Reg.（EC）No. 536/2014第6（4~5）条］。

②先进疗法的试验用药品的临床试验，或Reg.（EC）726/2004附录1第1条中定义的药品的临床试验，报告成员国可能将45天的审查期限额外延长50天，用于专家咨询［Reg.（EC）No. 536/2014第6（7）条］。"先进疗法的试验用药物"是指依据Reg.（EC）No. 1394/2007第2（1）条（a）项界定的，符合先进疗法药品的试验用药品。

"通过以下生物技术生产的药物：DNA重组技术；在原核生物和真核生物（包括转化的哺乳动物细胞）编码具有生物活性的蛋白质的编码的受控表达；杂交瘤和单克隆抗体的方法。同Reg.（EC）No. 726/2004第2条先进性疗法药物的定义。"

——Reg.（EC）No. 726/2004附录1

"Dir. 2001/83/EC附录Ⅰ第Ⅳ部分规定的基因治疗药物；Dir. 2001/83/EC，附录Ⅰ第Ⅳ部分规定的体细胞治疗药物；和第（b）条定义的组织改造产品。"

——Reg.（EC）No. 1394/2007第2（1）条（a）

"组织工程产品是指：包含或由工程细胞或组织组成；具有如下属性，或用于人类以期再生，修复或替换人体组织。

组织工程化产品可能包括来自人或动物器官的细胞或组织，或二者都有。细胞或组织可以是有生命力或无生命力的。它也可能包含其他物质，如细胞产物，生物分子，生物材料，化学物质，支架或基质。

包含或由无活性的人或动物非活细胞和（或）组织组成，其不含有任何活细胞或组织并且不通过药理学，免疫学或者代谢作用的产品，应当被排除在这个定义。"

——Reg.（EC）No. 1394/2007第2（1）条（b）

"2.1基因治疗药品是指具有以下特征的生物制品：

（a）它含有某种活性物质，该活性物质含有重组核酸或由重组核酸组成，用于人体的目的在于调整、修复、取代、添加或者删除某一基因序列；

（b）它的治疗、预防或诊断效果，与重组核酸序列或该序列的遗传表达的产物直接相关。

基因治疗药品不包括用于预防传染病的疫苗。

Dir. 2001/83/EC，附录Ⅰ第Ⅳ部分2.2.体细胞治疗药品是指具有以下特征的生物制品：

（a）含有某种细胞或组织，或由某种细胞或组织组成，这些细胞或组织或者由于经过实质性处理，导致与意在临床用途相关的生物学特性、生理功能或结构特性已被改变，或者其意在用途已非在受体和供体中同样的必要功能；

（b）在用于人体时，通过其细胞或组织的药理学、免疫学或者代谢作用，具备治疗、预防或诊断疾病的属性。

就（a）点的目的而言，尤应注意，（EC）No. 1394/2007法规附件Ⅰ所列的处理，不得被视为实质性处理。"

——*Dir. 2001/83/EC，附录Ⅰ第Ⅳ部分*

D. 报告日期的确定

报告成员国向申办者和其他相关成员国提交最终审评报告的第Ⅰ部分的日期，为报告日期［Reg.（EC）No. 536/2014第6（6）条］。

在申请批准生效日期和报告日期之间，只有报告成员国可要求申办者补充资料。此时，报告成员国可将45天期限额外延长31天。申办者自接到报告成员国的要求之日起，至按要求提供相应信息，这一期限不应超过12天。相关成员国收到补充的信息之日起，应协调审查补充的信息以及原始申请，并共享有关申请的任何考虑，这一期限在12天内完成。整合应在协调审查完成后7天内完成。当完成审评报告的第Ⅰ部分时，报告的成员国应当考量相关成员国的顾虑，并记录所有这些顾虑都是如何被处理的。

E. CTA申请失效

当申办者没有依据报告成员国在12天内提交补充的信息，申请即在所有成员国范围内视为失效［Reg.（EC）No. 536/2014第6（8）条］。

（2）审评报告第Ⅱ部分内容

A. 相关成员国的审评内容

每个相关成员国在各自范围内，应从以下几个方面审评申请并撰写审评报告第Ⅱ部分：是否符合知情同意的要求、符合受试者报酬或补偿安排和对研究者的要求、符合受试者招募管理的要求、遵守Dir. 95/46/EC；遵守第49条（参与实施临床试验的人员的条件）、遵守第50条（临床试验地点的适当性）、遵守第76条（损害赔偿）、受试者生物样本的采集存储和未来用途遵守适用的规则［Reg.（EC）No. 536/2014第7（1）条］。

> "Directive 95/46/EC of the European Parliament and of the Council of 24 October 1995 on the protection of individuals with regard to the processing of personal data and on the free movement of such date."

B. 审评报告第Ⅱ部分审查期限及审查阶段

每个相关成员国应当在申请生效之日起45天内完成审评，并通过欧盟门户网站将审评报告的第Ⅱ部分，包括结论，提交给申办者。基于正当理由，每个相关成员国可以要求申办者在45天内补充信息［Reg.（EC）No. 536/2014第7（2）条］。申办者补充资料后，审查期限可在45天基础上再延长31天。申办者应该在相关成员国要求的期限内提交所要求的增加信息，从接到要求之日起，这一期限不应超过12天。收到增加的信息后，相关成员国应该最长在19天内完成审评。

C. CTA申请失效

申办者没有依据相关成员国在12天内补充信息，申请即在所有成员国范围内被视为失效［Reg.（EC）No. 536/2014第7（3）条］。

（3）申请的提交和审评仅限于审评报告的第Ⅰ部分和第Ⅱ部分涵盖的内容

如果申办者提出一项CTA的申请、审评和结论仅限于审评报告第Ⅰ部分涵盖的方面时，应给予批准。申办者可以在审评报告第Ⅰ部分的结论通知之日起的两年内，申请审评报告第Ⅱ部分涵盖的方面的审评。申办者应声明，尚未发现任何实质性科学信息，能够改变所提交的申请中关于审评报告第Ⅰ部分所涵盖内容的任何项目的正确性。此时相关成员国应依据第7条（审评报告第Ⅱ部分）进行审评，并依据第8条（临床试验决定）通知其他相关成员国和申办者关于审评报告第Ⅱ部分的决定。如果申办者没有在两年内向某些成员国申请审评报告第Ⅱ部分的审评，则关于审评报告第Ⅰ部分所涵盖内容的申请即被视为失效［Reg.（EC）No. 536/2014第11条］。

3.2.4 临床试验的审评决定

CTA的决定根据两部分审评报告的结论共同决定，以第Ⅰ部分的结论为主，各相关成员国可以在规定的期限内将各自第Ⅱ部分审评报告的结论加入或者不加入到第Ⅰ部分的结论中。各相关成员国可以对审评报告第Ⅰ部分的结论持支持或反对意见，反对情况该成员国应该就其拒绝意见提供上诉程序。

（1）临床试验决定时间

每个相关成员国应通过欧盟门户网站通知申办者关于临床试验的审评决定，如批准、附条件批准[1]、拒绝批准。通知应以一个独立监管决定的形式，从报告日期起5天内做出，或在Reg.（EC）No. 536/2014第7条提到的相关成员国对于审评报告第Ⅱ部分审评的最后一天做出，以二者中较晚的日期为准[Reg.（EC）No. 536/2014第8（1）条]。

（2）相关成员国对审评报告的第Ⅰ部分结论的异议

报告成员国对于审评报告的第Ⅰ部分的结论是可接受的，或在符合特定条件时是可接受的，这一结论被认为是相关成员国的共同结论。

如果一个相关成员国不同意报告成员国在审评报告第Ⅰ部分得出的结论，只能基于以下理由：①参与临床试验会导致受试者接受的治疗比该国的常规临床实践疗效更差；②如第90条所述的违反该国法律；③考虑到受试者的安全性，以及基于Reg.（EC）No. 536/2014第6（5）、（8）条提交的数据的可靠性和稳健性。如果一个相关成员国基于上述原因不同意报告成员国的结论，它应该通过欧盟门户网站，与欧盟委员会、所有成员国和申办者，交流它的不同意见以及详细的理由[Reg.（EC）No. 536/2014第8（2）条]。

（3）临床试验审评决定的决定性因素

a. 就审评报告的第Ⅰ部分涵盖的内容而言，如果临床试验是可接受的，或在符合特定条件时是可接受的，相关成员国应该将审评报告第Ⅱ部分的结论，纳入它的审评决定中[EC）No. 536/2014第8（3）条]。

如果某个相关成员国以"Reg.（EC）No. 536/2014第8（2①）条"提到的反对理由，不同意报告成员国在审评报告的第Ⅰ部分得出的结论；或者基于

---

[1] 附条件的临床试验：因试验申请本身的性质，在申请批准时不能实现的条件。

充分的正当理由，审评报告第Ⅱ部分提到的方面没有得到遵守；或者某个伦理委员会依据相关成员国法律提出负面意见，该意见在整个成员国内有效，那么相关成员国应该拒绝批准该临床试验。该成员国应该就其拒绝意见提供上诉程序［EC）No. 536/2014第8（4）条］。

b. 对于审评报告的第Ⅰ部分，如果报告成员国的结论是拒绝临床试验的开展，那么，该结论应该被视为所有相关成员国的结论［EC）No. 536/2014第8（5）条］。

c. 如果相关成员国没有在"临床试验决定时间"设定的期限内做出决定或把所做出的决定通知申办者，那么，审评报告第Ⅰ部分的结论应该被视为相关成员国批准CTA申请的决定［EC）No. 536/2014第8（6）条］。

在报告日期之后，相关成员国不应该要求申办者提供与审评报告第I部分的内容相关的补充信息［EC）No. 536/2014第8（7）条］。

（4）CTA审评失效

在一个相关成员国内，如果从批准临床试验通知之日起两年内，没有将受试者纳入临床试验，除非应申办者要求，按照"第Ⅲ章临床试验实质性"修正规定的程序使被批准临床试验延展，该项批准决定即在该相关成员国失效［EC）No. 536/2014第8（9）条］。

3.2.5 CTA申请的审评人员

成员国应确保确认和审评申请的人员没有利益冲突，独立于申办者、临床试验机构和参与试验的研究者、临床试验的投资者，也不受其他任何不当影响。为了确保独立性和透明度，对于审评报告第Ⅰ部分和第Ⅱ部分的内容，成员国应确保批准和审评申请的人员没有可能影响其公正的财务或个人利益。这些人员应该就其财务利益做出年度声明。成员国应该确保审评由合理数量的人员集体做出，这些人员均应具备必要的资格和经验。至少应有一名非专业人员参与审评［Reg.（EC）No. 536/2014第9条］。

3.2.6 对弱势人群的专门考虑

如果受试者是未成年人，对CTA的审评应该基于儿科专业知识，或在接受儿科领域中的临床、伦理和社会心理问题方面的建议后，给予特殊考虑。如果受试者无行为能力，对CTA的审评应该基于相关疾病和相关患者人群的专业知识，或在接受相关疾病和相关患者人群的临床、伦理和社会心理问题方面的建议后，给予特殊考虑。如果受试者是孕妇或者哺乳期的妇女，对CTA的审评应该基于相关条件和相关受试者所代表的人群方面的专业知识，给予特殊考虑。

根据临床试验方案，要求受试者的特定组或子组参与临床试验，对CTA的审评应该基于相关受试者所代表的人群方面的专业知识，在适当时给予特殊考虑。Reg.（EC）No. 536/2014第35条"紧急情况下的临床试验"提到的任何CTA的批准，应当对临床试验的情况给予专门的考虑［Reg.（EC）No. 536/2014第10条］。

3.2.7 CTA申请撤销与重新提交

申办者可以在报告日期之前的任何时候撤销申请。在这种情况下，可以向所有相关成员国撤销申请，应该通过欧盟门户网站提交撤销理由［Reg.（EC）No. 536/2014第12条］。

申办者在申请被拒绝批准或者撤销申请后，可以向相关目标成员国重新提交申请，对这些申办者不应有偏见。重新提交的申请应该被视为是另一项临床试验的新申请［Reg.（EC）No. 536/2014第13条］。

3.2.8 参与临床试验的一个相关成员国的后续加入

如果申办者希望将获得批准的临床试验扩展至另一个成员国，须通过欧盟门户网站向该成员国提交申请资料。申请资料只能在初始CTA决定的通知日期之后提交。原报告成员国身份不变。增加的相关成员国应该在前面提到的申请资料提交日后52天内，以一个独立监管决定的方式，通过欧盟门户网站通知申办者，该临床试验被批准，或附条件批准，或被拒绝批准［Reg.（EC）No. 536/2014第14（1~3）条］。增加的相关成员国对于审评报告第Ⅱ部分涵盖的方面的审评程序与初始批准程序的相关成员国所进行的程序一致。新增加的成员国一般不参与审评报告第Ⅰ部分的审评，除非审评报告第Ⅰ部分的结论在法规允许的情况下，有如安全性、数据的可靠性和稳健性问题上出现分歧时视情况而定。即增加一项新的临床试验国家，相当于又走了一遍审评程序。

3.2.9 临床试验实质性修正的申请程序

"实质性修正"是指，根据Reg.（EC）No. 536/2014第8条、第14条、第19条、第20条或第23条的规定发布审评决定之后，对临床试验某一方面做出的改变，且这种改变有可能会对受试者权利或安全，或对临床试验中生成数据的可信性和稳健性，产生实质性影响［Reg.（EC）No. 536/2014第2（13）条］。一项临床试验的实质性修正，包括临床试验场所的增加，或者临床试验场所中主要研究者的变更，须根据新法规程序获批同意后才能实施［Reg.（EC）No. 536/2014第15条］。申办者应通过欧盟门户向相关成员国提交申请材料［Reg.（EC）No. 536/2014第16条］。实质性修正申请内容共分3类：属于审评报告第Ⅰ部分涵盖的范围、属于审评报告第Ⅱ部分涵盖的范围；属于审评报告第Ⅰ和第Ⅱ部分涵盖的范围。以上3种申请类型的批准程序同初次CTA申请的批准时限一致，批准内容与批准时限稍有不同而已。下面例举属于审评报告第Ⅰ部分涵盖范围的实质性修正申请批准过程。

（1）申请的确认受理

由报告成员国进行实质性修正批准，确认受理程序同初次CTA申请的确认受理时限一致，确认受理内容不同而已；确认受理时限总时限6天，若须补充材料则额外延长15天。

从申办者提交申请材料之日起5天内，相关成员国可与报告成员国交流有关实质性修正申请确认受理的相关考虑。在提交申请之日起6天内，报告成员国应该考虑其他相关成员国表达的意见，确认受理申请，并通过欧盟门户通知申办者：①实质性修正是否属于审评报告第Ⅰ部分涵盖的范围；②按照附件Ⅱ（见3.4）的要求，申请材料是否完整。如果报告成员国没有在上述规定的6天时间内通知申办者，实质性修正申请应被视为属于审评报告第Ⅰ部分涵盖的范围，申请材料应当被视为完整。当报告成员国考虑了其他成员国表达的意见，发现该申请不属于审评报告第Ⅰ部分涵盖的范围，或者申请材料不完整时，它应该通过欧盟门户通知申办者，并要求申办者在10天内通过欧盟门户评论申请，或者完善申请材料。从收到评论或者完善后的申请资料之日起5天内，报告成员国应该通知申办者，申请是否符合上述①和②的要求。如果报告成员国没有在上述提到的时间内通知申办者，实质性修正申请应被视为属于审评报告第Ⅰ部分涵盖的范围，申请材料应当被视为完整。申办者得到通知形式审查通过的日期是申请的生效日期；如果申办者没有得到通知，申请的生效日期即默示许可期限的最后一天。如果申办者没有在上述提到的10天时间内评论，或者完善申请材料，申请应在所有成员国中被视为失效［Reg.（EC）No. 536/2014第17条］。

（2）申请的审评

由报告成员国进行实质性修正的审评，确认受理程序同初次CTA申请的审评时限一致，确认受理内容不同而已；确认受理时限总时限38天，若须补充材料则额外延长31天，若为先进疗法或生物技术疗术试验用药品，则延长50天。

若实质性修正申请的是低干预度临床试验，则报告成员国审评其在实质性修正后是否仍然是低干预度临床试验。审评结论包括以下3者之一：实质性修正是可接受、实质性修正须要符合特定条件才可接受（在结论中列出这些条件）、实质性修正是不可接受的。报告成员国应该在生效日期开始后38天内，通过欧盟门户，向申办者和其他相关成员国提交最终审评报告，包括结论。

报告日期是报告成员国向申办者和其他相关成员国提交最终报告的日期。

对于涉及多个成员国的临床试验，实质性修正的审评过程包括三个阶段：①初评阶段，由报告成员国在生效之日起19天内完成；②协调审查阶段，由所有的相关成员国在初评阶段结束后12天内完成；③整合阶段，由报告成员国在协调审查阶段结束后7天内完成。

对于先进疗法试验用药品的临床试验，或（EC）726/2004号法规附录1中定义的药品的临床试验，报告成员国也可能将上述提到的期限（38天内）延长50天，用于专家咨询。

为了获得和审查申办者提供的额外信息，报告成员国可以将上述提到的期限（38天内），至多延长31天［Reg.（EC）No. 536/2014第18条］。

（3）申请的审评决定

报告成员国通过欧盟门户网站通知其他相关成员国及申办者实质性修正的决定有以下之一：被批准，被附条件批准，或被拒绝批准。在报告日期起5天内做出［Reg.（EC）No. 536/2014第19条］。相关成员国对临床试验修正申请的意见及可采取的行动同初次CTA申请程序一致。

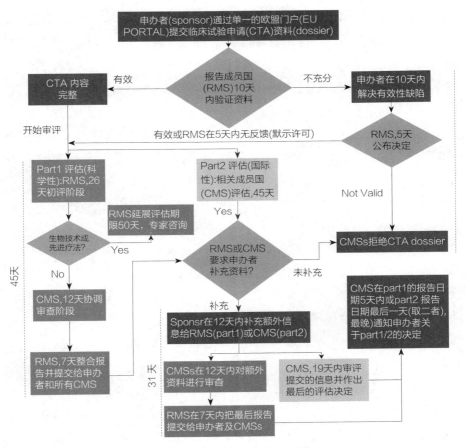

图 3-6 CTA 申请的审批流程图

3.3 受试者保护和知情同意

"受试者"是指参与临床试验的个人，或是作为试验用药品的接受者，或作为对照组 [Reg.（EC）No. 536/2014第2（17）条]。"未成年人"是指根据相关成员国法律，未达到有做出知情同意表示的法律行为能力的年龄的受试者 [Reg.（EC）No. 536/2014第2（18）条]。"无行为能力的受试者"是指，根据相关成员国的法律，非因年龄原因不具备做出知情同意表示的法律行为能力，而是因其他原因不能做出知情同意表示的受试者 [Reg.（EC）No. 536/2014第2（19）条]。"法定代理人"是指，根据相关成员国法律，有权代表无行为能力的受试者或未成年人做出知情同意决定的自然人或法人、机构或组织［Reg.（EC）No. 536/2014第2（20）条］。"知情同意"是指，在知悉与做出是否参与临床试验决定相关的所有信息后，受试者自由、自愿地表达他/她愿意参与特定临床试验的意愿；或者，对于未成年人或无行为能力的受试者参与临床试验，须从他们的法定代理人处获得准许或同意，知情同意的具体条款见表3-5。［Reg.（EC）No. 536/2014第2（21）条］。"方案"指记述临床试验的目标、设计、方法论、统计学考量和组织的文件。"方案"这个词包括了方案的每个版本，及对方案的修正［Reg.（EC）No. 536/2014第2（22）条］。

　　临床试验只有满足下列所有条件才可以进行：①对于受试者或公众健康而言，可预期的利益可以证明可预见的风险和不便的正当性，并持续监查对这一条件的遵守；②受试者已经知情，或者当受试者不能做出知情同意时，受试者的法定代理人已经知情；③受试者已签署知情同意书，或者当受试者不能做出知情同意时，受试者的法定代理人已签署知情同意书；④根据95/46/EC指令，保障受试者的身体和精神完整权、隐私权和与之相关的个人数据保护权；⑤临床试验的设计已尽可能减少受试者的疼痛、不适、恐惧以及其他可以预见的任何风险，在临床试验方案中明确界定风险阈和痛苦的程度，并持续得到监查；⑥应当由适合的医生，或者在适当的时候，由适合的牙医，负责对受试者提供治疗；⑦已经向受试者，或当受试者不能做出知情同意时，向受试者的法定代理人，提供了一个实体的具体联系方式，他们在需要时可以从那里获得进一步的信息；⑧受试者参加临床试验没有受到不当影响，包括没有受到财务上的影响。

　　在不违反95/46/EC指令的前提下，当受试者或其法定代理人签署参与临床试验的知情同意书时，申办者可能问及受试者，或当受试者不能做出知情同意时，问及其法定代理人，是否允许将其数据在该临床试验方案之外排他地用于科学目的。对于这项同意，受试者或其法定代理人可以随时撤回。在临床试验方案以外，使用临床试验数据进行科学研究，应适用数据保护的相关法律。

　　任何受试者，或当受试者不能做出知情同意时，受试者的法定代理人。无须已受到某种损害，无须提供某种正当理由，随时可以通过撤回知情同意书，退出临床试验。在不违反95/46/EC指令的前提下，撤回知情同意书并不影响之前已经开展的活动，也不影响利用在撤回之前基于知情同意书获得的数

据 [Reg.（EC）No. 536/2014第28条]。

表3-5　Reg.（EC）No. 536/2014受试者保护和知情同意的具体条款

编号	具体内容
第29条	第29条　知情同意书 1. 知情同意书应当是书面的，注明日期，由第2段（c）中提到的面谈者、受试者或其法定代理人签名。受试者，或当受试者不能做出知情同意时，受试者的法定代理人，在签名前须已根据第2段充分知情。如果受试者不能书写，可以在至少一名公正的见证人的见证下，采取适当的替代方式做出同意，并记录。在这种情况下，见证人需要在知情同意书上签署姓名和日期。应当向受试者，或当受试者不能做出知情同意时，向受试者的法定代理人，提供已签署的知情同意书的副本（或记录）。知情同意书应当存档。应当给受试者或其法定代理人充足的时间，以考虑是否参加临床试验 2. 为获得知情同意，而向受试者，或当受试者不能做出知情同意时，向受试者的法定代理人，提供的信息，应当： （a）确保受试者或其法定代理人了解： 　（i）临床试验的性质、目的、利益、意义、风险和不便 　（ii）受试者的权利以及对其保护的保证，特别是受试者有权拒绝参与临床试验，即使没有受到损害也有权随时退出临床试验，且无须提供任何理由 　（iii）临床试验进行的条件，包括受试者参与临床试验预期将持续的时间；以及 　（iv）可能的替代治疗方案，包括受试者中止参与临床试验时采取的后续措施 （b）确保对于一个外行人而言，其表述是全面、简洁、清晰、中肯和可理解的 （c）根据相关成员国的法律，由一名适合的研究团队成员在预面谈中提供 （d）包括在第76条第1段中提及的可适用的损害赔偿制度的信息；且 （e）包括欧盟试验编号和第6段提及的临床试验结果的可获得性信息 3. 第2段提及的信息应以书面形式准备，并且对于受试者是可获得的，或当受试者不能做出知情同意时，对受试者的法定代理人是可获得的 4. 在第2段（c）点提到的面谈中，应特别注意特定患者群体和受试者个体的信息需求，以及用来提供信息的方法 5. 在第2段（c）点提到的面谈中，应该核实受试者已经理解所提供的信息 6. 受试者应当被告知，根据第37条第4段，参考第81条（欧盟数据库），无论临床试验的结果如何，当摘要可获得时，在可能的范围内，在欧盟数据库中，临床试验结果的概要和以外行人可理解的方式呈现的概要将是可获得的 7. 在不违背成员国法律的前提下，本法规要求无行为能力人及其法定代表人均在知情同意书上签字 8. 在不违背成员国法律的前提下，本法规要求，除了法定代理人做出知情同意之外，能够形成意见并审评所获知的信息的未成年人，也应同意参加临床试验

编号	具体内容
第30条	第30条　人群试验知情同意书 1.　当临床试验是排他地在一个成员国进行的，在不违反第35条，通过减损第28条第1段（b）、（c）、（g）点，第29条第1段，第29条第2段（c）点，第29条第3、4、5段，以及第31条第1段（a）、（b）、（c）点的方式，该成员国可以准许研究者通过本条第2条设定的简化方式获得知情同意，但前提是满足本条第3段设定的全部条件 2.　对于满足第3段设定的条件的临床试验，如果符合下列要求，那么，知情同意书应被视为已经获得： （a）在将受试者纳入临床试验之前，按照临床试验方案确定的内容，已经提供了第29条第2段（a）、（b）、（d）、（e）点要求的信息，这些信息尤其已经明确表示，受试者可以拒绝参与或者随时退出临床试验，而不会带来损失；并且 （b）潜在的受试者，在被告知之后，不会拒绝参加临床试验 3.　如果满足下列所有条件，可以通过第2段设定的简化方式获得知情同意书： （a）通过简化方式获得知情同意书，不违背相关成员国的法律 （b）临床试验的方法论需要在一个临床试验中，安排受试者的群组而非单个受试者接受不同的试验用药品 （c）临床试验是低干预度的临床试验，且试验用药品的使用与上市许可条款相符 （d）相关受试者没有接受标准治疗之外的其他干预 （e）临床试验方案证明了通过简化方式获得知情同意的理由，描述了向受试者提供的信息的范围和提供信息的方式 4.　研究者应该记录对知情同意的所有拒绝和撤销，并应确保临床试验搜集的数据决非来自拒绝参与临床试验的或已退出临床试验的受试者
第31条	第31条　对无行为能力受试者的临床试验 1.　如果无行为能力的受试者在丧失行为能力之前，没有做出知情同意，或者没有拒绝做出知情同意，那么，除了满足第28条设定的条件之外，临床试验还需要满足以下所有条件，才可以进行： （a）已经获得了受试者的法定代理人的知情同意 （b）无行为能力的受试者已经以对其理解能力而言充分的方式，获得了第29条第2段提到的信息 （c）如果无行为能力的受试者能够形成意见并审评第29条第2段提到的信息，那么，该受试者可以随时表示拒绝参与或退出临床试验，这些明确的意愿均应得到研究者的尊重 （d）除了与参与临床试验直接相关的收入损失和开支的补偿外，不得向无行为能力受试者或其法定代理人提供任何激励或者是经济诱导 （e）对于无行为能力的受试者的临床试验是必要的，而且通过对能做出知情同意的人的临床试验或其他研究方法，无法获得具有类似有效性的数据 （f）临床试验与受试者所患疾病直接相关 （g）参与临床试验会产生下列预期效果，具有科学基础： （i）无行为能力的受试者的直接收益大于涉及的风险和负担；或

续表

编号	具体内容
第31条	（ii）当临床试验与受试者患有的危及生命的或慢性消耗性的疾病直接相关，且与对无行为能力受试者疾病的标准治疗相比，临床试验仅对相关无行为能力受试者造成最小的风险和最小的负担时，相关无行为能力受试者所代表的人群能够获得某些利益 　　2．如果没有科学依据，可以用于预期参与临床试验将对受试者产生大于相关风险和负担的直接收益，那么，第1段中的（g）（ii）点不得违背更严格的成员国国内规则，即禁止对无行为能力的受试者进行这些临床试验 　　3．受试者应尽可能地参与知情同意程序
第32条	第32条　对未成年人的临床试验 　　1．除了满足第28条设定的条件之外，对未成年人的临床试验还需要满足以下所有条件，才可以进行： 　　（a）已经获得了法定代理人的知情同意 　　（b）未成年人已经获得了第29条第2段提到的信息，这些信息由研究者，或研究团队在儿童工作方面经过培训的或有经验的成员，以适合其年龄和心智成熟度的方式提供 　　（c）如果未成年人有能力形成观点和审评第29条第2段提到的信息，那么，该受试者可以随时表示拒绝参与或退出临床试验，这些明确的意愿均应得到研究者的尊重 　　（d）除了与参与临床试验直接相关的收入损失和开支的补偿外，不得向未成年受试者或者其法定代理人提供任何激励或者是经济诱导 　　（e）临床试验意在研究的是仅发生于未成年人的疾病的治疗，或者有必要对未成年人进行临床试验，以确认受理在对能做出知情同意的人的临床试验中获得的数据，或通过其他研究方法获得的数据 　　（f）临床试验与未成年人所患的疾病直接相关，或者是该临床试验的性质导致它只能对未成年人实施 　　（g）参与临床试验会产生下列预期效果，具有科学基础： 　　　　（i）未成年受试者的直接收益大于涉及的风险和负担；或 　　　　（ii）未成年受试者所代表的人群能够获得相应的利益，而且与未成年人疾病的标准治疗做相比，临床试验对相关未成年人仅造成最小的风险、最小的负担 　　2．未成年人应按照与其年龄和心智成熟度相适应的方法，参与知情同意程序 　　3．如果在临床试验期间，未成年人达到了相关成员国法定的具有做出知情同意能力的年龄，在该受试者继续参加临床试验之前，应获得其知情同意
第33条	第33条　对孕妇或哺乳期妇女的临床试验 　　1．除了满足第28条设定的条件之外，对孕妇或哺乳期妇女的临床试验还需要满足以下所有条件，才可以进行： 　　（a）对相关的孕妇或哺乳期妇女，或她的胚胎、胎儿或婴儿而言，临床试验可能产生的直接益处大于涉及的风险和负担；或 　　（b）如果临床试验对相关的孕妇或哺乳期妇女，或她的胚胎、胎儿或婴儿而言没有直接益处，它只有在符合以下条件下进行：

编号	具体内容
第33条	（ⅰ）无法对孕期或哺乳期之外的妇女实施具有类似有效性的临床试验 （ⅱ）临床试验致力于实现的结果，有益于孕妇或哺乳期妇女或其他想生育的妇女或者其他胚胎、胎儿和婴儿；且 （ⅲ）临床试验对相关的孕妇或哺乳期妇女，她的胚胎、胎儿或婴儿仅造成最小的风险，强加最小的负担 （c）对哺乳期妇女进行研究时，要特别注意，避免对婴儿的健康产生任何不良的影响；和 （d）除了与参与临床试验直接相关的收入损失和开支的补偿外，不得向受试者提供任何激励或者是经济诱导
第34条	第34条　成员国的额外措施 对于正在服兵役的人，被剥夺自由的人，因司法判决不能参加临床试验的人，或在居家护理机构的人，成员国可以保留额外的措施
第35条	第35条　紧急情况下的临床试验 1. 可以通过减损第28条第1段（b）、（c）点，第31条第1段（a）、（b）点以及第32条第1段（a）、（b）点的方式，在决定将受试者纳入临床试验之后，获得参与临床试验的知情同意，并提供与临床试验相关的信息。条件是这一决定在对受试者的首次干预时做出，遵循该临床试验的方案，并满足下列所有的条件： （a）因突然危及生命或其他突发的严重疾病，导致病情危急，受试者无法事先做出知情同意，也不能事先了解关于临床试验的信息 （b）基于科学根据，可以预期，受试者参与临床试验有可能产生直接的相关临床利益，受试者可能发生可度量的与健康相关的改善，减轻痛苦，和（或）改善受试者的健康，或者使其症状得到诊断 （c）在治疗（时间）窗内，不可能事先提供信息，并获得受试者的法定代理人的事先知情同意 （d）研究者证明，他/她不知道受试者事先表达过对参与临床试验的任何反对意见 （e）临床试验与受试者的疾病直接相关，因为在治疗（时间）窗内，不可能事先获得受试者或其法定代理人的知情同意，也不可能事先提供信息，鉴于临床试验的性质，它只可能排他地在紧急情况下进行 （f）与受试者疾病的标准治疗相比，临床试验仅对受试者造成最小的风险，强加最小的负担 2. 根据第1段进行干预之后，受试者继续参与临床试验，应根据第29条寻求做出知情同意，应提供临床试验的信息，遵循以下要求： （a）对于无行为能力的和未成年的受试者，研究者应该不经不当拖延而向受试者的法定代理人寻求知情同意，并尽快向受试者或其法定代理人提供第29条第2段提到的信息； （b）对于其他受试者，研究者应该不经不当拖延而向受试者或其法定代理人寻求知情同意，并尽快向受试者或其法定代理人提供第29条第2段提到的信息。寻求知情同意和提供信息，应选择受试者与其法定代理人中较快的一个

编号	具体内容
第35条	（b）点的目的而言，在获得受试者的法定代理人的知情同意时，一旦受试者有能力做出知情同意，就应当获得受试者对继续临床试验的知情同意 　　3. 如果受试者，或在适用时，受试者的法定代理人，没有做出知情同意，受试者应该被告知其有权反对使用从该临床试验获得的数据

3.4 临床试验的开始、结束、暂停和提前终止报告

新法规对于临床试验开始、结束、暂停和提前终止等环节的信息通报做了严格的要求，有：临床试验开始、结束、提交临床试验结果概要、提交临床研究报告、暂停、暂停后恢复、提前终止等方面的信息报告内容和具体时限，且均由申办者通过欧盟门户网站发布通知（表3-6）。

3.4.1 临床试验开始和受试者招募结束的通知

"临床试验的起点"，除非在方案中另有界定，否则即是指为了某一特定临床试验，首次招募可能的受试者［Reg.（EC）No. 536/2014第2（25）条］。

申办者应通过欧盟门户网站通知各相关成员国以下事项：①在该成员国开始临床试验；②该成员国的第一个受试者的初诊（first visit）情况；③在该成员国临床试验的受试者招募结束。通知应在相应事项结束之日起15天内做出。如果重新启动受试者招募，应适用本条第1段的规定［Reg.（EC）No. 536/2014第36条］。

3.4.2 临床试验的结束、暂停、提前终止和结果提交

"临床试验的终点"是指最后一次随访最后一位受试者，或临床试验方案中设定的更晚的一个时间点［Reg.（EC）No. 536/2014第2（26）条］。"提前终止临床试验"是指，无论由于任何原因，未能遵守临床试验方案中所设定条件，导致临床试验提前终止［Reg.（EC）No. 536/2014第2（27）条］。"临床试验的暂停"是指，对于未在临床试验方案中规定的情形，申办者在临床试验开展过程中予以暂停，并可依照申办者意愿，重新继续开展［Reg.（EC）No. 536/2014第2（28）条］。"临床试验的中止"是指，由一个成员国来中

止临床试验的进行［Reg.（EC）No. 536/2014第2（29）条］。

（1）临床试验的结束

申办者应通过欧盟门户网站通知各相关成员国以下相关事项：①与该成员国相关的临床试验已经结束；②在所有相关成员国的临床试验已经结束；③在所有相关成员国和第三国进行的临床试验已经结束。通知应在相关事项结束之日起15日内做出［Reg.（EC）No. 536/2014第37（1）条］。

不论临床试验的成果如何，申办者应当在所有相关成员国临床试验结束后一年内，向欧盟数据库提供临床试验的结果概要（结果概要内容见附件Ⅳ），结果概要应该伴以一份非专业人员可理解的书面概要（书面概要的内容见附件Ⅴ）。除非试验方案中详细列明的科学原因，不可能在一年内提交结果概要，则在试验方案中应说明将提交结果的时间以及正当理由［Reg.（EC）No. 536/2014第37（2~3）条］。

上市许可的资料提交：除了结果概要，当临床试验意在获得上市许可时，上市许可申请人应自被授予上市许可之日，或上市许可授予程序完成之日，或自行撤回申请之日起，30天之内向欧盟数据库提交临床研究报告［Reg.（EC）No. 536/2014第37（4）条］。

（2）临床试验的暂停

申办者应通过欧盟门户网站通知各相关成员国：①基于不影响风险-效益平衡的原因，在所有相关成员国暂停临床试验及原因［Reg.（EC）No. 536/2014第37（5）条］；②临床试验暂停后，如果要恢复临床试验。通知应在相关事项结束之日起15日内做出［Reg.（EC）No. 536/2014第37（6）条］。

（3）临床试验的提前终止

如果暂停的临床试验在两年内没有重新启动，或申办者决定不恢复临床试验之日，二者中较早之日，应被视为临床试验结束的日期。在临床试验提前终止的情况下，提前终止之日应被视为临床试验结束的日期。在由于不影响风险-效益平衡的原因提前终止临床试验情况下，申办者应通过欧盟门户网站通知各成员国这一行动的原因，以及对受试者妥当的后续措施［Reg.（EC）No. 536/2014第37（7）条］。

在不违反"Reg.（EC）No 536/2014第37（4）条上市许可的资料提交"的前提下，如果临床试验方案在临床试验结束前提供了一个中间数据分析日期，而且临床试验的相应结果是可获得的，那么，应在中间数据分析日期之后一年内，向欧盟数据库提交这部分结果的概要［Reg.（EC）No. 536/2014第37（8）条］。

3.4.3　因受试者安全原因申办者暂停或提前终止

基于风险-效益平衡变化的原因而暂停或提前终止临床试验的，申办者应通过欧盟门户网站通知相关成员国，通知还应包括因受试者安全原因申办者暂停或提前终止的原因，并明确后续处理措施（受试者等）。除非有正当理由，通知不得迟于暂停或提前终止之日起15天。上述所提到的临床试验暂停之后的重新启动，应被视为实质性修正，须通过相应批准程序［Reg.（EC）No. 536/2014第38条］。

表3-6　申办者临床试验过程信息关键节点

序号	临床试验项目	关键节点	通知时限	注意事项
1	开始	临床试验开始之日起	15天内	—
		第一个受试者出诊（first visit）起	15天内	—
		受试者招募结束之日起	15天内	如重新招募，重复"开始之日"
2	结束	相关成员国临床试验结束之日起	15天内	—
		最后一个相关成员国临床试验结束之日起	15天内	—
		相关成员国或第三国临床试验结束之日起	15天内	—
3	提交临床试验结果概要	临床试验结束后	1年内	结果概要见附件Ⅳ；伴以一份非专业人士可理解的书面概要见附件Ⅴ
		中间数据分析日期起	1年内	
		临床试验结束后	>1年	尽快提交，并说明理由
4	提交临床研究报告	被授予上市许可之日、上市许可授予程序完成之日、自行撤回上市许可申请之日起	30天内	自愿基础上共享原始数据

序号	临床试验项目	关键节点	通知时限	注意事项
5	暂停	所有相关成员国暂停临床试验之日起	15 天内	并做出原因
6	暂停后恢复	重新启动之日起	15 天内	—
7	提前终止	暂停之日起	>2年	原因及后续措施（受试者等）

3.5 临床试验语境下的安全报告

新法规定，EMA应当建立和维护一个供申办者向EMA报告疑似突发严重不良事件和年度报告的电子数据库。该数据库应是Reg.（EC）No. 726/2004第24条所提及的"药物警戒数据库"的一个模块数据库。

"不良事件"是受试者接受一种药品时，发生的任何意外医学事件，但并不一定与此治疗有因果关系［Reg.（EC）No. 536/2014第2（32）条］。"严重不良事件"，在任何剂量下，发生的需要住院治疗、延长住院时间、导致永久或严重残疾或伤残、导致先天异常或生殖缺陷、危及生命或死亡等任何意外医学事件［Reg.（EC）No. 536/2014第2（33）条］。"非预期严重不良反应"（unexpected serious adverse reaction）是指严重的不良反应，其性质、严重程度或结果与作为参照的安全信息不一致［Reg.（EC）No. 536/2014第2（34）条］。"临床研究报告"是指，根据2001/83/EC指令的附录 I 的第一部分的模块5制作的，附随着上市许可申请，以容易检索格式提交的临床试验报告［Reg.（EC）No. 536/2014第2（35）条］。临床试验语境下的安全报告见表3-7。

3.5.1 研究者向申办者报告不良事件和严重不良事件

研究者应记录并存档试验方案已确证的对于安全性评价至关重要的不良事件或试验室异常数据，并按试验方案规定的期限内，向申办者报告。除非试验方案特别规定，研究者应该记录和存档所有的不良事件并向申办者报告所有严重不良事件，报告时间不得晚于获知不良事件的24小时内（除去正当理由而延迟上报的）。必要时，研究者应向申办者提供一个后续报告，准许申办者审评该严重不良事件是否对临床试验的风险-效益平衡产生影响。申办者应保留研究者向其报告的所有不良事件的详细记录。另外，如果研究者知悉，受试者在临床试验结束后发生了与试验用药品具有疑似因果关系的严重不良事件，研究者在规定时间内向申办者报告该严重不良事件 [Reg.（EC）No. 536/2014第41条]。

3.5.2 申办者向欧洲药品局报告疑似突发严重不良事件

第一，申办者应在规定时间内以电子版形式经指定数据库提交下列可疑非预期严重不良反应的所有相关信息。

（a）不论发生在欧盟还是第三国的临床试验机构，试验用药品在临床试验中发生的所有疑似非预期严重不良反应。

（b）在第三国排他地实施一项临床试验中发生的，与在本临床试验中使用的试验用药品相同的活性物质相关的所有疑似非预期严重不良反应，无论该活性物质的剂型、浓度或所研究的适应证，如果申办该临床试验的是（i）同一个申办者，或（ii）是与该申办者同为一个母公司的另一个申办者，或者基于正式协议与该申办者联合开发药品。就这一目标而言，向未来潜在的上市许可持有人就安全问题提供试验用药品或信息，不应被视为联合开发。

（c）临床试验的任何受试者出现的对试验用药品的所有疑似非预期严重不良反应，在临床试验结束后，由申办者确证了这些不良反应，或这些不良反应引起了申办者的注意 [Reg.（EC）No. 536/2014第42（1）条]。

第二，申办者向欧洲药品局报告疑似非预期严重不良事件的期限，应该考虑到不良反应的严重性，并应遵守如下规定。

（a）致命的或危及生命的疑似非预期严重不良反应，应尽快予以报告，自申办者知悉该不良反应之日起，最迟不得超过7天；

（b）非致命的或不危及生命的疑似非预期严重不良反应，自申办者知悉该不良反应之日起，最迟不得超过15天。

（c）疑似非预期严重不良反应，最初被认为是非致命的或不危及生命的，但变成致命的或危及生命的，应尽快予以报告，自申办者知悉该不良反应是致命的或危及生命的之日起，最迟不得超过7天；在必要时，为确保及时报告，申办者可以根据附件Ⅲ第2.4节的规定，先提交初步的不完整报告，随后再提交完整的报告 [Reg.（EC）No. 536/2014第42（2）条]。

如果申办者由于缺乏资源，不可能向指定数据库报告，而且申办者和相关成员国有协议的，则可以向成员国报告疑似非预期严重不良反应。该成员国应按照上述第一段的规定报告疑似突发严重不良事件［Reg.（EC）No. 536/2014第42（3）条］。

3.5.3 申办者向欧洲药品局作年度报告

除安慰剂外，申办者应当通过指定的数据库每年向欧洲药品局提交每项试验用药品的安全性报告，报告内容只包含汇总和匿名数据。报告义务开始于根据Reg.（EC）No. 536/2014临床试验获得首次批准，结束于申办者对该试验用药品进行的最后一次临床试验终止。如试验涉及使用一种以上的试验用药品的情况，在试验方案中有规定，允许对在该临床试验中使用的所有试验用药品提交一份安全报告［Reg.（EC）No. 536/2014第43条］。

3.5.4 成员国的审评

EMA通过电子方式将申办者提交的疑似突发严重不良事件及年度报告的信息转给相关成员国。各成员国可以上述报告进行合作审评。如果相关成员国的法律已有规定，那么，负责的伦理委员会应参与到第1段和第2段提到的信息审评中［Reg.（EC）No. 536/2014第44条］。

3.5.5 安全报告的技术内容

安全报告的技术内容见附件Ⅲ［Reg.（EC）No. 536/2014第45条］。

附件Ⅲ　安全报告
1. 研究者向申办者报告严重不良事件
（1）除非试验方案中另有规定，对于所治疗的受试者而言，一旦临床试验结束，研究者不必要因为不良事件而主动监查受试者。
2. 根据第42条，由申办者向欧洲药品局报告疑似非预期严重不良反应
2.1 不良事件和因果关系
（2）用药错误、怀孕和在试验方案预见的范围之外使用，包括产品的误用和滥用，都负有与报告不良反应相同的报告义务。
（3）在确定不良事件是否是不良反应时，基于对可获得的证据的分析，应当考虑：在事件与试验用药品之间确立因果关系，是否存在合理的可能性。
（4）在负责报告的研究者没有提供因果关系的信息时，申办者应当咨询负责报告的研

究者，同时鼓励他发表对这个问题的意见。申办者不应低估该研究者给出的因果关系的审评。如果申办者不同意研究者的因果关系审评，那么，在报告中应提及双方的意见。

2.2　预期性、不可预期性和参考安全信息

（5）在确定不良事件是否不可预期时，应考虑该事件是否对已知的、已存档的某种严重不良反应，增加了关于特异性、发生率增加或严重性方面的重大信息。

（6）申办者应该在参考安全信息中列明不良反应的预期性。预期性的确定应基于之前对活性物质的事件的观察，而不是基于所预见的药品的药物特性或与受试者的疾病相关的事件。

（7）参考安全信息应包括产品特征摘要或研究者手册。封面文字应指出参考安全信息在申请资料中的位置。如果试验用药品在几个成员国内获得许可而有不同的产品特征摘要产品特征摘要，那么，申办者应选择就受试者安全而言最适当的产品特征摘要，作为参考安全信息。

（8）在临床试验进行期间，参考安全信息可以改变。为了报告非预期严重不良反应，应适用在非预期严重不良反应发生时的参考安全信息的版本。因此，参考安全信息的改变，影响不良反应作为非预期严重不良反应而被报告的数量。对于年度安全报告适用的参考安全信息，见本附件第3节。

（9）如果负责报告的研究者提供了关于预期性的信息，那么，申办者应当考虑。

2.3　非预期严重不良反应报告的信息

（10）这些信息至少包括：

（a）一个有效的欧盟试验编号；

（b）一个申办者研究编号；

（c）一位有可识别的代码的受试者；

（d）一位可识别的报告人；

（e）一种非预期严重不良反应；

（f）一种可疑的试验用药品（包括有名称编码的活性物质）；

（g）一份因果关系审评。

（11）另外，为了适当处理电子报告，应提供以下的管理信息：

（a）发送者的（病例）安全报告的唯一识别符；

（b）来自主要渠道的初始信息的接受日期；

（c）最新信息的接受日期；

（d）全世界唯一的病例识别码；

（e）发送者的识别符。

2.4　关于非预期严重不良反应的后续报告

（12）如果在第42条第2段（a）点中提到的（致命的或危及生命的）关于非预期严重不良反应的初始报告是不完整的，例如申办者在七天内没有提供所有信息，那么，申办者应该在另外八天内以初级信息为基础提供完整报告。

（13）一旦申办者接收到包括最低报告标准的信息，初始报告的计时（day 0=Di 0）立刻开始。

（14）如果申办者收到已报告病例的重大新消息，计时将再次从0天开始，即接收新信息的日期。这一消息应在15天内作为后续报告完成。

（15）如果在第42条第2款中提到的（最初被认为是非致命的或没有危及生命的，但后来被证实是致命的或危及生命的）关于疑似非预期严重不良反应的初始报告是不完整的，应该尽快做出后续报告，自首次知道该不良反应是致命的或危及生命之日起，最迟不得超过7天。申办者应当在另外8天内提交完整报告。

（16）在疑似非预期严重不良反应最初被认为是不致命或没有危及生命，而后被证实是致命的或危及生命的情况下，如果尚未提交初始报告，应该创建一份联合报告。

2.5 非盲治疗分配（Unblinding treatment allocation）

（17）仅当破盲与受试者安全相关时，研究者应揭示受试者在临床试验过程中的治疗分配。

（18）当向欧洲药品局报告疑似非预期严重不良反应时，申办者仅应揭示与非预期严重不良反应有关的受影响的受试者的治疗分配。

（19）如果一个事件是潜在的疑似非预期严重不良反应，申办者可能仅对受试者破盲。对于其他负责临床试验运行的人（像管理、监查者、研究者），其他在临床试验结束后负责数据分析和结果解释的人，例如生物识别人才，仍维持设盲。

（20）能够获取破盲信息的，仅限于需要参与向欧洲药品局和数据安全监控中心（DSMB）提交的安全报告的人，或在临床试验中进行持续安全审评的人。

（21）然而，对于高发病率或高死亡率疾病实施的临床试验，当疗效终结点也可以是疑似非预期严重不良反应，或者当死亡或其他"严重"的结果是疗效终结点，可能被作为疑似非预期严重不良反应报告时，如果系统性破盲，就可能损害临床试验的完整性。在这些情况或类似情况下，申办者应当在试验方案中强调，严重事件被视为与疾病相关的，不被系统性破盲和迅速报告。

（22）如果在破盲之后，一个事件被证明是疑似非预期严重不良反应，那么，应当适用第42条和本附件第2节为疑似非预期严重不良反应设定的报告规则。

3. 申办者的年度安全报告

（23）在报告的附录中，应包括在报告期间开始时生效的参考安全信息。

（24）在报告期间开始时生效的参考安全信息应当作为报告期间的参考安全信息。

（25）如果在报告期内的参考安全信息有重大变化，应当把这些变化列在年度安全报告中。另外，在这种情况下，除了在报告期间开始时生效的参考安全信息，作为报告的附录还应提交修订的参考安全信息。尽管参考安全信息有所变化，在报告期间开始时生效的参考安全信息应当作为报告期间的参考安全信息。

表3-7　临床试验语境下的安全报告

序号	报告类型	责任主体	报告对象	方式	通知事项	通知时限
1	严重ADE	研究者	申办者	记录/存档	—	24小时或试验方案规定

续表

序号	报告类型	责任主体	报告对象	方式	通知事项	通知时限
2	疑似突发严重ADE	申办者	EMA	药物警戒数据库子库	A、致命或危及生命	7天
					B、不致命或不危及生命	15天
					C、不致命或不危及生命转化成致命或危及生命	7天
3	年度报告	申办者	EMA	药物警戒数据库子库	开始于首次批准临床试验，结束于最后一次临床试验	每年

3.6 试验用药品及辅助药品的管理

"生产"是指全部或部分的生产过程，也包括拆分、包装和贴签（包括设盲）过程［Reg.（EC）No. 536/2014第2（24）条］。

用于研究和开发试验的药品不在欧洲议会和理事会2001/83/EC的范围之内。这些药品包括在临床试验背景下使用的药品，应区别试验用药品（被检验的药品和对照产品，包括安慰剂）和辅助药品（在临床试验的背景下使用的非试验用药品），诸如用于背景治疗的药品，解毒剂、急救药品或用于审评临床试验终点的药品。辅助药品不包括伴用药品，即与临床试验无关，也与临床试验的设计无关的药品［Reg.（EC）No. 536/2014序言（54）条］。

"试验用药品"是指，在临床试验中被试验的药物或者作为对照品的药物，包括安慰剂［Reg.（EC）No. 536/2014第2（5）条］。"辅助药品"（auxiliary medicinal product）是指在临床试验方案中描述的，临床试验所需的药品，但并非试验用药品［Reg.（EC）No. 536/2014第2（8）条］。"已许可的试验用药品"（authorised investigational medicinal product）是指根据欧盟Reg.（EC）No. 726/2004已许可的药品，或在某个相关成员国依据2001/83/EC指令已许可的药品，作为试验用药品使用，而无论药品标签是否改变［Reg.（EC）No. 536/2014第2（9）条］。"已许可的辅助药品"（authorised auxiliary medicinal product）是指根据欧盟Reg.（EC）No. 726/2004已许可的药品，或在某个相关成员国依据2001/83/EC指令已许可的药品，作为辅助药品使用，而无论药品标签是否改变［Reg.（EC）No. 536/2014第2（10）条］。

3.6.1 生产和进口许可

在欧盟生产和进口试验用药品须要获得许可。申请人应满足以下条件：①应能支配适当的、充足的厂房、技术设备和控制设施；②应能固定、持续地支配（disposal）至少一名符合2001/83/EC指令第49（2~3）条设定的资质条件"质量受权人"的服务。在许可申请中，申办者应具体说明生产或进口的试验用药品的种类和剂型，生产或进口的操作，相关生产工艺，试验用药品的生产地点或者其进口到欧盟的地点，以及关于质量受权人的详细信息。Dir. 2001/83/EC第42条至第45条以及第46条（e）点，应比照适用于所提到的许可［Reg.（EC）No. 536/2014第61（1~4）条］。

在欧盟生产和进口试验用药品不需要获得许可的情况有3种：①重贴标签或者重新包装，当这些操作是由药剂师或在相关成员国内获得实施这些操作的合法许可的其他人，在医院、医疗中心或者诊所内进行的，而且在同一成员国内，该试验用药品也将排他性地在参加同一临床试验的医院、医疗中心或诊所中使用；②制备用作诊断性试验用药品的放射性药物，当该操作是由药剂师或在相关成员国内获得实施这一操作的合法许可的其他人，在医院、医疗中心或者诊所内进行的，而且在同一成员国内，该试验用药品也将排他性地在参加同一临床试验的医院、医疗中心或诊所中使用；③在2001/83/EC指令第3条第（1~2）点所提及的，为用作试验用药品而制备药品，当这一操作是在获得了实施这一操作的合法许可的医院、医疗中心或者诊所中实施的，而且在同一成员国内，该试验用药品也将排他性地在参加同一临床试验的医院、医疗中心或诊所中使用［Reg.（EC）No. 536/2014第61（5）条］。

成员国应保证前一段落所设定的操作符合适当和合比例的要求，以确保受试者的安全以及临床试验产生的数据的可靠性和稳健性。成员国应对这些操作进行定期检查［Reg.（EC）No. 536/2014第61（6）条］。

第42条

　　1. 成员国主管当局只有在通过由其代表进行调查，核准生产企业根据本指令第41条提供的生产许可申请信息的准确性，并确定其符合申请生产许可的要求后，才能发放生产许可。

2. 为了确保第41条的要求得到遵守，在许可授权时或授权后，许可可以附带条件，即以履行特定的义务为前提条件。

3. 许可只适用于申请资料中指定的厂房、药品及剂型。

第45条

成员国主管当局可以根据本指令第41条的规定，要求申办者提供申请生产许可的补充信息；可以根据本指令第48条的规定，要求申办者提供关于质量受权人的进一步信息；当有关主管当局行使该权利时，本指令第43条和44条规定的时限应暂停，直至所要求的补充资料被提供为止。

第46条

（e）确保第48条规定的质量受权人能履行其责任，例如其可决定厂房设施的配置；

第48条

1. 成员国应采取一切措施，以保证生产许可持有人可以永久地、持续不断地支配至少一个质量受权人的服务，并须符合本指令第49条规定的条件，特别是负责执行本指令第51条规定的义务。

2. 质量受权人应持有完成大学课程学习后被授予的文凭、证书或其他正式资格的证明，或者由相关成员国认可的具有同等效力的，对下列科学学科之一修习为期四年的理论和实践研究课业，学科如药学、医学、兽药、化学、药物化学与技术、生物学。

然而，该大学课业的最低期限可能是3年半，之后是为期至少一年的理论和实践训练，包括在对公众开放的药店里进行至少半年的实习培训，并通过大学组织的考试。

两所大学的课业或由两门不同的课业，可以一个学制是四年，另一个学制是三年，经成员国认可后，可以同时存在。三年的大学课程完成后被授予的文凭、证书或其他正式资格的证明，或者符合本款第二自然段提到的期限条件，被认为具有同等效力。在课程完成后被授予的文凭、证书或其他正式资格的证明，在相关国家都被认为具有同等的效果。

该课业应包括理论和实践研究，至少涵盖以下基本主题：试验物理学、无机化学、有机化学、分析化学、药物化学，包括药物分析、应用生物化学（医学类）、生理学、微生物学、药理学、制药技术、毒理学、生药学（对来自动物和植物的自然活性物质的组分和药效的研究）。

对这些主题的学习应确保平衡，以使当事人能够履行第51条规定的特定义务。

如果对于当事人而言，其文凭、证书或其他正式资质的证明未能达到本段的标准，成员国的主管当局应当确保相关当事人能提供对这些领域知识确有充分掌握的证据。

3. 质量受权人应已有至少两年的实践经验，实践内容为在一个或多个被许可生产药品的机构，从事药品定性分析、活性物质定量分析以及为保证药品质量而必须做的检测和核查。

4. 如果大学课程学习至少为五年，实践经验的最低年限要求可以削减至一年；如果大学课程学习至少为六年，实践经验的最低年限要求可以削减至半年。

3.6.2 质量受权人的责任

　　质量受权人应确保生产于或进口到欧盟的每一批次试验用药品都符合GMP的要求，并且证明这些药品符合这些要求。在相关成员国提出要求时，申办者应能提供上述证明［Reg.（EC）No. 536/2014第62条］。

3.6.3 生产和进口

　　试验用药品的生产应遵守GMP，旨在确保药品的质量，以保证受试者的安全以及临床试验所产生数据的可靠性和稳健性。考虑到受试者的安全或数据的可信和稳健，技术进步以及欧盟或成员国参与的全球监管发展，为确保试验用药品的质量，欧盟委员会有权采用授权立法，以明确GMP的原则和指南与详尽的检查安排。进口到欧盟的试验用药品的生产，至少应符合前述标准同等的质量标准。成员国应以检查的方式确保遵守本条的要求［Reg.（EC）No. 536/2014第63条］。

3.6.4 辅助药品的生产

　　当辅助药品未获得许可，或者当已许可的辅助药品被修正（modification），但上市许可并未涵盖这项修正时，为确保适当的质量，辅助药品的生产应该遵守GMP或者至少与其相当的标准［Reg.（EC）No. 536/2014第65条］。

3.6.5 标签

（1）未取得许可的试验用药品和辅助药品

　　下列信息应出现在未取得许可的试验用药品和辅助药品的外包装和直接包装上，有：鉴别联系人或者参与临床试验人员的信息、鉴别临床试验的信息、鉴别药品的信息、有关药品用途的信息。标签上的信息必须确保受试者的安全以及临床试验数据的可靠性和稳健性。外包装和直接包装上的信息清单见附件Ⅵ［Reg.（EC）No. 536/2014第66条］。

附件 Ⅵ 试验用药品和辅助药品的标签

A 未获许可的试验用药品

A.1 一般规则

1. 下列事项应当出现在直接包装和外包装上：

（a）关于产品、临床试验及紧急破盲信息的主要联系人的名称、地址和电话号码等信息；可能是申办者、合同研究组织或研究者（为本附录的目的，称之为"主要联系人"）；

（b）物质的名称和它的强度或效价，在设盲临床试验中，该物质的名称以对照品或安慰剂的名称，出现在未获许可的试验用药品和对照品或安慰剂的包装上；

（c）药物剂型、给药途径、剂量单位的数量；

（d）用于识别内容和包装操作的批次或识别代码编号；

（e）如果未在其他地方提及，允许识别试验、地点、研究者和申办者的临床试验参考代码；

（f）受试者识别编号和（或）治疗编号，以及相关时的访问编号；

（g）研究者的姓名［如果（a）与（e）没有涉及］；

（h）使用指南（可以参考为受试者或给药人制作的说明书或其他解释性文件）；

（i）"仅用于临床试验"或类似语言；

（j）存储条件；

（k）使用期间（到期日或适用时的重测日），以月、年的格式，避免任何模糊的形式；

（l）除非该产品是在试验中使用而不是由受试者带回家，"请将本品放在儿科不能接触的地方"。

2. 符号或图表可以用来明确以上提及的某种信息、警示或显示处理说明。

3. 如果已经向受试者提供了载有相关细节的小册子或卡片，并告知他们可以一直留有这些小册子或卡片，那么，不应要求主要联系人的地址和电话出现在标签中。

A.2 直接包装的有限标签

A.2.1 直接包装和外包装一并提供

4. 当向受试者或给药人提供的药品，意在一起保留直接包装和外包装，而且外包装已经记载 A.1 节列明的特征，那么，下列细节应当出现在直接包装上（或者任何包含直接包装的密封定量装置上）：

（a）主要联系人的姓名；

（b）剂型、给药途径（口服固体剂型可能除外）、药剂单位数量，在临床试验不涉及标签设盲时，名称/标识符和强度/效价；

（c）识别内容和包装操作的批号和（或）代码编号；

（d）如果在其他地方未提及，允许识别试验、地点、研究者和申办者的临床试验参考代码；

（e）受试者识别编号和（或）治疗编号，以及相关时的访问编号；

（f）使用期间（到期日或适用时的重测日），以月、年的格式，避免任何模糊的形式。

A.2.2 小型直接包装

5. 如果直接包装采用的是气泡包装或诸如安瓿的小单位包装，无法展示A.1部分要求的特征，那么，所提供的外包装上应有包括这些特征的标签。直接包装应包含下列内容：

（a）主要联系人的姓名；

（b）给药途径（口服固体剂型可能除外），在临床试验不涉及标签设盲时，名称/标识符和强度/效价；

（c）识别内容和包装操作的批号和/或代码编号；

（d）如果在其他地方未提及，允许识别试验、地点、研究者和申办者的临床试验参考代码；

（e）受试者识别编号/治疗编号，以及相关时的访问编号；

（f）使用期间（到期日或适用时的重测日），以月、年的格式，避免任何模糊的形式。

B 未获许可的辅助药品

6. 下列特征应该出现在直接包装和外包装上：

（a）主要联系人的姓名；

（b）药品的名称、强度和剂型；

（c）每剂量单位表达的活性物质定性和定量的说明；

（d）识别内容和包装操作的批次或代码编号；

（e）允许识别临床试验地点、研究者和受试者的临床试验参考代码；

（f）使用指南（可以参考为受试者或给药人制作的说明书或其他解释性文件）；

（g）"仅供临床试验使用"或其他类似语言；

（h）储存条件；

（i）使用期限（到期日或适用时的重测日）。

C 已许可的试验用药品的额外标签

7. 根据第67条第2段，下列特征应该出现在直接包装和外包装上：

（a）主要联系人的姓名；

（b）允许识别临床试验地点、研究者和受试者的临床试验参考代码；

（c）"仅供临床试验使用"或其他类似语言。

D 信息更换

8. 除了第9段列举的特征不得省略之外，产品标签可省略A、B、C节列举的特征，而通过其他方式提供这些信息，例如使用集中式电子随机系统、利用集中信息系统等，前提是不影响受试者的安全和数据的可靠性和稳定性。

9. 产品的标签中不得遗漏下列诸点提到的特征：

（a）第1段，（b）、（c）、（d）、（f）、（j）和（k）点；

（b）第4段，（b）、（c）、（e）和（f）点；

（c）第5段，（b）、（c）、（e）和（f）点；

（d）第6段，（b）、（d）、（e）、（h）和（i）点。

（2）已许可的试验用药品和辅助药品

已许可的试验用药品和辅助药品的标签应遵守：①第66条第1段（上述段落未取得许可的试验用药品和辅助药品的要求）；或②2001/83/EC指令的第Ⅴ部分。

如果为确保受试者的安全或者临床试验数据的可信和稳健，而在试验方案中规定了对临床试验的特定情形要求，那么与鉴别该临床试验和该缔约人（the contact person）相关的额外要求（additional particulars），也应出现在已许可的试验用药品的外包装和内包装上。附件Ⅵ第C节设定了这些应出现在外包装和直接包装上的额外要求的清单［Reg.（EC）No. 536/2014第67条］。

（3）放射性药品作为试验用药品或者辅助药品用于医疗诊断

放射性药品作为诊断性试验用药品或诊断性辅助药品时，不适用第66条（未取得许可的试验用药品和辅助药品的要求）和第67条（已许可的试验用药品和辅助药品）。第66条（未取得许可的试验用药品和辅助药品的要求）提及的产品必须适当加以标记，以确保受试者的安全以及临床试验产生的数据的可信和稳健［Reg.（EC）No. 536/2014第68条］。

3.7　儿科用药品的临床试验管理

欧洲议会与欧盟委员会2006年12月12日第1901/2006号法规，关于儿科用药品，并修改EEC法规第1768/92号、Dir. 2001/20/EC、Dir. 2001/83/EC和EC法规第726/2004号。

英国的医学研究委员会（MRC）在1991年制定了《涉及儿童的医学研究MRC伦理学指南》，2007年8月24日对该指南重新修订。

2005年原国家食品药品监督管理局药品审评中心审评三部发表了一篇《欧盟有关药品儿童临床试验指南介绍》，对于准备进行儿科临床试验的药物研发人员提供了很好的参考。

儿科人群：从新生儿到18岁之间的人群［Reg.（EC）No. 1901/2006第2（1）条］。

PIP：是申办者为取得必要的儿科临床试验数据和通过儿科上市批准所制定的药物研究和开发的方案，目的是要保证对儿科有潜在治疗价值药物的开发

[Reg.（EC）No. 1901/2006第2（2）条]。

许可儿科适应证的药品：是指某一药品被许可用于部分或全部儿科人群使用，其适应证记录在Dir. 2001/83/EC第11条所述的产品性质梗概中[Reg.（EC）No. 1901/2006第2（3）条]。

儿科使用上市许可（PUMA）：在法规（EEC）No. 1768/92的补充保护证书（SPC）或有资格获得补充保护证书的专利期的保护范围之外的，只以儿科适应证上市的药品，包括儿科上应用的合适的给药剂量、剂型和给药途径的数据。[Reg.（EC）No. 1901/2006第2（4）条]。

3.7.1 儿科药品管理法规

1997年，欧盟委员会在欧洲药品管理局（EMA）组织专家圆桌会议，讨论儿科用药问题，认为有必要加强立法并引入儿科药品开发的激励机制。1998年，欧盟参与ICH中儿科药品临床指南的讨论。2000年，ICH成员国完成儿科药品临床研究指南（ICH E11）。2001年，欧盟将E11确定为欧盟儿科药品临床研究指南。2002年，欧盟委员会提出了"为儿科提供更好药品"（better medicines for children-proposed regulatory actions on pediatric medicinal products）议案。2006年12月，欧盟通过儿科药品管理法规（PR），该法规于2007年1月26日正式生效，从而确立了欧盟儿科药品注册审评的制度框架基础[1]。此后，欧盟陆续发布了一系列儿科药品研发的指导原则，对儿科药品注册程序及科学研究要求制定了详细的指导和技术支持，指导制药公司进行儿科药品的研发注册工作，回答企业相关研究设计和实施的具体科研问题，能满足制药企业异常复杂且变化多样的法规须求[2]。

3.7.2　EMA成立专门的审评机构———儿科药品委员会

根据法规，2007年欧盟EMA设立了专门负责审评PIP的PDCO，与EMA

---

[1]　European Medicines Agency.The European paediatric initiative：History of the Paediatric Regulation [EB/OL]. [2007-07-11].http：//www.ema.europa.eu/docs/en_GB/document_library/Other/2009/09/WC500003693.pdf.

[2]　Jochen Zisowsky, Andreas Krause, Jasper Dingemanse.Drug Development for Pediatric Population：Regulatory Aspects [J].Pharmaceutics, 2010, 2（4）：364-388.

其他委员会特别是CHMP及其技术建议工作组，就儿科用药问题开展交流[Reg.（EC）No. 1901/2006第3条]。由于儿科研究与其他研究相比差别很大，许多流程和科学性的考虑（如年龄分布、剂量选择、PK样品、儿科剂型）都是不可缺少的，这对于药物研究团队是非同寻常的挑战。儿科药品委员会的成立有利于提高欧盟儿科药品研究的科学性及有效性。这个专业审评机构负责对儿科药品进行监管，可以更有效地保障儿科用药的权益。

3.7.3 出台支持企业研发的有效措施

为了提高欧盟儿科药品注册的科学性及研发的成功率，欧盟对儿科药品注册制定了有力的支持措施。首先，儿科药品委员会为申请人提供无偿的PIP设计和操作建议，为药品审评部门提供建议，包括该药品是否完全按照PIP的要求完成了儿科研究，以及在儿科上应用的质量、安全性和有效性等[Reg.（EC）No. 1901/2006第6条]。其次，为欧盟将通过欧共体框架计划或其他的欧共体组织提供资助，包括对没有（或已失去）专利保护或其他独占保护的儿科药品研究提供资助。再次，建立欧洲儿科临床试验共享网络，加强儿科药品临床研究协助，避免不必要的临床研究，更大程度地保证儿科人群的权益。这些支持措施，对推动制药企业进行儿科药品的研究起到积极作用。

3.7.4 欧盟儿科药品注册管理的基本制度框架

欧盟儿科药品管理法规和大量的指导性文件共同构成了欧盟儿科药品的管理制度框架。

（1）要求申请新药时必须提交儿科用药研究计划（PIP）

自2008年7月26日起，申请新药必须提交PIP计划；自2009年1月26日起，申请新适应证、新剂型和新给药途径等，在提交MAA前，必须提交PIP计划或提出豁免/推迟PIP计划的申请[Reg.（EC）No. 1901/2006第15条]。儿科研究计划是申办者为取得必要的儿科临床试验数据和通过儿科上市批准所制定的药物研究和开发的方案，目的是要保证对儿科有潜在治疗价值药物的开发[Reg.（EC）No. 1901/2006第2（2）条]。

（2）为儿科药品提供新的上市许可批准程序

按照欧盟法规要求，药品在欧盟获得上市许可主要通过三种途径：集中审评程序、相互认可程序（MRP）和成员国程序[1]。为促进和鼓励对没有（或失去）专利保护或其他独占保护的已批准儿科药品的研究，欧盟儿科药品管理法规提供了一种新的批准方式：儿科使用上市许可（PUMA），特别适用于儿科专用药品。PUMA采用集中许可程序，享受独立的数据保护，产品可沿用原有的商品名，但须要在商品名上角标注在蓝色星号内的蓝色字母"P"，只以儿科适应证上市。对于PUMA申请，EMA将提供免费科学咨询[2]［Reg.（EC）No. 1901/2006序言（15）］。在PUMA中必须包含一份PIP，根据批准的PIP要求完成儿科研究数据，以及支持该药品在儿科上应用的合适的给药剂量、剂型和给药途径的数据。这些数据可以亲自做试验获得，也可以引用公开发表的文献和欧盟已经批准上市药品提交的试验数据［Reg.（EC）No. 1901/2006第30条］。

（3）增加药品信息中关于儿科用药信息的透明度

法规规定，药品信息中需包含儿科研究结果，涉及PIP的状态、豁免及延期等信息（删掉商业机密后），并向公众发布；儿科临床试验数据库资料、结果与以往研究的情况，均要进入欧盟临床研究数据库。这些增加信息透明度的要求，为医护人员和患者提供更多的儿科用药安全信息。

（4）处罚和通报［Reg.（EC）No. 1901/2006第49条］

成员国应制定出违反Reg.（EC）No. 536/2014或其执行措施规定的相应的处罚，欧盟委员会应公布违反Reg.（EC）No. 536/2014或其执行措施规定的任何人的名单，以及经济处罚的金额和原因。

3.7.5 欧盟儿科药品临床试验指南

在儿童中进行药品的临床试验是个难题。在儿童中进行一项对照试验涉及某些技术和伦理问题，而这些问题在成人中并非如此重要。现就我国CDE发布的一篇有关欧盟儿童药品临床试验指南作简要介绍[3]。

（1）科学原因

基于生理学和病理学观点，儿童不能被认为是年龄小的成人，因为儿童

---

[1] 翁新愚. 欧盟的药品注册管理［J］. 国外医学中医中药分册，2003，25（4）：195-196.

[2] 杨莉，罗纯，陈晶. 儿科独占制度研究（二）［J］. 中国新药杂志，2009，18（9）：773-777.

[3] CDE，欧盟有关药品儿童临床试验指南介绍［EB/OL］，2005-08-05/2016-07-22. http://www.cde.org.cn/dzkw.do?method=largePage&id=1602

与成人的药代不同、药效学反应不同、器官功能的发育程度不同，有特定的病理学（儿童所患疾病所需药品可能不同于成人，如酶的异常经常首先出现于儿童期）。由于这些原因，在很大程度上许多药品对儿童的作用会与成人迥异，甚至剂量均按体重和体表面积计算也是如此。因此药品的成人用药经验不能正确预测儿童用药的最小有效剂量、最大耐受剂量、治疗作用或者不良反应。

（2）伦理学

在儿童中进行临床试验的问题主要是制造商对实施这些研究所负的伦理学责任，使儿童用药风险和效益的平衡能被清楚地理解。

（3）按照年龄和成熟度对儿童进行分类

欧盟按照年龄和成熟度对儿童进行分类，可分为4种：新生儿（出生~1个月）、婴幼儿和初学走路的儿童（1个月~2岁）、儿童（2岁~12岁）、青少年（12岁~18岁）。

（4）其他

如技术操作的要求［进行儿童临床试验的目的、特点（药代研究设计、临床研究涉设计）等］，这里不再赘述。

3.8　简化注册申请

3.8.1　欧盟药品注册制度

（1）仿制药界定

"参照药品"是指根据Dir. 2001/83/EC第6条获得上市许可的药品，并符合第8条（提交资料）的规定；"仿制药品"指与参照药品具有相同药物剂型，其活性物质的定性和定量组分相同，且在生物利用度研究中证明与参照药品具有生物等效性的药品。活性物质中盐类、酯类、异构体、异构体混合物、复合物或衍生物虽有差异，但除非它们在安全性和（或）疗效的属性上存在重大差异，否则应被视为具有相同的活性物质。在存在重大差异的情况下，申请人必须提供证明活性物质中盐类、酯类、异构体、异构体混合物、复合物或衍生物的不同安全性和（或）疗效的相关信息。不同形态的常释口服药物制剂，应被视为同样的、同一的药物制剂［Dir. 2001/83/EC第10（M4）（2）条］。

（2）仿制药的上市许可申请可豁免BA/BE研究

如果申请人能证明仿制药物符合相应具体指南中规定的相关基准（4.3.10.2），

则可不必开展生物利用度研究［Dir. 2001/83/EC第10（M4）（2）条］。

（3）仿制药的上市许可申请需做临床试验的情况

当药品不符合本条关于"仿制药"的定义，或不能通过生物利用度研究（BA）证明其生物等效性（BE），或活性物质改变的情况下，须提交药物的治疗适应证、规格、药物剂型或给药途径、与参照药物的比较、适宜的药物临床前试验或临床试验结果［Dir. 2001/83/EC第10（M4）（3）条］。

当与参照药物类似的某一生物药品，特别是因为和原料有关的差异，或由于生物药品和参照生物药物生产过程的差异，不能满足仿制药定义所需的条件时，需提供在这些条件下相应的临床前试验和临床试验结果。提供补充数据的类型和数量需与附录Ⅰ和其他具体指南中的相关基准相符合。无需提供来自参照药物档案中的其他试验和试验结果［Dir. 2001/83/EC第10（M4）（4）条］。

除本条第1段规定的之外，当申请是为了一个已广为接受的物质申请新适应证时，如果针对新适应证开展了具有显著意义的临床前或临床研究，则还应单独给予一年的专属数据保护期［Dir. 2001/83/EC第10（M4）（5）条］。

3.8.2 生物等效性研究（BE）

在生物等效性研究中使用的试验品必须按照GMP法规，包括EudraLex卷4准备。在EU/EEA进行的BE试验，依照Dir. 2001/20/EC开展［由此推测，应按照Reg.（EC）No. 536/2014开展］。在EU/EEA外开展用于EU/EEA的MAA的BE试验，须符合Dir. 2001/83/EC附件Ⅰ的标准。企业还可以通过EMA申请"CHMP科学性建议"，关于现有指南里缺少的特定的问题。

4 临床试验责任主体与法律责任 ||||||||||||||||||||||||||||||||||||||||||||

4.1 申办者和研究者

4.1.1 申办者

"申办者"是指发起一项临床试验，并对该试验的启动、管理和资金筹措负责的个人、公司、机构或组织［Reg.（EC）No. 536/2014第2（14）条］。"研究者手册"是指对关于试验用药品或与该产品研究相关的产品或人用药品的已有临床和非临床资料的汇编［Reg.（EC）No. 536/2014第2（23）条］。

（1）申办者组成条件

临床试验可有一个或多个申办者。任何申办者可以用书面合同委托个人、公司、机构或组织。这种授权不得妨碍申办者责任，特别是关于受试者临床试验的安全性和产生数据的可靠性和稳健性。研究者和申办者可以是同一个人［Reg.（EC）No. 536/2014第71条］。

联合申办：在不违反Reg.（EU）No. 536/2014第74条的前提下，一项临床试验可以有多个申办者，除非申办者决定在书面合同中另行设定各自的责任，所有申办者均应承担Reg.（EC）No. 536/2014为申办者设定的责任。凡合同没有列明既定的责任由哪个申办者承担的，所有申办者均应承担责任。所须明确的责任有：①由一名申办者负责履行CTA申请中的申办者义务；②由一名申办者负责作为联络点，用于接收受试者、研究者和任何相关成员国与临床试验有关的疑问，并给予回复；③由一名申办者负责按照第77条的要求（成员国采取的纠正措施）采取措施［Reg.（EC）No. 536/2014第72条］。

（2）申办者职责

A. 监查（monitoring）［Reg.（EC）No 536/2014第48条］

为了充分保障受试者的权利、安全和福祉，保证报告数据的可靠性和稳定性，保证临床试验遵守Reg.（EC）No. 536/2014的要求，申办人应当充分监查临床试验行为。为决定监查的程度和方式，申办者应基于对临床试验所有特点的考虑进行审评，需要考虑的特点包括：①临床试验是否是低干预度临床试验；②临床试验的目标和方法论；以及③干预偏离常规临床实践的程度。

B. 严重违规报告

对严重违反Reg.（EC）No. 536/2014的行为或严重违反当时适用的试验方案版本的行为，申办者应当通过欧盟门户网站通知相关成员国，不得不当迟延，自申办者知悉该违反方案行为之日起，不得超过7天。就本条的目标而言，"严重违规行为"是指，违规行为很可能对受试者的安全和权利或临床试验产生的数据的可靠性和稳健性，产生重大影响［Reg.（EC）No. 536/2014第52条］。

C. 与受试者安全相关的其他报告义务

对影响临床试验风险-效益平衡的所有非预期事件，申办者应通过欧盟门户网站通知相关成员国，这并不是第42条提到的非预期严重不良反应。该通知不得不当迟延，自申办者知悉该事件之日起，最迟不得超过15天。申办者应通过欧盟门户网站，向相关成员国提交第三国当局与临床试验相关的所有检验报告。当相关成员国提出要求时，申办者应当根据要求中明确的某种欧盟官方语言，提交报告或其摘要的翻译［Reg.（EC）No. 536/2014第53条］。

D. 采取紧急安全措施

如果非预期的事件很可能会严重影响风险-效益平衡，申办者和研究者应采取适当的紧急安全措施以保护受试者。申办者应通过欧盟门户网站通知相关成员国这一事件及采取的措施。该通知的做出不得不当迟延，自采取措施之日起，最迟不得超过7天［Reg.（EC）No. 536/2014第54条］。

E. 提供研究者手册

申办者应当向研究者提供研究者手册。在新的相关安全信息可获得时，应当更新研究者手册，且申办者应每年至少审查一次研究者手册［Reg.（EC）No. 536/2014第55条］。

F. 申办者在欧盟的法定代理人（legal representative）

①凡临床试验的申办者在欧盟境外，申办者应确保由欧盟境内的自然人（a natural person）或法人（a legal person）作为其法定代理人。这位法定代理人应负责确保申办者遵守Reg.（EC）No. 536/2014定的义务，并应作为Reg.（EC）No. 536/2014规定的与申办者联系的收件人（addressee）。与法定代理人的任何联系应视为与申办者的联系。②对于仅在成员国本国领土上，或在本国和第三国领土上进行的临床试验，成员国可以选择不适用前述情况，条件是成员国确保申办者就该临床试验确定至少一名位于本国的联系人，作为Reg.（EC）No. 536/2014规定的与申办者联系的收件人。③对于在一个以上成员国进行的临床试验，所有成员国可以选择不适用第1段，条件是成员国确保申办者就该临床试验确定至少一名在欧盟境内的联系人，作为Reg.（EC）No. 536/2014规定的与申办者联系的收件人［Reg.（EC）No. 536/2014第74条］。

4.1.2 研究者

"研究者"（investigator）是指在临床试验机构负责开展临床试验的个人［Reg.（EC）No. 536/2014第2（15）条］。

研究者资质：研究者应当是一名成员国法律界定的医生，或者伴随一名因具备必要的科学知识和护理患者的经验，而在相关成员国中被认为具有研究者资质的专业人士。参与实施临床试验的其他人，应通过教育、培训和经验传授使其具有完成任务的适当资质［Reg.（EC）No. 536/2014第49条］。

"主要研究者"（PI）是指，在临床试验机构进行临床试验的研究者团队中，负有领导责任的研究者［Reg.（EC）No. 536/2014第2（16）条］。主要研究者的职责：应确保在临床试验地点进行的临床试验符合Reg.（EC）No. 536/2014的要求，在临床试验地点，主要研究者应通过不影响受试者的安全和临床试验产生的数据的可靠性和稳健性的方式，来分配研究者团队成员间的任务［Reg.（EC）No. 536/2014第73条］。

4.1.3 申办者和研究者共同责任

（1）保证临床试验按照标准实施

实施临床试验的申办者和研究者应确保临床试验遵守试验方案和GCP的原则。在不违反其他欧盟法律条款或欧盟委员会指南的前提下，申办者和研究者在编制适用Reg.（EC）No. 536/2014的试验方案时，也应适当考虑质量标准和遵照ICH关于GCP的指南［Reg.（EC）No. 536/2014第47条］。

（2）信息的记录、加工、处理和存储

研究者或者申办者应将所有临床试验信息应予以记录、加工、处理和存储，通过这样的方式可以将信息用于精确地报告、解释和确认，同时需要根据可适用的个人数据保护法律，对受试者的个人记录和数据予以保密。采取适当的技术和组织措施对信息和个人数据予以保护，以防止未经授权使用或非法获取、披露、传播、更改、破坏或意外丢失，在处理过程包括网络传输时尤其如此［Reg.（EC）No. 536/2014第56条］。

（3）临床试验的主文件的保存

申办者和研究者应保存临床试验主文件。考虑到临床试验的所有特性，尤其包括临床试验是否是低干预度的，临床试验主文件应始终包括与该临床试验相关的必要文档，以准许核实临床试验行为和所产生的数据的质量。对于成员国而言，这些文件应易于获得，并可依要求直接可及。如果有正当理由证明是研究者和申办者的职责性质不同所致，那么，研究者留存的临床试验主文件和申办者留存的主文件可能有不同内容［Reg.（EC）No. 536/2014第57条］。

临床试验主文件的存档：除非其他欧盟法律要求存档更长的时间，申办者和研究者应在临床试验结束后将临床试验的主文件的内容至少存档25年。但是，受试者的医疗档案应按照成员国法律的要求存档。临床试验主文件的内容的存档方式，应确保其对于主管当局是易于获得的，并可根据要求使用的。临床试验主文件内容的所有权的任何转让都应以文件记录。新的所有权人需承担本条规定的所有责任。申办者应在其组织内任命专人来负责档案。档案查阅仅限于这些被任命的人。用于临床试验主文件内容存档的媒介，应当足以使内容在25年内始终保持完整和清晰可辨。任何对临床试验主文件内容的改动应是可追溯的［Reg.（EC）No. 536/2014第58条］。

（4）法律责任

本章规定不影响申办者、研究者，或申办者已经委托的个人承担民事或刑事法律责任[Reg.（EC）No. 536/2014第75条]。申办者和研究者的职责如表3-8所示。

表3-8   Reg.（EC）No 536/2014 关于申办者和研究者职责

主体	条款	责任	注意事项
申办者	第4~24条	申请CTA，并履行补充资料等义务	—
	第36~39	临床试验过程信息通知	遵守相应时限
	第40、42、43条	临床试验语境下的安全报告	遵守相应时限
	第47条	确保临床试验遵守试验方案和GCP原则	—
	第48条	检查（monitoring）：充分监查临床试验行为	—
	第52条	严重违规报告：可能对受试者安全/权利和临床试验数据的可靠性/稳健性，产生重大影响	7日内上报EU和CMS
	第53条	与受试者安全相关的其他报告义务（非第42条的非预期严重不良反应）	15日内通知相关成员国
	第53条	与临床试验相关的所有检验报告	通过欧盟门户网站，向CMS提交
	第54条	紧急安全措施	7天内通知CMS
	第55条	向研究者提供、更新并每年审查研究者手册	—
	第56条	信息的记录、加工、处理和存储	—
	第57、58条	保存临床试验的主文件	保存25年
	第62条	提供试验用药品符合GMP要求的证明	—

续表

主体	条款	责任	注意事项
研究者	第41条	向申办者报告不良事件和严重不良事件	遵守相应时限
	第47条	确保临床试验遵守试验方案和良好的临床实践	—
	第49条	资质；成员国法律界定的医生或专业人士	—
	第54条	紧急安全措施	—
	第56条	临床试验信息的记录、加工、处理和存储	—
	第57、58条	保存临床试验的主文件	保存25年
实施CT的其他人	第49条	资质：应通过教育、培训和经验传授使其具有完成任务的适当资质	—
质量授权人QP	第62条	确保生产/进口到EU的每一批试验用药品都符合GMP要求，并证明所述要求	—

4.2 成员国对临床试验的监管责任

临床试验的审评与实施发生在成员国层面，欧盟对各成员进行宏观上的管控。新法规对各成员国在临床试验中应负的责任与义务做了详细规定，主要有：制定适用于违反Reg.（EC）No. 536/2014行为的处罚规则、建立受试者的损害赔偿体系、成员国对临床试验采取的纠正措施（争议解决机制）、成员国对临床试验进行的检查。

4.2.1 设定临床试验违法处罚措施

成员国应该制定适用于违反Reg.（EC）No. 536/2014行为的处罚措施，并采取一切必要措施确保实施这些处罚规则。所规定的处罚应当是有效的、合比例的、劝诫的，适用于以下违反行为：①不遵守Reg.（EC）No. 536/2014设定的向欧盟数据库提交意在公开可获得信息的条款。②不遵守Reg.（EC）No. 536/2014设定的受试者安全条款［Reg.（EC）No. 536/2014第94条］。

4.2.2 建立损害赔偿体系

　　成员国应该确保建立受试者的损害赔偿体系，以保险、保证或有同等目标的类似安排的形式，对受试者因在本国领土内参与临床试验导致的损害进行赔偿，赔偿额度应与风险的性质和程度相适应。在进行临床试验时，申办和研究者应该以适合该成员国的形式使用上述提到的体系。对于低干预度临床试验，成员国不得要求申办者增加使用上述提到的体系，如果在成员国领土内，根据特定试验方案使用试验用药品导致受试者承受某种可能的损害，那么应该用成员国已有的可适用的赔偿体系来涵盖［Reg.（EC）No. 536/2014第76条］。

4.2.3 临床试验的撤销、中止与争议解决

　　当成员国有正当理由认为，临床试验不再符合Reg.（EC）No. 536/2014设定的要求，它可以在其领土内采取以下措施：①撤销对临床试验的批准；②中止临床试验；③要求申办人对临床试验的某些方面予以修正。除非需要立即采取行动，成员国在采取上述所提到的行动之前，应询问申办者和（或）研究者的意见。该意见应在7天之内提交。在采取上述措施之后，相关成员国必须立刻通过欧盟门户网站通知所有相关成员国，并且可以咨询其他相关成员国［Reg.（EC）No. 536/2014第77条］。

4.2.4 临床试验的成员国检查及检查报告

　　"药物临床试验质量管理规范"（GCP）是指，对于临床试验方案的设计、进行、实施、监查、稽查、记录、分析和报告，所设定的一系列具体的伦理和科学质量要求，以保证受试者的权利、安全和福祉得到保护，临床试验中生成的数据具有可信性和稳健性［Reg.（EC）No. 536/2014第2（30）条］。"检查"（inspection）是指，主管部门对一项临床试验的文件、设施、记录、质量保证协议及主管部门认为与临床试验有关的任何其他资源，进行官方审阅，检查可以在临床试验机构、申办者所在地和（或）合同研究组织（CRO）所在地进行，也可以在主管部门认为适于检查的其他设施所在地进行［Reg.（EC）No. 536/2014第2（31）条］。

　　（1）成员国检查

　　成员国应任命检查员来检查，以监督Reg.（EC）No. 536/2014的遵守情

况。成员国应确保检查员具有充分的资质，经过充分的训练。在检查发生地，检查应由成员国进行。对于在一个以上成员国进行的一个或多个临床试验，当一个相关成员国意在对本国或第三国进行检查，该成员国应通过欧盟门户网站通知另一相关成员国、欧盟委员会和EMA，并应在检查之后告知它们得出的结论。如果有费用，可以免除对非商业申办者的检查费用。为了有效地利用可用资源，避免重复，欧洲药品局应该协调相关成员国在对成员国和第三国的检查中的合作。检查程序应该在（EC）726/2004号法规的上市许可申请框架下进行。负责检查的成员国应该出具检查报告。成员国应当使被检查的组织和相关临床试验的申办者可以获得该检查报告，并且通过欧盟门户网站提交该检查报告［Reg.（EC）No. 536/2014第78条］。

（2）检查报告

欧盟发布的指南[1]，明确了检查报告（IR）的格式和内容。GCP检查报告由NCA执行，检查时间可能发生在以下情况：①临床试验开展之前、之时、之后；②作为MAA的一部分；③作为许可批准的后续工作。

NCA可选择在每次现场检查之后出具单独报告，也可以在检查完所有site之后出具一份总体报告。如，一个成员国的多中心现场检查，就可以采取发布一份总体报告的形式（如各机构之间的相关研究者和CRO现场的系统检查等）。

（a）IR的内容和格式：IR须能反映EudraLex第十卷"Guidance for the conduct of GCP inspections"的检查过程。审评检查对象是否符合国际和欧盟法律的要求，包括GCP、伦理和科学标准。对所记录/提交的数据的审评也在检查范围。应记录任何主要和重大偏倚。IR应为书面文件。以下几点必须呈现在IR上：①行政信息：检查的对象、地点、时间、人物。②检查的参考文本和文件。③数据的处理和分析报告，包括纳入和排除的数据。④检查过程中审查的文件，包括变更开展的原始文件的概要。⑤适用于欧盟法律法规和GCP原则的合规性/不合规。⑥检查过程中被检查人及其他相关方（如研究者、申办者、申请人）做出的评论，及评论是否收到，评论被认可与否。上述评论被审查后都应包含在IR的附录里。

---

[1] GUIDANCE FOR THE PREPARATION OF GOOD CLINICAL PRACTICE INSPECTION REPORTS（Version：28 May 2008），http：//ec.europa.eu/enterprise/pharmaceuticals/eudralex/vol10_en.htm

上述这些项目都应该在IR里得到体现，还包括已被界定的轻微、主要、严重偏倚。每一项偏倚（严重或主要偏倚）的发现，要求需引用合适的参考性的法律，以便于识别不合规。

对显著偏倚的审评必须包含在IR里。对于试验的开展、记录、报告是否符合GCP原则的总体结论也要体现在IR里。如果涉及上市许可或已结束的临床试验的检查，需要给出一份关于试验数据的质量是否可用于MAA使用的推荐信。一些检查员也许非常关注临床试验各个阶段中患者的安全或权益，也许不会涉及上市许可的审评，或者在此次检查之后几年才涉及上市许可的审评。

（b）IR的准备：如果检查由一个团队开展，则检查员负责人负责IR的准备。按照各成员国程序，IR需有全体检查员/专家的签名或者只有带头检查员一人的签名。在合作检查过程，IR的协议需有证明文件。

根据成员国的检查程序，仅一个人开展检查时，在可能的情况下，IR交给被检查人之前，需由一个同事或上级检查IR以确保IR质量。初步IR需在完成检查后指定的时间里（如20~30个工作日）发送给被检查人。

检查者应考虑来自被检查者的答复，并将其写进IR（如作为附录），是否接受这些评论及对初始检查的发现有何影响。IR的答复可写进与IR相关文件中。

（c）IR的递交：根据各国法律和检查的目的，IR需递交给被检查者和申办者。如果需要（如诉讼请求），IR也可以递交法院或其他权威机构。按照各国法律的不同，在上市许可申请注册过程，IR可以随着MAA一起递交，或由申办者提交。

（3）欧盟临床试验GCP检查绩效分析

1997年依据法规（EC）No.726/2004第57条建立GCP检查工作组（GCP IWG）负责协调欧盟水平的GCP活动以及相关规定，同时与CHMP、CVMP、CMDh、PhV IWG、GMP/CDP IWG或其他部门进行交流[1]。

（a）人用药品委员会（CHMP）要求的检查：2014年CHMP要求进行66次GCP检查，由欧盟成员国的检查员开展研究57项，数量的差异是因为2013年后三个月提出的检查要求在2014年执行，而2014年后三个月提出的检查要求

---

[1]　EMA. Annual report of the Good Clinical Practice Inspectors Working Group 2014[R/OL].（2015-07-02）[2016-05-13]. http：//www.ema.europa.eu/docs/en_GB/document_library/Annual_report/2015/07/WC500189186.pdf.

在2015年执行。2014年的检查在欧洲开展的数量最多，占33.3%，其次是美国（图3-7）。

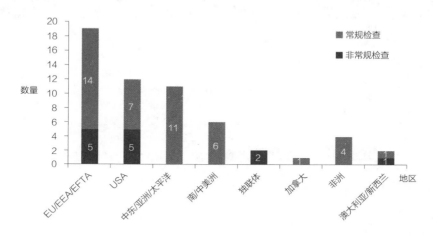

图 3-7　按照 CHMP 要求，各地区开展的 GCP 检查

2014年CHMP要求的GCP检查发现的缺陷主要集中在一般项目中，共发现309项，其中严重缺陷占1.94%，其次是试验管理（申办方）方面的缺陷，严重缺陷占8.33%。各个监察类别的缺陷大多数是微小缺陷，占比较高（表3-9）。

表3-9　CHMP要求的GCP检查中三个主要类别的缺陷

缺陷分类	缺陷子分类	检查程度			总计
		严重缺陷	重大缺陷	微小缺陷	
一般	合同	1	8	8	17
	数据直接权限	0	2	2	4
	重要文件	4	42	73	119
	设备	0	2	7	9
	组织和人员	0	7	18	25
	资质/培训	0	12	21	33
	SOP	1	22	22	45
	源文件	0	21	36	57
一般总计		6	116	187	309

续表

缺陷分类	缺陷子分类	检查程度			总计
		严重缺陷	重大缺陷	微小缺陷	
试验管理（申办方）	审计	0	6	1	7
	CSR	0	17	10	27
	数据管理	4	28	17	49
	文件控制	0	4	6	10
	监察	6	20	17	43
	方案/CRF/日常/问题设计	2	7	7	16
	统计分析	1	3	0	4
试验管理（申办方）总计	13	85	58	156	
试验机构	遵守试验方案（评估有效性）	0	0	1	1
	遵守试验方案（其他）	1	4	5	10
	遵守试验方案（安全性报告）	1	8	8	17
	遵守试验方案（选择标准）	0	9	1	10
试验机构管理总计	3	30	34	67	
合计	22	231	279	532	

注：SOP：标准操作规程；CSR：临床试验报告；CRF：临床试验报告表

（b）成员国项目下的GCP检查：CHMP要求的GCP检查仅占全部检查的一小部分，许多其他检查都会作为成员国研究项目的一部分展开，例如欧洲临床试验实施监督检查以及上市许可申请检查。2014年欧盟成员国的监察员进行成员国项目下的GCP检查共计363项，其中在欧盟或欧洲经济区进行的研究占82.64%，北美地区16项，其他国家47项。大多数检查针对临床试验研究者开展，共计251项，针对申办方、CRO、试验室的检查分别是41项、38项和12项。检查结果发现，170项临床试验没有严重缺陷，却有一个或多个重大缺陷，82项研究既没有严重缺陷，也没有重大缺陷，58项研究存在一个或多个严重缺陷（图3-8）。

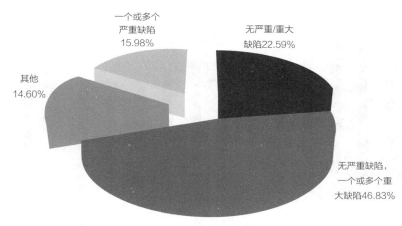

图 3-8　检查结果中严重缺陷和重大缺陷情况

（c）FDA-EMA GCP检查联合行动：药品研发的全球趋势日益明显。越来越多递交到欧盟药品管理局支持MAA的临床试验，也向FDA递交了新药申请（NDAs）和生物制品授权申请（BLAs）。2007年，递交到CDER的申请中超过60%包括其他国家研究机构的信息[1]。无论是美国的还是欧洲的监管当局都应该保证在该地区开展的临床试验符合方案或研究计划。伴随临床研究全球化趋势而来的是检查资源的限制，2000～2014年，FDA对国外研究者的检查呈现递增趋势[2]（图3-9），2005～2012年EMA检查的80812个临床试验机构分布在107个国家，在欧洲的试验仅占37.1%。监管人员如果能够在GCP检查或实施信息交换方面进行合作，检查资源将得到更有效地利用，申办方也可以在其中起到促进作用。

[1]　Kassa Ayalew. FDA Perspective on International Clinical Trial[EB/OL]. (2013-12-12) [2016-05-13]. http：//www.fda.gov/downloads/Training/ClinicalInvestigatorTrainingCourse/UCM378499.pdf.

[2]　Ni A. Khin. Food and Drug Administration Collaboration with European Medicines Agency：Good Clinical Practice Initiative [EB/OL]. (2014-06-23) [2016-05-13]. http：//www.fda.gov/downloads/AboutFDA/CentersOffices/OfficeofMedicalProductsandTobacco/CDER/UCM420103.pdf.

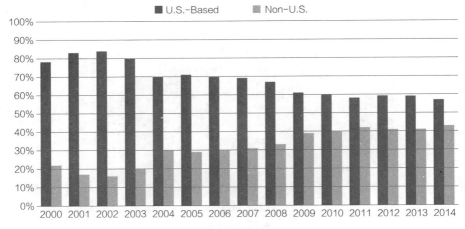

图 3-9　2000 ~ 2014 年 FDA 对国内外研究者的检查占比
数据来源：FDA

　　2009年7月FDA与EMA发布GCP检查联合行动[1]。这次联合行动的目的有三个，第一是进行GCP相关的信息交换，包括科学意见申请、孤儿药临床设计、儿科研究计划、上市许可及上市后许可活动相关的公共健康获益；同时广泛公布试验及试验机构的选择，提升检查的覆盖率以及交流的效率，及时交流检查结果和潜在影响。第二是进行联合GCP检查，EMA与FDA之间通过信息、经验及检查程序的共享，对GCP检查程序建立共同认识，提高检查效率，强化检查技术及程序。第三是共享对GCP信息的理解，通过GCP相关的法规、法律指南文件、意见书、政策文件等进行分享，进一步总结临床研究程序更加规范的操作[2]。

　　FDA与EMA之间的合作提高了双方的检查效率。同一临床试验，若EMA的检查报告显示没有严重问题，FDA可能不会对同一家机构重复检查，而是检查其他机构，拓宽了检查的覆盖面。如果EMA检查发现严重问题，FDA将重复检查这一试验机构，或者利用检查信息选择其他机构。

[1]　EMA. Collaboration with the Food and Drug Administration [EB/OL]. [2016-02-02] . http：//www.ema.europa.eu/ema/index.jsp?curl=pages/regulation/general/general_content_000072.jsp.

[2]　EMA. EMEA-FDA GCP Initiative [EB/OL]. （2009-07-31）[2016-05-13]. http：//www.ema.europa.eu/docs/en_GB/document_library/Other/2009/12/WC500016820.pdf.

4.3 成员国之间的合作

新法规建议成员国之间的临床试验的合作机制作应有：建立国家联络点、EMA和欧盟委员会的支持、由国家联络点组成的临床试验协调和咨询小组这3个组织。

4.3.1 国家联络点

为便于CTA申请及实质性修正申请设定的程序运转，每个成员国应指定一个国家联络点。每个成员国应当告知欧盟委员会这些联络点。欧盟委员会应发布国家联络点的清单［Reg.（EC）No. 536/2014第83条］。

4.3.2 EMA和欧盟委员会的支持

根据Reg.（EC）No. 536/2014实施过程中获得的经验，在Reg.（EC）No. 536/2014第Ⅱ、Ⅲ章有关CTA申请及修正申请设定的批准程序框架下，EMA通过维护和更新欧盟门户网站和欧盟数据库，来支持成员国合作的运转。欧盟委员会应该支持第44条第2段有关临床试验语境下的安全性报告的成员国审评提到的成员国合作的运转［Reg.（EC）No. 536/2014第84条］。

4.3.3 临床试验协调和咨询小组

临床试验协调和咨询小组（CTAG）由上述提到的国家联络点组成的临床试验协调和咨询小组。临床试验协调和咨询小组有以下任务：①实施Reg.（EC）No. 536/2014获得的经验，支持成员国与欧盟委员会之间的信息交流；②第84条第2段（上）提到的支持，协助欧盟委员会；③报告成员国的选择标准准备建议［Reg.（EC）No. 536/2014第85（1）条］。

临床试验协助和咨询小组应由欧盟委员会的一名代表担任主席。临床试验协助和咨询小组应该定期会晤，或在必要时，应欧盟委员会或者成员国的要求进行会晤。应按照欧盟委员会或者成员国的要求安排会议议程。秘书处由欧盟委员会提供。临床试验协调和咨询小组应拟定程序性规则。该程序性规则应予以公开［Reg.（EC）No. 536/2014第85（2）条］。

5 其他规定 ||||||||||||||||||||||||||||||||||||||||||||||||||||||||||||||||||||||||||||||||||||||||||||||||||||||||||||||||

5.1 成员国对新法规中设定的监管项目收取费用

Reg.（EC）No. 536/2014不影响成员国对Reg.（EC）No. 536/2014中设定的监管项目进行收费，前提是这些监管项目的费用水平是基于收回成本的原则，并且以透明的方式设定。成员国可以对非商业性的临床试验减免费用[Reg.（EC）No. 536/2014第86条]。

各成员国一事一结：对于"CTA申请和实质性修正申请"提到的审评，成员国不得要求向参与审评的不同组织重复付费[Reg.（EC）No. 536/2014第87条]。

试验用药品、其他产品和程序，受试者免费：除非相关成员国的法律另行规定，在不影响成员国制定卫生政策，以及组织和提供卫生服务及医疗护理的权限的前提下，试验方案特别要求使用的试验用药品、辅助药品、用于给药的医疗器械和程序的费用，均不得由受试者承担[Reg.（EC）No. 536/2014第92条]。

5.2 临床试验数据库和信息公开

一般而言，当药品获批上市许可，或完成了上市许可程序，或撤回了上市许可申请时，临床研究报告中所包含的数据，都不应被视为商业秘密。此外，一般而言，临床试验的主要特征、临床试验审评报告第一部分的结论、批准进行临床试验的决定、对临床试验的实质性修正，以及包括暂停和早期终止临床试验理由在内的临床试验结果，都不应被认为是保密的[Reg.（EC）No. 536/2014序言（68）条]。

2001年，欧盟发布的Dir. 2001/20/EC第11条提出要建立临床试验数据库，成为促成欧盟临床试验数据库创建的首个法律文件。2004年5月1日，欧盟临床试验数据库建成，但当时为保密数据库，其中数据并不公开。于2004年和2006年，欧盟先后发布Reg.（EC）No. 726/2004和Paediatric Reg.（EC）No. 1901/2006，两者分别于第57（2）条和第41（2）条进一步阐述了该事宜。于2008年和2009年，上述2个法规文件分别进行修订，形成"2008/C168/02实施指南和2009/C28/01实施指南"，其中修订的内容允许将EudraCT database中的部分信息对公众公开。以上5个文件在EudraCT database和EU CTR的创建和发展过程中发挥了重要作用[1]。

5.2.1 欧盟门户网站（EU portal）

EMA应当与成员国和欧盟委员会合作，建立和维护一个欧盟层面的门户网站（即现在的EU CTR），作为按照Reg.（EC）No. 536/2014提交有关临床试验数据和信息的单一入口。欧盟门户网站应做到技术领先和用户友好，以避免不必要的工作（图3-10）。通过欧盟门户网站提交的数据和资料应存储在欧盟数据库（EU database）中［Reg.（EC）No. 536/2014第80条］。

EU CTR公示的试验范围和信息：包括自2004年5月1日起，所有在欧盟/欧洲经济区（EU/EEA）境内开展的临床试验，以及所有与PIP相关的临床试验。

公众通过EU CTR网站能够实现的功能有：①查询临床试验机构在EU/EEA境内的成人Ⅱ～Ⅳ期临床试验；②查询临床试验机构在或不在EU/EEA境内开展的儿科临床试验（包括试验设计、申办者信息、受试药物信息、治疗领域和试验状态等）；③查询临床试验结果的综述信息（包括2个部分：一是试验结果综述的表格，其中包括试验基本信息、受试者处置、基线特征、试验终点、不良反应等；二是综述附表）；④每次最多可以text格式文件下载50个试验信息[2]。

EU CTR不提供以下信息：①非干预性药物临床试验（如对于上市药物的观察性研究）；②外科手术、医疗器械和精神治疗临床试验的信息；③与某国药品监管机构（NMRA）或成员国监管机构（NCA）的批准文件和相关伦理委员会（Independent Ethics Committee，IEC）审查意见的关联；④所有试验机构均在EU/EEA境外的临床试验信息，除非试验是PIP研究的一部分时，这些试验信息才会在EU CTR展示；⑤网站语言只有英语，不提供其他语言的

---

[1] 王玉珠，王利华，张晓东，等. 欧盟临床试验网站的发展和现状［J］. 中国临床药理学杂志，2014，09：830-832.

[2] EU clinical trial resister，https：//www.clinicaltrialsregister.eu/about.html.

浏览功能和网页内容的展示。

试验状态种类：EU CTR中试验的状态包括已获准、进行中、未批准（伦理未批准）、暂停、重新启动、提早结束、完成、被NCA终止或被NCA要求暂停等。

公开给公众的联系方式：公众通过EU CTR网站查询到某项感兴趣的试验后，可以与网站上公示的相关联系人进行联系和了解。网站以2种方式提供申请人的联系方式，一是某条试验记录中的信息，二是EMA形成的一个申请人列表。EU CTR提供申请人的联系方式是从2011年3月EudraCT数据库V8版启用后增加的一项功能。

EU CTR自建库以来，至2016年6月[1]已经公开了27611项包含在EudraCT的临床试验方案，其中4102项临床试验的受试者年龄在18岁以下。另有18612份关于较大年龄的儿科临床试验［Reg.（EC）No. 1901/2006第45条所规定的年龄范围］。

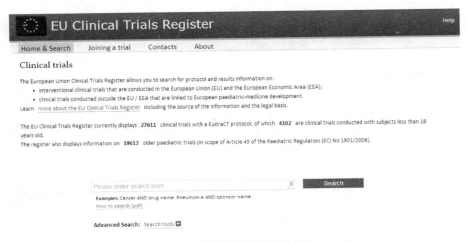

图 3-10 欧盟临床试验注册登记网

5.2.2 欧盟数据库（EU database）

（1）欧盟数据库的建立

EMA应与成员国和欧盟委员会合作，建立和维护一个欧盟层面的欧盟数据库（即EU CTR database）。EMA是欧盟数据库的控制者，负责避免欧盟

---

[1] https://www.clinicaltrialsregister.eu/about.html.

数据库与旧版欧洲临床试验数据库和药物警戒数据库之间不必要的重复。欧盟数据库应包括按照Reg.（EC）No. 536/2014提交的数据和信息。欧盟数据库是通过独特的欧盟试验编号（EU trial number）来识别每个临床试验。申办者在后续提交与临床试验相关的信息或提到该临床试验时，应提及该临床试验的欧盟试验编号［Reg.（EC）No. 536/2014第81（1）条］。

欧盟数据库的建立应使相关成员国的主管当局能够合作，在这种意义上，适用Reg.（EC）No. 536/2014与检索特定临床试验都是必要的。它还应为申办者和有关成员国之间的沟通提供便利，使申办者能参考此前提交的CTA或实质性修正。它还应使欧盟公民能获得药品的临床信息。为此，欧盟数据库中的所有数据应采用易于检索的格式，所有相关的数据应通过欧盟试验编号进行分组，并应为连接欧盟数据库和EMA管理的其他数据库中保存的相关数据和文件，提供超链接［Reg.（EC）No. 536/2014第81（2）条］。

药品目录（Medicinal Product Dictionary）包含在药物警戒数据库（Eudravigilance）中。关于未在欧盟获得上市许可药品的信息，以及未在欧盟被许可作为药品成分的物质的信息，欧盟数据库均应支持记录并提交到药品目录，这对该目录的维护是必要的。为此，也为了使申办者能交叉参考在先的申请，应向未获得上市许可的药品发放欧盟药品编号，也应向未在欧盟被许可作为药品成分的新活性物质发放活性物质编码。这些编号、编码的发放，应在该药品或者活性物质根据Reg.（EC）No. 536/2014初次提交CTA期间或之前。在后续的CTA和实质性修正中均应提及这些编号、编码。为识别药品和活性物质，根据前述提交的数据对药品和活性物质的描述，应符合欧盟标准和国际标准。当试验用药品已获得欧盟的上市许可，和（或）活性物质作为在欧盟获得上市许可的药品成分时，在CTA中应提及相关药品和活性物质的编号、编码［Reg.（EC）No. 536/2014第81（3）条］。

（2）数据保密

除非基于下述某种理由，证明对于其中包括的所有或者部分数据和信息保密是正当的，欧盟数据库应可以公开访问：①根据（EC）No. 45/2001指令保护个人数据；②保护商业机密信息，尤其考虑到药品的上市许可状态，除非披露存在重大公共利益；③保护成员国之间为准备审评报告而进行的保密性沟通；④确保各成员国有效监督临床试验的进行。在不违反上述前提下，除非披露存在重大公共利益，在做出关于临床试验的决定之前，申请资料中的数据不得公开可及。欧盟数据库包括的个人数据，应限于为实现上述第二段的目标所必须的数据。受试者的个人数据不得公开。申办者应当持续更新欧盟数据库的信息，这些信息不符合实质性修改，但与成员国对临床试验的监督相关［Reg.（EC）No. 536/2014第81（4~9）条］。

EMA、欧盟委员会和成员国应当确保，受试者按照Reg.（EC）No. 45/2001和实施Dir. 95/46/EC的国内数据保护立法，可以对其数据行使获得、更正以及拒绝访问的权利。它们应确保受试者可以行使获得与其相关的数据的权利，以及更正或删除不准确或不完整的数据的权利。EMA、欧盟委员会和成员国在各自的职责范围内，应根据可适用的法律，确保删除不准确的和非法获得的数据。更正或删除应尽快实施，从受试者提出请求之日起，最迟不得超过60天［Reg.（EC）No. 536/2014第81（10）条］。

5.2.3 欧盟门户网站和欧盟数据库功能的实现

EMA应同成员国和欧盟委员会合作，拟定欧盟门户网站和欧盟数据库的功能规范以及其实行的时间框架。当EMA管理委员会已证实，欧盟门户网站和欧盟数据库已经实现全部功能，且这些系统符合根据前述拟定的功能规范时，EMA管理委员会应在独立审计报告的基础上通知欧盟委员会。如果欧盟委员会认为前述提到的条件已经得到满足，那么，它应在欧盟官方公报上就这一结果发布公告［Reg.（EC）No. 536/2014第82条］。

据欧盟2015年年度报告阐述，2015年10月EMA的管理委员会通过了将适用于欧盟门户和临床试验数据库的透明度条款，这些条款详述了有关临床试验文件和信息公开发布时的具体规则。公众将能够访问每项临床试验的全面细节，包括试验的主要特征（审评结果信息等）、开始和结束招募受试者、结束日期和实质性的修正信息，该试验结果的总结和通俗语言的总结，通常会在试验结束12个月后公布。另外，在2015年的最后一次会议上，EMA管理委员会批准了欧盟的门户网站和数据库实施的具体时间框架。根据这个时间表，门户网站和数据库将在2017年8月进入独立审计阶段，若该系统审计通过，新法规最迟将于2018年10月正式施行。

6 英国人用药品临床试验法律制度 ||||||||||||||||||||||||||||||||||||||||||

6.1 临床试验监管机构和职能

6.1.1 英国卫生部和英国国家医疗服务体系

英国卫生部（DH）[1]是由28个机构和公共团体组成的部级委员会，负责管理英国的全部卫生服务活动，目的是提高英国的健康和福利水平，使所有人获得更好的健康和照顾。

英国医疗服务体系（NHS）[2]，又称为全民医疗保健系统，创建于1948年7月，是英国卫生部的非部委政府部门。它追求的目标是，不论个人收入多少，只根据不同需要，为人们提供全面的免费医疗服务。在临床试验方面，负责对伦理委员会进行管理，及建立相关的医疗保险机制。在英国开展一项临床试验，研究者必须申请并取得来自伦理委员会对于临床试验积极的评价。

6.1.2 英国药监局

英国药品和健康产品管理局（MHRA，简称药监局）[3]，属于DH的执行机构，与在法律和宪法上与部委控制相独立的非部委政府部门和非部委公共机构存在显著不同的政府机构。在英国开展一项临床试验，申办者必须申请并取得来自MHRA的临床试验许可（CTA）的批准，以及大量的协议/CTA修订。

英国卫生服务体系组织框架见图3-11。

---

[1] GOV.UK, Departments of Health, https://www.gov.uk/government/organisations/department-of-health.

[2] Health and high quality care for all, now and for future generations, https://www.england.nhs.uk/about/.

[3] GOV.UK, Medicines & Healthcare products Regulatory Agency, https://www.gov.uk/government/organisations/medicines-and-healthcare-products-regulatory-agency.

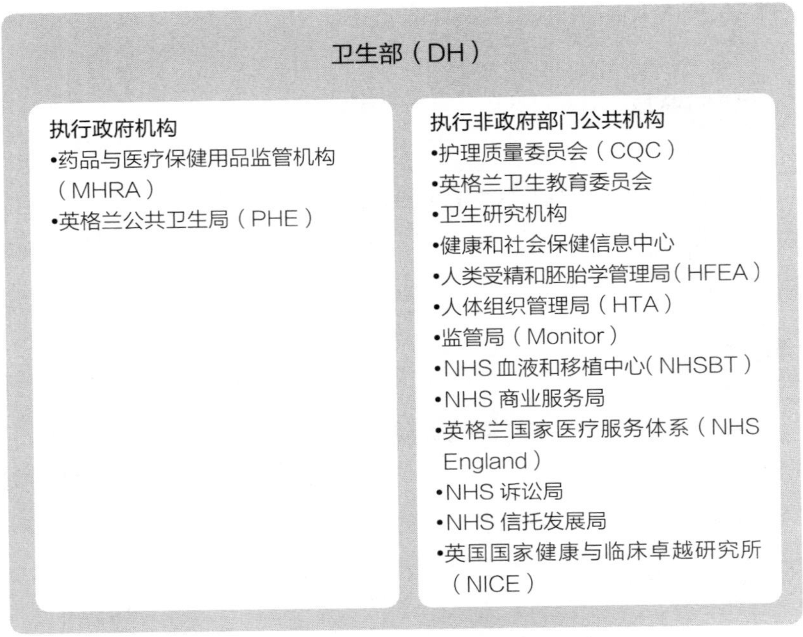

图 3-11　英国卫生服务体系组织框架[1]

6.2 法律框架与修订背景

英国临床试验涉及法律主要有《药品法》（Medicines Act）和临床试验法规（Reg.2004 No.1031）。《英国药品法》颁布于1968年，第Ⅱ部分描述了与临床试验相关的内容。根据Dir. 2001/20/EC引进为国内法的"英国人用药品临床试验法规"于2004年5月通过。

6.3 审评过程（临床试验许可和伦理委员会意见）

《英国药品法》大致规定了一项临床试验的开展须依法批准等原则性条款，CTA申请和审评程序详见Reg.2004 No.1031。

"临床试验"是指由特定种类的一个或多个药品所组成的一项或多项研究：

---

[1]　GOV.UK, Departments, agencies and public bodies, https://www.gov.uk/government/organisations#department-of-health.

由一个或多个医师或牙医指导下进行的一个或多个患者参与的试验，以确定该类药品对患者的疾病是否有效和影响程度［《药品法》第31（1）条］。

任何临床试验或动物试验的申请须经发证机关依法定形式和方式颁发许可证书，同时规定相应的信息、文件、样品和其他资料。处理此类申请，发证机关须提供给申办者就其所申请的临床试验或动物试验的风险相关的任何证据（《药品法》第36条）。

"发证机关"是指：根据《药品法》第6条规定负责授予、更新、变更、暂停和取消证书和证明的机构（Reg.2004 No. 1031第2条）。

6.3.1　伦理委员会审查

（1）伦理委员会审查原则

一项临床试验的开展需同时满足以下两个条件，经指定的伦理委员会或上诉小组给予相对有利的临床试验意见并得到UKECA的许可通知以及得到发证机关的许可，否则不得开展临床试验（Reg.2004 No.1031第12条）。

（2）申请伦理委员会审查

如果一项临床试验的范围是整个UK或主要研究者所在区域，则CTA申请需由主要研究者向一个伦理委员会（不论多中心、多机构临床试验与否）进行书面申请，申请资料需有主要研究者的亲笔签名以及Reg.2004 No. 1031 Part 1附表3的资料。如果一项临床试验在苏格兰有多个临床试验机构、涉及生理或心理无行为能力的成年人的知情同意和主要研究者的专业基地在苏格兰的医院、健康中心、外科或其他医疗设施的，则需由主要研究者向由苏格兰大臣根据"Adults with Incapacity（Scotland）Act 2000第51（6）条"组成的伦理委员会申请。除了前述情况，若临床试验用药品为基因治疗药物，则需由主要研究者向基因治疗委员会提出申请。主要研究者的基地是开展临床试验的医院、健康中心、外科或其他医疗设施的主要机构（Reg.2004 No.1031第14条）。

（3）伦理委员会的意见

一般情况下，伦理委员需在60天的时间内对收到的有效CTA给出审评意见。若临床试验涉及基因疗法或体细胞治疗或含有转基因修饰生物药物的情况时：如果专家小组或伦理委员会正在征求意见，则伦理委员会的时限为180天，如果没有这样的磋商，则为90天。若申请资料不足以提供审评意见时，伦理委员会可以在规定时间内，以书面通知申请人要求完善资料。完善资料期间暂停审评，直至资料补充完全后继续审评。伦理委员会需考虑申请人要求其考虑的问题，以及本法规规定的需考虑的问题。伦理委员会根据Reg.2004 No.1031做出，需公布的意见概要（Reg.2004 No.1031第15条）。

（3）伦理委员会按照第（2）段发送要求时，审评暂停，直至资料补充完全。

（4）如果临床试验涉及异基因细胞治疗药物，第（1）～（3）段提到的时间限制将不再适用，伦理委员会自收到有效的申请之后可以在任何时间里给予申请的意见或发送通知。

（5）伦理委员会须考虑以下方面——

（a）临床试验及其涉及的相关性（relevance）；

（b）根据Part 2附表1是否满足风险——效益的预估；

（c）试验方案；

（d）研究者和其他工作人员是否合适；

（e）研究者手册；

（f）临床试验机构和设施的质量；

（g）受试者知情同意的完整资料和程序；

（h）如果受试者包括无行为能力者，则临床试验的合理性应考虑Part 5附表1的情况和原则。

（i）临床试验导致损害或死亡的赔偿措施。

（j）研究者和申办者的保险和赔偿；

（k）对研究者和受试者的回报和赔偿数量，恰当情况下；

（l）申办者和临床试验机构拥有者之间的协议，涉及第（k）段；

（m）受试者招募的协议。

（6）如果——

（a）受试者是未成年人；和

（b）伦理委员会没有儿科专家，

伦理委员会在给出意见之间，需要得到儿科医疗领域关于临床、伦理和心理方面的建议。

（7）如果——

（a）受试者涉及无行为能力的成年知情同意；和

（b）伦理委员会没有相关的专家——

（i）临床试验涉及的疾病；和（ii）患者所患疾病，

伦理委员会在给出意见之前，应得到该疾病领域与临床试验相关的临床、伦理、心理问题的建议。

（8）伦理委员会须考虑的问题——

（a）申请人要求考虑的问题；

（b）本法规规定的须要考虑的问题。

（9）伦理委员会根据本法做出的意见，需要公布意见概要。

（10）本法"指定期限"是指——

（a）临床试验涉及基因疗法或体细胞治疗或含有转基因修饰生物药物（genetically modified organism）况下

（i）如专家小组或伦理委员会正在征求意见，180天；或

（ii）如没有这样的磋商，90天；或

（b）在任何其他情况下，60天；

"专家小组或伦理委员会"是指，其职能包括对涉及伦理或科学问题提供建议，对于

（a）用于基因疗法或体细胞治疗的情况下；

（b）含转基因生物的药物，这些产品用于人体的情况下。

——（Reg.2004 No.1031第15条）

（4）伦理委员会意见的审查和申诉

Reg.2004 No.1031第16条规定，若主要研究者收到伦理委员会的负面意见通知，则需在收到通知的90天内，向英国伦理委员会主管机构提交一份通知，通知内容就伦理委员会的意见提起申诉并列明其对该意见的具体陈述。如果该负面意见是由基因治疗咨询委员会做出，则主要研究者要在收到通知的14天内向UKECA提交申述通知（Reg.2004 No.1031第16条）。

6.3.2 开展临床试验的行政许可请求

开展临床试验需由申办者向发证机关提出申请，请求需为书面形式并有申办者的签名，并附带Reg.2004 No.1031的Part 2附表3所述资料和"the Medicines（Products for Human Use—Fees）Reg. 1995（1）"规定的申请所需的费用。申请及资料语言均为英语（Reg.2004 No.1031第17条）。CTA行政审评时限见表3-10。

（1）普通药物的CTA申请的行政审查程序

监管机构在收到有效的临床试验许可申请之日起30天内，以书面通知申办者对于临床试验的结论，如"不接受申请，列明理由；接受请求；或附条件接受申请，在通知中应着重列出所附条件"。①如果有书面通知"接受请求"，或无书面通知，即默认发证机关接受申请。②如果给出的通知是不接受申请，或附条件接受申请，在通知中应着重列出所附条件，申办者可以在收到通知的14天或特殊规定的更长时间内，修正申请并重新提交给发证机关以供其进一步考虑。

监管机构可在收到有效的修正请求时，自原申请的60天内给予申办者一份书面通知不接受修正申请，并列明理由；接受申请；或附条件接受，在通知中

应着重列出所附条件。①如果有书面通知"接受请求",或无书面通知,即默认发证机关接受申请。②如果审评机构的通知是"不接受申请且申办者没有提交修正请求"或申办者提交了修正请求,审评机构再次拒绝申请,则该请求被视为拒绝,且发证机关不再受理修正请求(Reg.2004 No.1031第18条)。

(2)基因治疗药物的CTA申请的行政审查程序

如试验用药品为"基因治疗和体细胞治疗的药物,包括异基因细胞治疗;或转基因生物的药物",发证机关在收到有效的临床试验许可请求之日起30天内,给申办者发布一份书面许可,或给予申办者一份书面声明,列明拒绝请求的原因。

审评机构不得许可所申请的临床试验涉及可能改变受试者种系遗传特征的基因治疗药物。如果发证机关认为合理,可以在决定临床试验许可之前咨询相关委员会的意见。在发证机关咨询相关委员会的情况下,30天期限应延展90天。

申办者收到拒绝通知之日起30天或者审评机构允许的更长的时间内,发送给审评机构一份修正请求供进一步考虑。审评机构在收到有效修正请求之日起90天内,或进入发证机关咨询相关委员会程序的情况则为180天内给申办者发布一份书面许可;或给申办者一份书面通知,列明拒绝理由。

如果一项临床试验涉及异基因细胞治疗药物,上述所述时间限制不再适用,且发证机关可在接收到请求之后的任意时间内发布许可或通知。

相关的委员会是指药品安全委员会[1];或审评机构认为合适的,与临床试验请求考虑相关的,其他团体或委员会(Reg.2004 No.1031第19条)。

(3)特殊药物的CTA申请的行政审查程序

若临床试验用药品的活性物质是人类或动物体的生物制品、人类或动物体的生物成分;或发证机关在收到有效的临床试验许可申请的7天内,给申办者发布通知明确特定性质的药物的临床试验,需要书面的许可。

审评机构在收到有效的CTA申请之日起30天内需给申办者发布一份书面许可,或给予申办者一份书面声明,列明拒绝申请的原因。如果给出的通知是"拒绝",申办者可在收到通知的14天或特殊规定的更长时间内,修正申请并重新提交给发证机关以供其进一步考虑。

审评机构可在收到有效的修正申请时,自原申请的60天内给申办者发布一

[1] The Committee on Safety of Medicines was established under section 4 of the Act, by S.I. 1970/1257, for the purposes set out in that instrument.

份书面许可；或给申办者一份书面通知，列明拒绝理由（Reg.2004 No.1031第20条）。

表3-10　CTA行政审评时限

CTA类型	首次审批（天）	申请者修正(天)	最终审评(天)	总的行政审评（天）	累积最长审评（天）
普通	30	≥14	30	60	≥74
基因治疗药物	30（咨询+90）	≥30	60	90（咨询+90）	≥210
特殊药物	30	≥14	30	60	≥74

6.3.3 临床试验的法律状态

（1）临床试验的结束和提前终止

临床试验的终止有两种情况，①一种为临床试验结论的得出：在临床试验方案中指定的临床试验得出结论之日前，在得出临床试验结论的90天内，申办者应书面通知发证机关和相关的伦理委员会——临床试验结束；②另一种是非正常情况的提前终止：在临床试验方案中指定的导致临床试验结束的事情发生之前，在提前终止之日起15天内，申办者需要书面通知发证机关和相关的伦理委员会临床试验的终止（Reg.2004 No.1031第27条）。

（2）临床试验许可的效期和延展

除非事先延期或撤销，否则每一项临床试验许可或动物试验许可，自颁发之日起或最后一次更新之日起两年后失效。视具体情况而定，或者比两年更短的期限结束。

如果该许可没有被撤销，证书持有人可以向审评机构申请更新比两年届满期限更长的日期或更短的期限。申请该许可延展时，审评机构可更新该证书，修订前述更长的期限，或向申请人出具新的、含有审评机构认为合适的规定，或拒绝更新许可或颁发新许可。

凡此类许可的续期已经正式批准，在审评机构对申请做出决定之前，该许可凭借本条上述规定不得终止生效；如果审评机构根据本法第107（3）（a）条对CTA申请做出暂缓执行的临时决定期间，该许可不能终止生效（药品法第38条）。

（3）中止，撤销或许可的变化

遇到下述情况，审评机构可以对试验做出中止决定：①在其所颁发许可的申请中存在虚假或不完整的信息；②许可中的某些要求在某种程度上已经违反了相应的规定；③许可中关于临床试验或动物试验目的相关的药品描述如销售、供应、出口、进口、制造或组装，与所颁发许可描述的资料不一致；④该许可的持有人没有遵从本法案第44（2）条的要求向审评机构提供许可所描述的物品，且无合理解释；⑤许可所描述的物品，不再被视为可安全用于临床试验和动物药物试验目的；⑥试验用产品的制造不符合规范和标准。

在撤销中止决定期间，可根据临床试验许可或动物试验许可的变化，采取相应的撤销、变更决定。在不损害上述规定行使权利的情况下，审评机构可根据申办者的申请，更改临床试验确认许可或动物试验许可的相应规定，前提是这些变化不会对该许可相关的药品安全、质量和疗效产生不利的影响（药品法第39条）。

6.3.4 审评绩效审评

MHRA自2015年2月12日开始在"临床试验和临床研究及患者安全"[1]网站上陆续公布了六版有关英国历年《药品临床试验许可的绩效审评报告》，最新版本日期为2016年6月7日的《Clinical trials for medicines：authorisation assessment performance》，对MHRA审评的CTA申请进行统计，并按临床试验的阶段和商业CTA、非商业CTA进行分类，还包括实质性修正的CTA申请分期。每月的数据统计时间是由形式审查结束之日算起，并非CTA资料的接收之日。

据统计，2016年4月MHRA共审评82份CTA，商业CTA 70份，非商业CTA 12份；Ⅰ期商业CTA 10份，平均审评时间13.6天，Ⅰ期无非商业CTA；Ⅱ~Ⅳ期商业CTA 60份，平均审评时间22.9天，Ⅱ~Ⅳ期非商业CTA 12份，平均审评时间27天；Ⅰ期实质性修正CTA 36份，平均审评时间11.1天，Ⅱ~Ⅳ期实质性修正CTA 300份，平均审评时间27.8天。

2016年5月MHRA共审评69份CTA，商业CTA 56份，非商业CTA 13份；Ⅰ期商业CTA 9份，平均审评时间12.2天，Ⅰ期非商业1份，平均审评时间11天；Ⅱ~Ⅳ期商业CTA 47份，平均审评时间22天，Ⅱ~Ⅳ期非商业CTA 12份，平均审评时间26.2天；Ⅰ期实质性修正CTA 21份，平均审评时间10.5

---

[1] GOV.UK，Clinical trials for medicines：authorisation assessment performance [2016-06-07]/[2016-06-21]，https：//www.gov.uk/government/publications/clinical-trials-for-medicines-authorisation-assessment-performance.

天，Ⅱ~Ⅳ期实质性修正CTA 290份，平均审评时间27.2天（图3-12~图3-15）。
英国2005~2015年CTA申请情况见图3-16~图3-18。

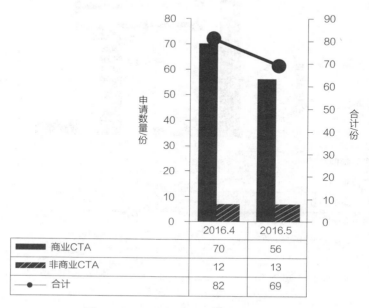

	2016.4	2016.5
商业CTA	70	56
非商业CTA	12	13
合计	82	69

图 3-12　2016 年 4~5 月所有 CTA 审评

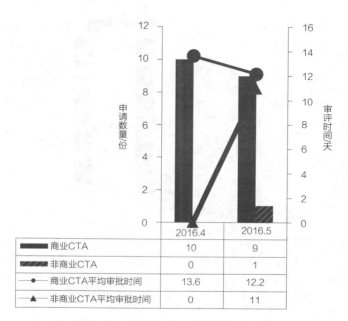

	2016.4	2016.5
商业CTA	10	9
非商业CTA	0	1
商业CTA平均审批时间	13.6	12.2
非商业CTA平均审批时间	0	11

图 3-13　2016 年 4~5 月 Ⅰ 期 CTA 审评

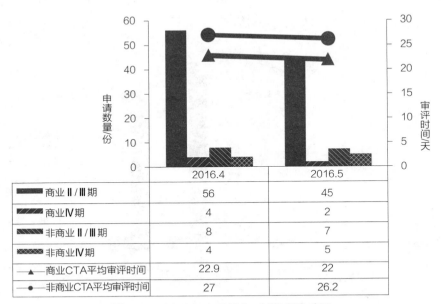

	2016.4	2016.5
▬▬ 商业Ⅱ/Ⅲ期	56	45
▨▨ 商业Ⅳ期	4	2
▨▨ 非商业Ⅱ/Ⅲ期	8	7
▨▨ 非商业Ⅳ期	4	5
─▲─ 商业CTA平均审评时间	22.9	22
─●─ 非商业CTA平均审评时间	27	26.2

图 3-14 2016 年 4~5 月Ⅱ~Ⅳ期 CTA 审评

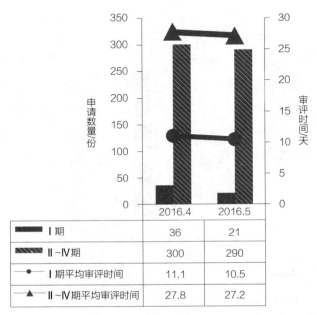

	2016.4	2016.5
▬▬ Ⅰ期	36	21
▨▨ Ⅱ~Ⅳ期	300	290
─●─ Ⅰ期平均审评时间	11.1	10.5
─▲─ Ⅱ~Ⅳ期平均审评时间	27.8	27.2

图 3-15 2016 年 4~5 月实质性修正 CTA 审评

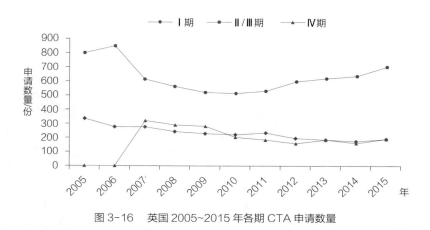

图 3-16 英国 2005~2015 年各期 CTA 申请数量

注：2005~2006年Ⅳ期包含在Ⅱ/Ⅲ期里。

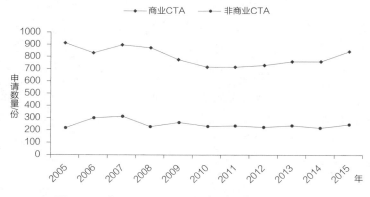

图 3-17 英国 2005~2015 年（非）商业 CTA 申请数

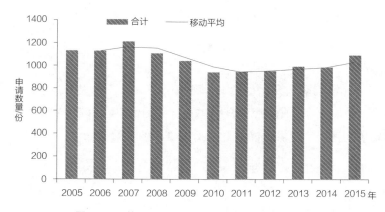

图 3-18 英国 2005~2015 年每年 CTA 申请数量

6.4 试验用药品的管理

《药品法》对于试验用药品的管理规定如下：①任何人不得在他所经营业务的过程中：出售、购买、制造、组装或供应用于临床试验目的的药品，除非他是：已授权临床试验产品的许可持有人，或者是在产品许可持有人的命令下，以及根据该产品许可生产；②任何人不得进口任何用于临床试验目的的药品，除非是已授权临床试验产品的许可持有人，或是在许可持有人的命令下进行的产品进口，以及（在任何情况下）必须根据许可的要求进口该产品（药品法第31条）。

Reg.2004 No.1031第13条规定：任何人不得将试验用药品以商业目的出售或供应给研究者、研究者团队中的医疗专业人士、提供或正在提供医疗服务的个人、受试者，除非是审评机构已经许可用于临床试验目的而销售或供给试验用药品，或是在EEA国家进行试验用药品的生产和分装，除了上市许可相关的产品，或进口到EEA国家，该产品按照生产许可生产、分装和进口，或由EEA国家的NCA按照Dir. 2001/20/EC第13条授予的许可；及该生产批次的试验用药品，其中一部分已由质量授权人（QP）按照Dir. 2001/20/EC第13（3）（4）条检查和认证合格（Reg.2004 No.1031第13条）。

6.5 英国伦理委员会

伦理委员会是指：①UKECA根据Reg.2004 No.1031第5~10条成立和认可的伦理委员会；②由苏格兰大臣根据"《无行为能力成年人法》[Adults with Incapacity（Scotland）] Act 2000（a）第51（6）条"认可的伦理委员会；或指③基因治疗咨询委员会。

基因治疗咨询委员会，是指由国务秘书任命且负责：①关于基因治疗研究提案在人体受试者和伦理依据层面的可行性提供审议和建议；②对基因治疗研究的发展和适应证提供建议（Reg.2004 No.1031第2条）。

6.5.1 英国伦理委员会发展史

英国最早的伦理委员会成立于20世纪60年代中期，当时成立伦理委员会完全是一种自愿行为，不受任何法律法规或指导性文件的约束。1991年英格兰卫生部发布了指导性文件HSG（91）5，正式要求在英格兰的NHS体系中成立伦理委员会，当时成立的伦理委员会符合地区性的伦理委员会（LREC），负责对在某一地区开展的临床试验方案进行伦理学审评。据统计，2005年英格兰共有200多个此类地区性的伦理委员会；1997年英格兰卫生部发布了指导性文件HSG（97）25，要求在英格兰的NHS体系中成立多中心伦理委员会（MREC），主要负责对多个地区（要求4个地区以上）开展的多中心临床试验方案进行伦理学审评。据统计，2005年英格兰共有13个此类多中心伦理委员会[1]。

为加强对NHS的伦理委员会的组织管理，英格兰卫生部2001年成立了伦理委员会中央办公室（COREC）。COREC对规范NHS的伦理委员会运作做了大量工作：2001年7月，COREC发布了《NHS伦理委员会管理要求》（GA f REC），对伦理委员会的职责、成立、成员任命、工作程序等提出具体细致的要求[2]；2004年3月，COREC发布了《英国伦理委员会标准操作规程》。

除NHS的伦理委员会以外，在英国的药品研发/生产企业、大学、医学研究委员会（Medical Research Council）等其他机构也存在伦理委员会，这些伦理委员会，只负责对本机构从事的医学研究项目进行伦理学审评，不负责对NHS开展的临床试验项目进行伦理学审评，通常这些伦理委员会审查的项目是在健康志愿者身上进行的I期临床试验。据统计，2005年英国约有20个此类负责I期临床试验伦理审评的伦理委员会。

2004年英国《人体医学临床试验法规2004》要求建立一个"英国伦理委员会管理机构"（UKECA），负责建立、认可以及监督英国伦理委员会。UKECA由英格兰、苏格兰、威尔士以及北爱尔兰卫生行政当局的负责人组成。为贯彻实施该法规，英格兰卫生部成立了一个特别咨询小组，负责对

---

[1] 翁新愚. 英国伦理委员会的现状与分析［J］. 中国新药杂志，2008，19：1724-1727.

[2] Central Office for Research Ethics Committees，Governance arrangements for NHS Research Ethics Committees[EB/OL].（2001-07-05）.http：//www.dh.gov.uk/prod-consum-dh/groups/dh-digitalassets/.

NHS伦理委员会的运行情况进行全面的审评，并提出改进意见。2005年英格兰卫生部发布了"特别咨询小组关于NHS伦理委员会运行情况的报告"。该报告建议NHS伦理委员会之间更加紧密合作，加强对伦理委员会成员的培训，并建议减少NHS伦理委员会的数量，进一步提高工作效率。根据该报告的建议，英格兰卫生部2007年4月1日撤销COREC，成立了"全国伦理研究服务体系"（NRES）。NRES整合了原COREC的相关职能，并扩大了管理范围，将不符合NHS的伦理委员会也纳入其管理范围。在英格兰，UKECA的职能由NRES具体履行（图3-19）。

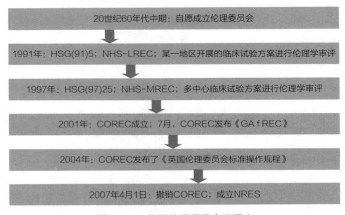

图3-19　英国伦理委员会发展史

注：HSG（91）5：英格兰卫生部发布的指导性文件；NHS：全民医疗保健体系；LREC：地区性的伦理委员会；HSG（97）25：英格兰卫生部发布的指导性文件；MREC：多中心伦理委员会；COREC：伦理委员会中央办公室；GA f REC:《NHS伦理委员会管理要求》；NRES：全国伦理研究服务体系。

6.5.2 UKECA的职能

UKECA由英格兰、苏格兰、威尔士以及北爱尔兰卫生行政当局的负责人组成（Reg.2004 No.1031第5条）。该机构主要负责英国伦理委员会的成立、认可及管理。UKECA应监督伦理委员会是否充分履行本条例规定的职责；UKECA可为伦理委员会就其需要履行的职责提供咨询和帮助。UKECA的具体职能如下（Reg.2004 No.1031第7~9条）：

（1）伦理委员会的认可

A. UKECA可以书面通知其认可伦理委员会的地位，如果：该伦理委员会已经同本条第B项所述向UKECA做出申请；且UKECA对于伦理委员会的人员和协议安排满意，且伦理委员会的机构设置，能充分展示伦理委员会的功能。

B. 认可伦理委员会的申请需以书面形式向委员会提出，包含该机构能够根据该申请所需的必要信息，文件及详情做出认可决定。

C. 若伦理委员会满足以下条件，则无须向UKECA提交认可申请：由国务卿、苏格兰部长、威尔士国民议会、卫生部、社会服务和公共安全部、战略卫生管理局、健康委员会或健康社会服务委员会成立或认可，并且在2004年4月30前就已存在。UKECA应承认上述伦理委员会的存在且无需递交书面申请。

D. 对伦理委员进行认可申请，UKECA需明确：该伦理委员会的权利范围是在整个英国还是英国的部分地区；与该伦理委员会相关的临床试验的描述和类别；伦理委员会适用的其他情况和限制。

E. UKECA可以：变更该伦理委员会的权利范围；变更与该伦理委员会相关的临床试验的描述和类别；变更伦理委员会适用的其他情况和限制。

（2）伦理委员会认可的撤销

UKECA有权撤销伦理委员会的认可通知，如果伦理委员会没有充分履行Reg.（EC）No. 536/2014所规定的职能，或UKECA有必要或适宜这样处理（Reg.2004 No.1031第8条）。

（3）伦理委员会性质和运作（Reg.2004 No.1031第9条）

英国伦理委员会的人员包括专家成员和非专业成员，总人数不超过18名，至少1/3以上的成员是非专业成员。"专家成员"是指医护专业人员；具有实践经验或临床试验数据统计方面的专业资格，而不是仅涉及临床研究或医疗伦理专业资格的人员，或非医疗专业，但一直是注册医生或根据1984年牙医注册法的注册牙医。"非专业成员"是指除专家成员外的伦理委员会的成员等，被雇佣/经营提供医疗、牙科或护理或开展临床研究的个人不得被获委任为伦理委员的非专业成员（Reg.2004 No.1031附件2第1~4条）。

（4）UKECA的其他职能

UKECA应监督伦理委员会是否充分履行本条例规定的职责范围；UKECA可为伦理委员会就其需要履行的职责提供咨询和帮助。

6.6 责任主体与法律责任

6.6.1 MHRA的职责

（1）CTA申请的审查

临床试验的申办者必须向MHRA提交CTA申请。如果临床试验需要经过CTA程序，则决定的做出有时间限制[1]。MHRA必须在30天内（对某些生物技术产品更长-第12节）对一个有效的申请做出答复[2]。然而，对于Ⅰ期健康志愿者的研究申请通常在14天内或更短的时间做出审评、处理[3]。

MHRA对于高风险IMP试验的审查（见第4节）不同于其他IMP试验的审查。在审查批准之前，会事先寻求人用药品委员会（CHMP）的专家咨询组关于高风险IMP试验的建议。申办者可以对IMP是否高风险寻求MHRA建议。首先，他们必须提交IMP性质的总结，临床研究目标或作用机制，和动物模型（S）的相关性。

（2）临床试验方案修订

MHRA负责审查任何实质性的临床试验方案的修订，时限35天。实际工作中，机构审查Ⅰ期协议的时限更短，一般在14天以内。某些Ⅰ期临床试验的修正案需要快速审查，以保持试验的平稳运行。然而，MHRA对快速审查没有正式的程序。因此，无论是谁写的临床试验方案应当尽量允许不可预见的结果，从而避免临床试验方案的修订。

（3）检查

MHRA可以检查临床试验相关的任何机构。检查人员分别进行GCP/GMP

---

[1]   Eudralex Volume 10. Rules governing medicinal products in the EU. Clinical Trials, July 2006.

[2]   The Medicines for Human Use（Clinical Trials）Regulations. May 2004. SI 2004，No. 1031.Amendments：Aug 2006. SI 2006，No. 1928 and Dec 2006. SI 2006，No 2984.

[3]   6 Calder N et al. 'UK Phase 1 units：an AHPPI survey.' British Journal of Clinical Pharmacology 2003；56：76-79.

合规性的审评。检查是强制性的、系统或特定的、公开或不公开。各单位要随时做好接受检查的准备。检查员通过审查申办者CTA的申请、要求并审阅网站上的文档，如SOP，GCP计算机系统的关键，工作人员组织图表和合同，来准备要进行的检查。检查结束后，检查员填写检查报告（紧急行动可能会要求在此之前）；研究者或机构的调查结果的评估（在报告中评写等级）；并得出结论和建议（可能包括重新检查或强制行动）。

2007年，MHRA提出自愿委托药监机构进行临床试验检查的方案。根据这项计划，该机构应根据预先定义的标准或补充分类标准对试验机构进行检查。后者需要在整个Ⅰ期范围内进行试验的单位，包括首次人体试验、需要通过人用药品委员会的临床试验专家咨询组（CREAG见上文）审查危险因素。该自愿方案得到广泛认可，并鼓励Ⅰ期试验机构申请MHRA认证以证明其符合这些标准。

（4）GCP或试验方案的违规

对任何严重违反GCP或试验方案的，申办者或委托方必须在7天之内通知MHRA。影响程度显著的严重违反GCP情形是：受试者安全或身体/精神上的完整性，或试验的科学价值。

申办者和研究者应该有程序来审评协议或未能遵守GCP原则的偏差是否构成严重违约。申办者应对审评违反试验科学价值的影响承担责任。MHRA对识别并通知严重违反和后果提供了指导。GCP检查过程见图3-21。

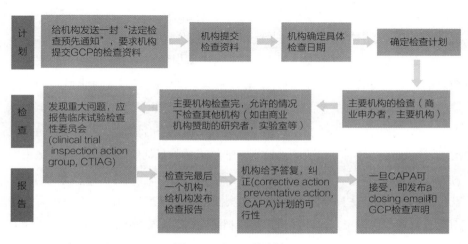

图3-20 GCP 检查过程

6.6.2 违规行为界定及处罚措施

（1）违法通知

执法机构根据Reg.（EC）No. 536/2014，或者《药品法》1968（a）第108~110条授予的有相应职责和权利的大臣或机构。有客观的理由认为任何人已违反本条所适用的任何规定，可将书面通知送达该人［Reg.（EC）No. 536/2014称为"违法通知"］：①告知本人执法机关认为他违反Reg.（EC）No. 536/2014规定的客观的理由；②指出Reg.（EC）No. 536/2014的相关的规定；③指出违法者必须采取纠正措施以确保违法行为不会继续，或者视情况而定确保不再发生违法行为；④通知中应指明采取补救措施的期限；⑤警告当事人，除非满足上述规定，否则进一步的补救措施仍将继续。

通知中应该包括对于违法者采取纠正措施以确保违法行为不会继续，或者视情况而定确保不再发生违法行为的建议。如果执法机构做出了违法通知，应立即同时通知：每个EEA的国家主管机构（除了英国）、相关伦理委员会、欧盟委员会（Reg.2004 No.1031第48条）。

（2）违法行为

任何人违反以下事项，即被视为违法犯罪行为：违法开展临床试验和招募受试者；违法销售、供应IMP；临床试验终止和提前终止；申办者负责的临床试验未符合GCP标准；CTA未获批即开展临床试验；申办者和研究者的紧急安全措施、不良事件通报、非预期严重不良反应通报的违法；违法在第三方国家开展临床试验、严重不良反应年度报告和安全报告、违法生产和进口IPM；生产许可持有人违法；质量受权人QP违法等方面。

主要内容如下：①任何人违反第13（1）条出售或提供其所拥有的试验用药品的视为犯罪行为。②任何人不遵守第31条规定的暂停或终止通知的，除非该通知已被发证机关撤回或撤销的，即属违法犯罪。③违反第31（1）条规定的制造、组装或进口试验用药品，任何人知道或有合理理由怀疑该药品是按上述途径获得的却将其销售或供应用于非临床试验目的使用的，即属违法犯罪行为。凡违反第36（1）条进口的试验用药品，任何人［除了Reg.（EC）No. 536/2014、《药品法》或任何其他成文法授予其职责或权力而开展或执行］知道或有合理理由怀疑它是违法进口却私自拥有的，即属违法犯罪行为。④任何申办者出售或供应，或促使出售或供应试验用药品；或给予该药给其他人同上述受试者的目的；其中，不符合第46条的标签，即属犯罪。⑤任何人出售或供应试验用药品用于临床试验使用，试验用药品标签不符合第46条，且该药品提供者知道或有合理理由应知道该标签不符合规定的，即属犯罪（Reg.2004 No.1031第49条）。

（3）虚假或误导性信息

任何人在申请伦理委员会的意见、申请许可临床试验、申请制造或变更制造许可时，若提供给发证机关或伦理委员会一份虚假或误导性的相关信息，即属犯罪；若一项临床试验的申办者，或与申办者订立协议执行申办者职责的人、持有生产许可证的人，为了满足Reg.2004 No.1031条款规定，提供给发证机关或伦理委员会一份虚假或误导性的"相关信息"，即属犯罪；任何人为了满足Reg.2004 No.1031第43条规定的QP的职责，提供给授权当局或生产许可证的持有人虚假或误导性的"相关信息"，即属犯罪。"相关信息"是指与审评有关的任何资料，包括试验用药品的安全性、质量或有效性；安全性或临床试验的科学性；关于临床试验的条件满足了GCP的原则（Reg.2004 No.1031第50条）。

（4）尽职辩护

若被告已采取一切合理的预防措施并已尽一切应尽的努力以避免该罪行的发生，则此人没有犯Reg.2004 No.1031所定罪行。

凡举出证据足以对所提问题进行辩护，法庭或陪审团将认为辩护合理，除非控方证明无合理怀疑，事实并非如此（Reg.2004 No.1031第51条）。

（5）处罚措施（Reg.2004 No.1031第52条）

任何人违反Reg.（EC）No. 536/2014，经简易程序定罪，可处罚款不超过最高法定数额或监禁不超过三个月或双项处罚；经公诉程序定罪，可处罚款或监禁不超过两年或双项处罚。

最高法定数额：经简易程序定罪，可处罚款不超过£400（约5000.00RMB）；经公诉程序定罪，可处罚款或监禁不超过两年或双项处罚[《药品法》第45（8）条]。

6.6.3　药物临床试验的损害赔偿制度

英国关于药物临床试验损害赔偿的规定主要来源于试验伦理委员会标准

操作规程[1]的附录G，关于保险、补偿、赔偿的法律要求。在对试验方案进行伦理审查时，伦理委员会必须确认一旦发生受试者损害，申办者和研究者有合适的保险或赔偿金用于受试者的赔偿（表3-11）。

因此，伦理申请必须包含下列声明：

（1）申办者、研究者、临床试验现场管理组织（SMO）等主体受到了保险或赔偿协议的保护；

（2）当试验发生潜在损害时，协议提供的保险和赔偿金额足够保护申办者[2]。

临床试验风险的承担者主要包括申办者、研究者（研究机构）及第三方，第三方在各国各不相同，主要指各种医疗机构、伦理委员会、保险公司等。目前英国临床试验的风险责任管理较成熟。例如，1949年成立的NHS，在临床试验风险管理中起重要作用[3]。该组织包括英格兰NHS组织、苏格兰NHS组织、北爱尔兰NHS组织、威尔士NHS组织。NHS对于药品临床试验中的各个主体的职责进行了分配，各个主体都承担有自己的风险。

A. 由临床过失引起的损害赔偿

临床试验中的研究者应为注册的、有临床试验资格的医师、牙医或药师。当NHS聘请的医师在临床试验中出现过失或NHS雇用了有过失的医师进行临床试验时，NHS要承担责任，该责任不能转嫁给研究机构或研究者。

因临床过失而引起的受试者损害，NHS的试验机构要承担全部的经济赔偿；NHS可以独自承担此风险，也可以依靠医疗过失信托计划，该基金囊括各种临床风险。当NHS承担保障责任的临床试验出现过失时，NHS应对本组织及协议学术机构的工作人员以及其他参与试验的人员提供保障。

从2004年4月起，承担临床试验的NHS的试验机构必须遵守临床试验责任保证规定并且报告其执行情况。参加临床试验的NHS组织工作人员，需在试

---

[1]　NHS.Standard Operating Procedures for Research Ethics Committees：Annex G（5.1 version）[EB/OL].

[2]　李歆，王琼，刘利萍. 药物临床试验中研究者经济利益冲突的法律调控初探 [J]. 中国药房，2009，22：1687-1689.

[3]　刘亮，范贞，卢光明，张云林. 英国公立医疗服务医疗纠纷解决机制 [J]. 中国医院，2012，12：4-6.

验开始前得到批准，否则NHS组织的保障责任可能受到影响。同时，应按照相应的规定缴纳一定费用。该管理办法减少了NHS和临床研究机构承担由非正式临床研究引起的不可预测的风险。

B. 由试验方案设计或试验操作引起的赔偿

当试验方案设计或进行临床试验时，该机构的研究者要代替该机构承担责任。研究机构应投保以应对研究过程中出现的对机构和参加临床试验医师的诉讼，此类保险主要是针对由试验方案引起的风险。试验方案及风险方案需经专家全面、独立、严谨的审查并证实其合理性。

临床试验研究必须接受伦理审查，伦理审查机制能够使受试者的个人尊严、权力、安全和意愿得到保障。伦理审查必须检查知情同意书是否全面介绍了试验中可能存在的风险。此外，临床试验授权委员会应保证试验方案已全面考虑了试验药物可能引起的风险；并证实在临床试验中出现的各种法律责任均有承担者。

C. 由试验用药物引起的赔偿

由于试验用药物的缺陷对受试者造成损害的，申办者负有严重责任，必须进行赔偿。申办者要承诺在整个试验过程中保证药品的一致性。为减少因药品质量引起的风险，申办者必须按照GMP标准生产、包装试验用药或者购买药物临床试验保险。

D. 对无过失引起损害的赔偿

对于试验完全按照方案进行却发生的受试者损害，英国没有相应的可参考的法律法规。当此类损害发生时，伦理委员会有责任对其进行伦理审查，确定其为无损害赔偿，并负责理赔工作。NHS对此类损害负有赔偿责任。

E. 由不良反应引起的赔偿——临床试验责任保险

保险公司承保制药企业在保险期间内执行被保险药物的临床试验，因药物不良反应，造成受试者身体伤害或死亡，按照知情同意书的约定，应由被保险人负损害补偿责任，且在试验期间内接受赔偿请求时，由保险公司在保险金额范围内对被保险人负赔偿责任的保险。

①保险金额：保险公司在保险期间内所负赔偿责任累积的金额，每一例受试者伤亡责任保险金额及保险期间内累积最高补偿金额。由被保险人可依风险情况自行决定或采用保险公司建议投保的保险金额。

②保险期间：保险期间视药物临床试验期间而定：从第一例受试者入组开始，直至最后一例受试者按方案完成临床试验，含观察期。

③保险赔付的前提条件：药物临床试验责任保险的责任基础都采用索赔发生制。

索赔发生制：即在试验期间内发生事故，且在保单有效时间内提出索赔，保险公司负赔偿责任。

④影响保险费率的因素：无固定费率，影响保险费率的因素有下列五项：（一般普通药物如果每人投保20万元，保费在几百元左右。）

药物及药品的危险性；受试者人数；受试者的筛选条件；给药方式及试验期间长短；其他（包括损失记录、市场变化、执行医事人员及医院等）。

⑤保险费的计算方法：依药物临床试验的危险性及各种相关风险情况计算保险费，于保险生效时缴付。先计算出每例受试者的保险费，再乘以总受试人数，就得出总保费。

表3-11　英国临床试验损害赔偿制度

序号	事项	责任主体	具体赔偿措施（风险转嫁）
1	由临床过失引起的损害赔偿	NHS	NHS可独自承担，也可依靠医疗过失信托计划
2	由试验方案设计或试验操作引起的赔偿	研究者	机构针对由试验方案引起的风险对研究者进行投保
3	由试验用药物引起的赔偿	申办者	申办者购买药物临床试验保险
4	对无过失引起损害的赔偿	NHS	法律空白
5	由不良反应引起的赔偿——临床试验责任保险	被保险人	保险公司在保险金额范围内负赔偿责任的保险

第四部分
日本药物临床试验审查机制

日本没有制定有关药物临床试验的专门法规。在药品管理领域，日本《药事法》（PAL）第80-2条对药物临床试验作了简单规定。2006年日本厚生劳动省与美国和欧盟共同制定的《药物临床试验管理规范》（ICH-GCP），作为在药品试验领域的行政规章。厚生劳动省在2004年还制定了《临床试验伦理守则》，并于2007年与文部科学省共同制定了《流行病研究伦理守则》。

在日本开展临床试验，需要向药品和医疗器械管理局（PMDA）提出申请，在30个工作日内没有得到回复，即可以自动开始临床试验，不需要获得PMDA的批准文件，但需要伦理委员会的批准。

为了加强对伦理委员会的管理，日本GCP要求伦理委员会每月要将上月工作情况在其网站上公布，其内容包括以下几个方面：新的临床试验的申报，临床试验方案的修改，研究者的变更，知情同意书的修改，严重不良事件的报告，安全性信息的汇总，临床试验的终止，临床试验的年度报告和继续审查；也包括伦理委员会的人员调整等事宜。日本GCP规定，临床试验由医院的院长进行管理，管理职责包括批准试验在本院开展、与伦理委员会的沟通、了解试验药物的安全性信息、试验的结束和终止等。还规定，由研究者主导的临床试验是指由研究者发起并实施，并且由研究者直接指导试验药物的管理和发放的临床试验，我国的GCP中没有这一概念。GCP规定，试验方案一般由申办者制定，但需要分别得到各试验机构主要研究者（PI）的同意，在日本没有临床试验组长单位的概念。因此，各试验机构的主要研究者，可以根据自己的想法，在试验的筛选标准、受试者损害赔偿方面做出轻微的改动，导致各试验机构的方案可能不完全一致；但是这种不一致，不能出现在影响试验结果的主要指标上。申办者可以通过监查员的访视，自由选择承担临床试验的医疗机构，可以是国立/私立医院，也可以是私人诊所。日本不实行药物临床试验机构资格认定制度，任何医疗机构只要经申办者的认可，就可以开展临床试验，责任由申办者承担；但选择医疗机构的访视记录和SOP需要存档，以便接受GCP检查。对于签署知情同意书，日本的GCP要求受试者或者其法定代理人签署。如果法定代理人不识字，也可以由见证人代为签署。我国2003年修订GCP时，取消了见证人这一概念。根据日本GCP的要求，申办者每6个月需要对该临床试验的安全性信息进行汇总，并且向各试验机构和伦理委员会进行报告，信息收集范围包括国内外的所有试验机构发现的问题；也包括与该临床试验药物属于同类药物的试验中发现的安全性信息，我国法规没有这一规定[1]。

1 临床试验监管机构及法律框架

1.1 监管机构

根据PAL规定，药品和药事管理分中央级、都道府县级（省级）和市、町、村级（类似我国县级）3个层次。涉及临床试验监管的政府机构主要有厚生劳动省（MHLW），负责临床试验相关法律法规的制定和发布；PMDA负责临床试验审查工作。MHLW和PMDA共同负责管理自临床研究至审评各个环节、上市后阶段的评价、安全性监测等广泛事务（图4-1）。

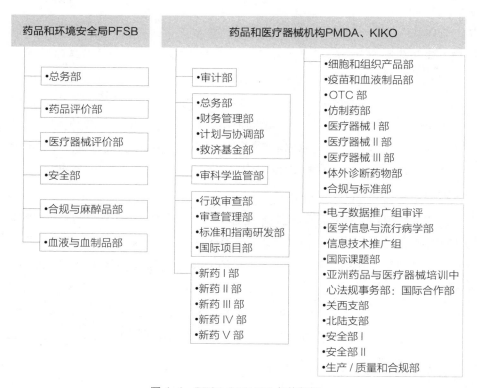

图 4-1　PFSB 和 PMDA 机构组织

---

[1]　满洪杰. 人体试验法律问题研究［D］. 复旦大学，2009.

1.1.1　MHLW和PFSB

2001年1月6日，卫生福利部和劳动部合并成立MHLW，首长为厚生劳动大臣，主要负责改善和促进社会福利、社会保障和公共卫生[1]。MHLW下属机构药品与食品安全局（PFSB）承担该部的主要职责和职能，即药事的日常活动（审批和许可权），如临床试验、审批审查、上市后监测。PFSB共11个部门，管理部门是评价和许可司、安全部、合规与禁毒处、血液和血液制品事业部[2]。PFSB除了负责执行有关药品、医药部外品（准药品）、化妆品和医疗器械的有效性和安全性的政策以及医疗机构安全政策外，还负责处理与公众生活和健康直接相关的问题，包括血液供给、血液制品、麻醉品和兴奋剂管理。

1.1.2　PMDA

PMDA是一个独立的行政监管机构，主要负责药物上市前到上市后的审批工作和药物上市后的安全性监测工作及药害救济服务。日本临床试验通报（CTN）和上市许可申请（MAA）的审查不是由PFSB承担，而是由PMDA承担。因此，申报资料不是提交给PFSB的评价和许可司而是PMDA，最终审评决定由PMDA做出。PMDA的工作性质非法律、部级条例或通知所规定，但是却实际执行这些工作：对新药和医疗器械的临床试验提供咨询意见，开展技术审评，对应用数据的可靠性进行调查等[3]。PMDA需向厚生劳动大臣汇报有关临床试验工作的情况及相关结论。

PMDA由药品和医疗器械审评中心、药品安全性和研究组织以及医疗器械中心合并成立，成立的法律基础是2001年12月日本内阁通过的《特别法人合理化计划》以及2002年10月国会通过的《医药品医疗器械局法》。PMDA的内设机构包括：总务部、企划调整部、健康被害救济部、审查业务部、新药审查第一部、新药审查第二部、新药审查第三部、新药审查第四部、生物系审查第一部、生物系审查第二部、一般药等审查部、医疗机器审查部、信赖性保证

---

[1]　中央省厅等改革基本法（平成10年法律第103号）再编の日本行政机构.

[2]　Organization of the MHLW；http：//www.mhlw.go.jp/english/org/detail/index.html（Accessed 11 March 2008）.

[3]　Organization of the PMDA；http：//www.pmda.go.jp/english/about/organization.html（Accessed 11 March 2008）.

部、安全部、质量管理部、情报化统括推进室等[1]。

1.2 法律框架及修订背景

日本因Thalidomide导致畸胎事件对医药品安全性的确保作了极大的改革。1979年大幅修正其PAL，明确揭示确保医药之品质、有效性和安全性等为PAL的首要目的。并建立副作用报告制度和再审查、再评价制度。1980年建立不良反应伤害救济制度。药品品质及安全性的管理应始于药物未上市前，1980年10月日本要求厂商进行药品人体临床试验前，需事前通报，此为日本临床试验管理的初步。1989年日本血液制剂引起诉讼事件，再度引发药品安全性管理的重视。

1.2.1 法律框架

日本药品管理法律体系可分为三类：①由日本国会批准通过的称法律；②由日本政府内阁批准通过的称政令或法令；③由厚生劳动大臣批准通过的称告示或省令（由厚生劳动大臣以部级条例的形式发布，或由PFSB以通知的形式发布）。

目前，日本药品监管依据的法律法规主要有：PAL[2]、《药剂师法》等9部法律以及相应的实施细则[3]。日本药政主要由PAL（1960年第145号法律PAL）监管，控制临床研究、生产、销售、标签和药品安全、诊断，以及医疗设备（统称为药物）。根据PAL第80-2和第14条规定，在人用新药之前需要向监管机构呈送CTN，在制造/销售新药之前需要获得MAA批准，以及对申请卷宗进行可靠性/合规审查。实现PAL法条的具体程序体现在药事法施行规则（1961年

---

[1] 《INFORMATION ON JAPANESE REGULATORY AFFAIRS 2015》，
http：//www.jpma.or.jp/about/issue/gratis/index2.html（Japanese）；http：//www.jpma.or.jp/english/parj/whole.html（English）

[2] Pharmaceutical and Medical Device Act（PMD Act）；"医薬品、医療機器等の品質、有効性及び安全性の確保等に関する法律（昭和三十五年八月十日法律第百四十五号）"。
http：//law.e-gov.go.jp/cgi-bin/idxselect.cgi?IDX_OPT=1&H_NAME=%96%F2%8E%96%96%40&H_NAME_YOMI=%82%A0&H_NO_GENGO=H&H_NO_YEAR=&H_NO_TYPE=2&H_NO_NO=&H_FILE_NAME=S35HO145&H_RYAKU=1&H_CTG=1&H_YOMI_GUN=1&H_CTG_GUN=1

[3] 唐秋骏. 我国药品监管制度研究［D］. 上海：华东理工大学2011.

第1号部级条例)[1]。另外，日本GCP[2]对临床试验开展进行详细的规定（表4-1、表4-2）。

表4-1　有关呈件的ER-PAL条款

条款	标题
268	需要呈送CTN的药物的情况
269	药物CTN的计划项目
38	药物等的MAA
40	MAA相关的数据资料
43	申请数据的可靠性标准

表4-2　日本临床试验相关法律法规[3]

法律法规	日文	英文名	修订时间	效力
《药事法》	薬事法	pharmaceutical affairs law，PAL	No.145，1960/8/10 No.84.2015/6/26	法律
《药事法施行规则》	薬事法施行规则	enforcement regulations of the Pharmaceutical Affairs Law，ER-PAL	No.1，1961/2/1 No.114，2016/1/22	省令

1　Ishida T，Kurusu K. Clinical trial procedures and approval processes in Japan[M]//Targeted Regulatory Writing Techniques：Clinical Documents for Drugs and Biologics. Birkh-user Basel，2009：155-174.

2　MHW Ordinance on Implementation Standard for Clinical Studies of Drugs（MHW Ordinance No.28，1997）（GCP省令）.
http：//law.e-gov.go.jp/htmldata/H09/H09F03601000028.html.
Jiho.Inc. enforcement ordinanc of the Pharmaceutical Affairs Law，enforcement ordinanc of the Pharmaceutical Affairs Law，enforcement regulations of the Pharmaceutical Affairs Law，law for the pharmaceuticals and medical devices agence2009/2010，Japan.

3　Jiho.Inc. enforcement ordinanc of the Pharmaceutical Affairs Law，enforcement ordinanc of the Pharmaceutical Affairs Law，enforcement regulations of the Pharmaceutical Affairs Law，law for the pharmaceuticals and medical devices agence2009/2010，Japan.

续表

法律法规	日文	英文名	修订时间	效力
《药品优良临床试验规范》	医薬品の臨床試験の実施の基準に関する省令	GCP	No.28，1997	省令

1.2.2 GCP修订背景

日本于1990年10月正式公告并实施GCP（此为日本旧版GCP），同时日本也加入ICH。1996年5月美欧日发布ICH-GCP，日本考量旧有GCP无法满足ICH-GCP要求，从而着手修正新GCP以保证临床研究资料质量的科学性和可靠性，并于1997年10月公告以ICH-GCP E6为蓝本的日本新GCP给日本国内各单位（医院、药厂、官方等）一年缓冲期，1998年4月正式实施（1997年3月27日第28号省令），2012年做了部分修改[1]（表4-3）。

表4-3　GCP修正案的重大变化内容

年份	修订的法律基础	主要内容
1992~2002	—	现场管理机构（SMOs）的使用率，临床研究协调员（CRC）的培训，和现场监控系统的要求
2003	PAL（部级条例No.106，2003年）的部分修订（the Partial Amendment）	研究者发起的临床试验
2005	"The Council on Efficient Conduct of Clinical Trials" 会议	对研究者发起的临床试验的开展及伦理委员会的质量和绩效等的程序进行审议
2006	"MHLW Council of Ideal Registration-Directed Clinical Trials" 会议	将IRB成员的指派要求放宽为确保IRB的可靠性和职能改善的措施（2006年发行的省令第72号）
2007	"临床试验通报通用申请表（the Common Application Form for Clinical Trial Notification）"	再评估和合理化临床试验开展的类型和所需资料范围

---

[1] 新康家园，日本临床试验制度与现况，2012-08-20/2016-05-18，http://www.51xinkang.com/article/pxzl/2012/0820/900.html.

续表

年份	修订的法律基础	主要内容
2008	GCP条例（2008年第24号省令）、"IRB注册登记信息（请求）"	IRB审查结果的摘要格式应强制公开披露；申办者每6个月需提交常规和严重ADR报告，还需要将非预期的严重ADR报告提交给医疗机构
2011	—	对GCP操作流程的通报的修订
2012	GCP最新修正案（2012年12月28日第161号部级条例）	剔除临床试验方案中低显著性的试验参数（如受试者的目标人数）
2013	"关于研究者发起的临床试验的开展的研究"（the Study on the Conduct of Investigator－Initiated Clinical Trials，etc.）报告；"临床试验相关的电子病历的基本概念"（the Basic Concept of the Use of Electronic Medical Records in Preparing Clinical Trial-Related Documents）；"临床试验中实验室测试的精度控制等的基本概念"（the Basic Concept of Precision Control in Laboratory Tests，etc.in Clinical Trials）；"基于临床试验相关的风险监控系统的基本概念"（the Basic Concept of Monitoring System Based on Risks Associated with Clinical Trials）	医疗机构的ADR报告要求从6个月改为12个月；"ADR定期安全报告"改为"发展安全更新报告（DSUR）"

2 临床试验法律制度要素

PAL第二条第16款将"临床试验"，是指："根据PAL第14条第3款（包括同条第9款及第19-2条第5款沿用时）规定的申报资料中的、以收集临床试验结果等相关资料为目的而进行的试验。"PAL第14条、第19-2条阐述的是国内外医药品等的生产销售行为的许可要有临床试验的相关资料（表4-4）。从中也可看出临床试验在日本药品全生命周期中的重要地位。

表4-4　临床试验的法律条款

法律	主题	条款	内容
PAL	定义	第二条第16款	本法中的"临床试验"是指：根据第14条第3款（包括同条第9款及第19-2条第5款沿用时）规定的申报资料中的，以收集临床试验结果等相关资料为目的而进行的试验 （1992年法律第46号、1993年法律第27号、1996年法律第106号、1999年法律第160号、2002年法律第96号、2006年法律第69号等进行了部分修订）
	医药品等的生产销售的批准	第14条第1款	生产销售医药品（厚生劳动大臣根据其制定的标准而指定的医药品，以及根据第二十三条之二第1款的规定而指定的体外诊断用医药品除外）、医药部外品（厚生劳动大臣根据其制定的标准而指定的医药部外品除外）、含有厚生劳动大臣指定成分的化妆品或医疗器械（一般医疗器械及根据同款规定而指定的管理医疗器械除外）的企业，应按其生产销售的产品获得厚生劳动大臣的批准
		第14条第3款	申请第1款规定的批准的企业，根据厚生劳动省令的规定，除申请表外，还应提交临床试验结果的有关资料及其他资料。届时，如该申报医药品或医疗器械为厚生劳动省令规定的医药品或医疗器械时，该资料应按厚生劳动大臣规定的标准收集、制作
		第14条第9款	获得第1款批准的企业在对该产品已批准事项中一部分进行变更时（该变更为厚生劳动省令规定的轻微变更时除外），应接受厚生劳动大臣对其变更事项的批准。届时，应沿用第2款至上款的规定
	国外生产医药品等的生产销售的批准	第19-2条第1款	在国外进行出口日本的、第14条第1款规定的医药品、医药部外品、化妆品或医疗器械的生产等的企业，厚生劳动大臣可根据其申请，按不同产品，对其委托根据第3款规定选任的医药品、医药部外品、化妆品或医疗器械的生产销售企业从事生产销售的行为，予以许可
		第19-2条第5款	第1款规定的批准，沿用第14条第2款（第一项除外）、第3款至第11款以及第14条之二的规定

2.1 临床试验申请的准备——沟通

　　开展临床试验的准备，始于申办者请求"访谈协商机制"或"面对面协商机制"的临床试验协商机制。申办者可就临床试验协商项目与PMDA进行

"事先咨询"，使临床试验协商顺利进行[1]。日本的申请协商机制允许申办者与PMDA就临床试验和上市许可相关问题进行讨论（表4-5，图4-2）。

表4-5　新药开发相关的协商

协商	举例
申请程序的协商	发起临床试验所需的程序和CTN所要求的数据
BE研究的协商	当日本销售的制剂不同于国外时的国外数据使用问题；新剂型或仿制药申请的决定；BE研究中的参数的有效性；基于各制剂间BE研究结果所得出的BE结论的合理性
药物安全性协商	关注潜在致癌性动物数据的评估；新辅料的安全性评估
药物质量协商	生物技术药物及控释制剂和试剂盒制品的药代动力学特点及检测方法
Ⅰ期临床试验开始之前的协商	开展人体试验所需的非临床试验数据的类型和范围；Ⅰ期临床试验的起始剂量和剂量递增方案（包括抗癌药物研究）的确认；国外Ⅰ期研究支持CTN的可接受性；知情同意信息是否充分
Ⅱ期临床试验开始之前的协商	在Ⅱ期临床试验的早期阶段中使用药代动力学参数的有效性
Ⅱ期临床试验后期的协商	Ⅱ期临床试验的剂量水平；知情同意的信息是否充分
Ⅱ期临床试验结束后的协商	剂量——反应数据、选择推荐临床剂量的合理解释；对照组和临床试验终点和Ⅲ期临床试验统计分析计划的选择；除试验组外的其他组的要求；知情同意的信息是否充分
MAA预申请的协商	临床试验报告和申请的摘要（CTD模块2）准备；临床数据支持MAA程序的确认
临床试验再审查或再评估计划的协商	上市后临床试验再审查和再评价申请计划的指导和建议
完成临床试验再审查和再评估的协商	临床试验再审查和再评价结束时或之后的申请材料的准备，以及申请材料中包含的足够的数据资料的指导和建议；临床试验报告的格式和准备；确定临床数据支持再审查和重新评估申请程序

---

[1] Yakkihatsu Notification No. 0630007 of June 30，2011；Yakushokushinsahatsu Notification No. 0901-1 of September 1，2011；Yakkihatsu Notification No. 0302072 of March 2，2012；Notification No. 0302070 of the PMDA dated March 2，2012，partially revised on June 30，2014 and November 21，2014

续表

协商	举例
进一步协商	在Ⅰ期临床试验开始之前的协商后至Ⅱ期临床试验开始之前的协商前之间的协商；在Ⅱ期临床试验开始之前的协商后至Ⅱ期临床试验结束后的协商前之间的协商；在Ⅱ期临床试验结束后的协商后至MAA预申请的协商前之间的协商；在MAA预申请的协商后的协商；在临床试验再审查或再评估计划的协商后至厚生劳动大臣完成临床试验再审查和再评估的协商前的协商；在初始质量协商之后的进行的专门与质量相关的问题的协商；在初始安全性协商之后进行的专门与安全相关问题的协商

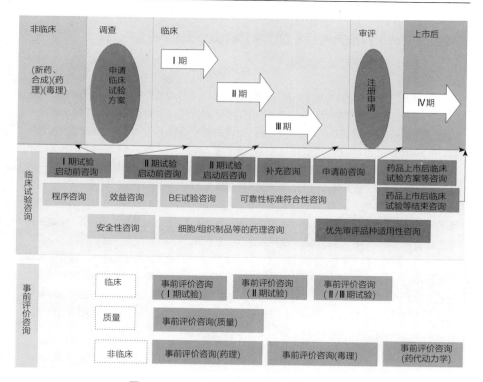

图 4-2　PMDA 开展的现场咨询（各种咨询）

2.2 临床试验申请与调查流程

2.2.1 临床试验的申请（CTN）

在日本，申办者应遵守厚生劳动省令的规定，事先向厚生劳动大臣（实际为PMDA，PAL第80-4条第4款）申报临床试验方案。但在该临床试验对象的药物或器械用具等被迫紧急使用，符合厚生劳动省令规定的紧急情况，可在该临床试验开始之日起30日之内，根据厚生劳动省令的规定，再向厚生劳动大臣申报其临床试验方案。自申办者首次申报之日起30日内，不得委托或自行实施临床试验（PAL第80-2第1~3款前段）。另外，首次人体临床研究备案的调查时限为30天，非首次人体临床研究备案的调查时限为14天；备案过程中无现场检查、行政审批。

对于新化学实体（NCE），NDA许可之前，CTN系统适用于BE研究。上市后药物改变剂型（如胶囊剂改为片剂）的BE研究不要求提交CTN。但是，如果是改变剂量和给药途径（BID→QD，即一天1次改为一天2次）需要提交CTN（ER-PAL第268条规定）。

a. 上述"厚生劳动省令规定的药物"是指：①具有活性物质的药物，区别于《日本药局方》中已经列出的物质，区别于已经获得上市许可授权的药物。②具有相同活性物质的药物，但是给药途径区别于《日本药局方》中已经列出的物质，区别于已经获得上市许可授权的药物。③具有相同活性物质的药物，但是活性物质含量、适应证、剂量、给药途径区别于《日本药局方》中已经列出的物质，区别于已经获得上市许可授权的药物（不包括②所述药物和不用于使用或被医师或牙医开处方所用的药物）。④在具有活性物质的药物中，区别于《日本药局方》中已经列出的物质，区别于已经获得上市许可授权的药物。⑤计划作为生物产品使用的候选药物（不包括上述条款提到的药物）。⑥使用重组技术生产的候选药物（不包括上述条款提到的药物），（排除②~⑥药物的生物等效性产品）（ER-PAL第268条）[1]。

b. 上述所说的"紧急情况"有：①在某些紧急情况下必须使用候选药物，其能够发挥一定作用的，且能够防止疾病或损害对受试者的健康造成威胁的情况，并且除此候选药物之外没有其他适当的方法。②已批准用于销售、赠送、储存或展示销售或经国家的上市审批系统认证的药物，该药同日本上市审批系统所批准的药物具有同样的质量、安全和有效性的情况。③候选药物的临床试验已经开展的（ER-PAL第272条）。

CTN的递交方式需以电脑光盘的形式提交给PMDA。首次与临床试验机构签订协议需在PMDA收到CTN的30天后。在这30天时间里允许申办者和PMDA就临床试验相关事项进行充分的交流和沟通。以下文件项目需递送给每个临床试验机构，包括：临床试验方案、样本病例报告表、临床试验相关的受试者损害的赔偿方案的说明文件、临床试验费评估（包括受试者付费方案）、

[1] Iyakuhatsu Notification No.0515017 of May 15，2003.

（必要的）合同协议、临床试验方案和研究用药物概述、药物控制的标准操作规程、清单（采取听证会的形式与申办者确认临床试验设计及程序）。临床试验结束时，临床试验报告要根据ICH E3指南要求编写[1]。

协调研究员（主要研究者）的姓名必须提供在CTN表格中。一项多中心临床试验中协调研究员负责确保所有中心按照临床试验方案和其他细节开展临床试验。协调研究员可能是来自协调委员会成员。

日本发布的18个药物临床试验评估指南（表4-6）。

表4-6　药物临床试验评估的指南

序号	指南名称	颁布机构	颁布时间
1	对恶性肿瘤的免疫治疗药物的评价方法的研究	/	1980
2	血液制剂的评价方法，尤其是血浆组分的准备的研究	/	1984
3	干扰素制剂的综合评价方法的研究	/	1984
4	抗炎镇痛药的临床评价方法的准则	/	1985
5	口服避孕药的临床评价方法准则	第10号the First Evaluation and Registration Division-PAB通知	1987年4月21日
6	改善脑血管病的脑循环和（或）代谢药物的临床评价方法准则	第22号the First Evaluation and Registration Division-PAB通知	1987年10月31日
7	降血脂药物的临床评价方法的准则	第1号the First Evaluation and Registration Division-PAB通知	1988年1月5日
8	抗焦虑药物的临床评价方法的准则	第7号the First Evaluation and Registration Division-PAB通知	1988年3月16号
9	缓释（口服）准备的设计与评价指南	第5号the First Evaluation and Registration Division-PAB通知	1988年3月21日

---

[1]　ICH E3, Guideline for Industry, Structure and Content of Clinical Study Reports, July 1996.

续表

序号	指南名称	颁布机构	颁布时间
10	催眠药的临床评价方法的准则	第18号the First Evaluation and Registration Division-PAB通知	1988年7月18日
11	心力衰竭药物的临床评价方法的准则	第84号the First Evaluation and Registration Division-PAB通知	1988年10月19日
12	对抗菌药物的临床评价方法的准则	第743号the New Drugs Division-PMSB通知	1998年8月25日
13	治疗骨质疏松症药物的临床评价方法的准则	第742号the Evaluation and Licensing Division-PMSB通知	1999年4月15日
14	抗心律失常药物的临床评价方法的准则	第0325035号the Evaluation and Licensing Division-PFSB通知	2004年3月25日
15	抗心绞痛药物的临床评价方法的准则	第0512001号the Evaluation and Licensing Division-PFSB通知	2004年5月12日
16	抗恶性肿瘤药物的临床评价方法的准则	第1101001号the Evaluation and Licensing Division-PFSB通知	2005年11月1日
17	抗风湿药的临床评价方法的准则	第0217001号the Evaluation and Licensing Division-PFSB通知	2006年2月17号
18	用于膀胱过度活动症或尿失禁药物临床评价方法指南	第0628001号the Evaluation and Licensing Division-PFSB通知	2006年6月28日

2.2.2 临床试验的审查——默示许可

PMDA对于CTN的审查称为"30天审查"（图4-3）。在申办者进行首次临床试验申报的30天内，为防止受试者健康危害的发生，厚生劳动大臣应就与该申报有关的临床试验方案进行必要的审查，又叫"30天审查"（PAL第80-2第3款后段）。由厚生劳动大臣要求PMDA实施"30天审查"计划（PAL第80-3条第1款），厚生劳动大臣自身可不再重复实施审查（PAL第80-3条第2款）。根据厚生劳动省令的规定，PMDA应在审查结束后将审查结果通报给厚生劳动大臣（PAL第80-3条第3款）。

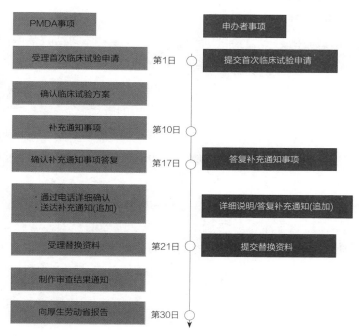

图4-3　首次申请临床试验的调查时限

2.2.3 临床试验的法律状态

（1）临床试验的中止或变更

厚生劳动大臣，在其认为：为防止因使用临床试验对象的药物或器械用具等造成的健康卫生方面危害的发生或扩大使用所必要时，可向将要委托或已经委托临床试验的、自身将要实施或已经实施临床试验的或已经接受临床试验委托的企业，做出临床试验的中止或变更、委托的取消或变更以及其他必要的指示（PAL第80-2第9款）。厚生劳动大臣，为根据上述条款做出指示，在其认为必要时，可要求PMDA针对药物或器械用具等，实施同条第6款规定的调查，即入内检查及质询。PMDA应将调查的结果立即向厚生劳动大臣通报，不得延误（PAL第84条）。当临床试验常驻代理人，或临床试验结束时与申报相关的内容、理由等的变更，需要及时向大臣汇报（ER-PAL第270条）。当临床试验的申办者或者临床试验的发起人不在日本居籍时，则临床试验的申报程序（同第277条段1的沿用情况）及不良反应的上报程序将由临床试验的常驻代理人来实施（ER-PAL第271条）。

（2）分阶段递交CTN

后续临床试验的CTN，要在与各个临床试验机构签订协议的两周前递交到PMDA。此时的CTN应包括"前期临床试验数据显示，临床试验符合科学性（包括研究结果和前次CTN后获得的信息），临床试验方案、书面的病人信息和知情同意书、样本病例报告表、研究者手册的最新版本"。

若临床试验方案在临床试验进行中发生了实质性修正，PMDA需要在该修正前后以CTN的形式通报每一项修正。如果该变更涉及临床试验目的或目标疾病，则要求申办者提交一份新的CTN。

申办者需要在下述变更前的6个月内向PMDA进行通报：①医疗机构、协调研究员（PI）、临床试验协调委员会的成员等的除名；②辅助研究员（Sub-I）等的人数的增减及头衔的变更，研究员、协调研究员和临床试验协调委员会成员等的同学的变更；③临床试验机构所得试验用药品的数量变更及受试者人数的变化；④由于与临床试验机构合同期限的原因造成的临床试验期限的危险变更；（最后一名受试者观察期延迟也需要进行通知）；⑤医疗机构、参与医院的部门、机构地址和电话的变更；⑥机构实施/管理人员的职责的变更。临床试验全过程如图4-4所示。

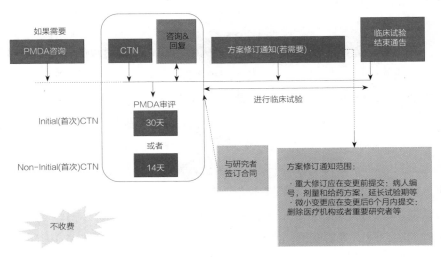

图4-4　临床试验全过程

2.2.4 数据保密

委托临床试验或自行实施临床试验的企业、其董事或工作人员，在没有正当理由的情况下，不得泄露临床试验有关的、因职务之便获取他人秘密。曾经属于上述范围的人员亦同（PAL第80-2第10款）。相关人员如违反上述规定，将接受相应的惩罚。

通常，其他变更在实施前需要进行通报。临床试验中止和结束的通知必须分别使用相应的表格提交给PMDA。

2.2.5 研究者发起的临床试验

在日本开展临床试验不需要获得PMDA的批准文件，但需要伦理委员会的批准。根据目前查的资料，伦理审查应该在递交CTN之前进行，对于研究者发起的临床试验（IITs），要求提交CTN时附上IRB建议、临床机构负责人的批准等相关信息（图4-5）。

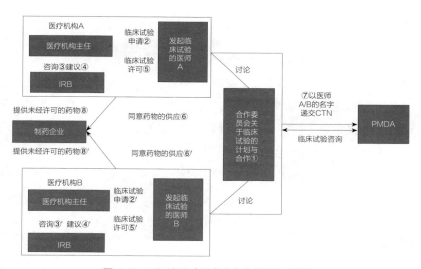

图4-5　IITs 流程（以多中心合作研究为例）

2.3 伦理委员会与伦理审查

2.3.1 Jpn-GCP中的伦理委员会

伦理委员会是由医学专业人员、法律专家及非医务人员组成的独立组织，对临床的伦理性和科学性这两方面进行审查的能力[1]。伦理委员会最重要的作用，不是对试验方案局部的修正，而是对试验方案的科学性、伦理性进行审查，判断试验可否进行。伦理审查时，需要对以下内容进行充分研讨：研究的背景和目的、患者的选择（按照具体的定量和客观的标准，明确的定义纳入标准和排除标准）[2]。与伦理委员会相关的事项如下。

A. 临床试验审查委员会的组成

①临床试验审查委员会除了有胜任该业务的医学、牙科学或药学专门知识的委员参加外，至少要有一个是非医学、牙科学或药学的专家作为委员参加，由5人以上组成。

②委员由医疗单位负责人指定。

③参与试验的委员不得参加试验审查委员会关于该试验的审议。

B. 审查委员会的职责

临床试验审查委员会在其所属医疗单位实施试验时，应执行以下各项规定：

①根据临床试验方案，审议该试验实施是否妥当，并向医疗单位负责人提出意见。

②确认受试者参加试验，是否征得其本人同意。

③审议临床试验方案的重大变更的妥当性。

④接受试验进行状况的阶段报告，必要时还可自行调查，阐述意见。

⑤根据上述的各项规定，写出各项有关事项的记录。

C. 临床试验审查委员会的设立

由于医疗单位规模较小等原因，在该医疗单位单独设置临床试验审查委员会有困难时，应执行以下各项规定：

①参加试验的多个医疗单位负责人通过协议，共同设置临床试验审查委员会，对该试验进行审议。

②上述的共同临床试验审查委员会，必须有来自临床试验委托者以外的第三者参加。

---

[1]　毛敬洁，沈永新，池田博昭，龟田美保，粟屋智一，川上由育. 日本机构伦理委员会关于研究规程的审议要点［J］. 中国医学伦理学，2011，v.24；No.13905：670-672.

[2]　厚生労働省. ICH E9 臨床試験のための統計的原則［EB/OL］. 2011-03 -08/2016-05-21. http：//www. Pmda. go.

③关于共同临床试验审查委员会的构成及职责，以临床试验审查委员会有关规定为准则。

D. 委员长职能

委员长从委员中选出，审议时不偏重一部分委员的意见，虽然没有规定具体的裁决方法，但是应尽可能做到把全会一致的审查意见进行归总。

E. 专门委员的职能

专门委员为临床、医药及其他医学的专业人员，从临床试验的科学角度、受试者的安全性、医疗机关实施的可能性等方面提出意见。特别要求的项目有：

①试验的设计；

②研究的背景、目的；

③受试者的选定（纳入标准和排除标准的合理性）；

④研究负责人的要件；

⑤医疗机关的实施体制等。

F. 非专门委员的职能

非专门委员为法律学或社会学等学科的专业人员，他们站在受试者的角度，对临床研究的伦理方面和知情同意书的易读性等提出意见。对非专门委员的要求有：

①知情同意书；

②对受试者的补偿措施；

③减轻费用负担等。

G. 外部委员的职能

外部委员为与实施医疗机关和伦理委员会所有单位没有利害冲突的人员，他们处于第三者的立场，对临床研究的实施给医疗机构带来的利益和给受试者带来的负担等问题提出意见。

H. 委员会事务局的职能

委员会事务局遵照相关法规和指针，制定标准书、指定委员、准备资料和保存记录等[1]。

---

[1] 厚生労働省医政局. 治験. 臨床研究倫理審査委員研修講義資料［G］. 東京：厚生労働省医政局，2009.

2.3.2《关于临床研究的伦理指导原则》

1988年日本制订了《关于临床研究的伦理指导原则》[1]。指导原则制定的目的即依据临床研究推动医学研究发展的重要性，并从尊重个人尊严、人权等其他有关伦理的观点以及科学的观点出发，制定所有临床研究相关人员应遵守的事项，并以得到社会的理解与支持，正确推动临床研究发展为目标。适用范围如下。

A.本指导原则以得到社会理解与支持，推动医学进步发展而实施的临床研究为目标，因此，要求所有与此相关的人员遵守。不过，下列事项不属于本原则所包含的范畴：①仅以诊断治疗为目的的医疗行为。②适用于其他法令及指南的研究。

B.本指导原则以日本国内外实施的临床研究为对象，参与研究的所有相关人员，既要遵守临床研究实施地区的相关法令和规范，也必须原则性地服从本指导原则。但是，当临床研究实施地区的相关法令和规范的要求比本指导原则更严格时，必须遵守当地的相关法令和规范来实施临床研究。伦理委员会的职责：①伦理委员会在临床研究机构负责人提出审查临床研究计划时，伦理委员会要从伦理及科学的观点进行审查，并必须以书面的形式陈述意见。②为了能公正且中立的进行审查，伦理委员会应从学术界多元的观点出发，由持各种立场的委员组成而且能正确地开展工作。③伦理委员会的委员无正当理由不能泄漏因职务而获得的信息，即使离职后也应同样处理。④伦理委员会为确保实施的及已经结束的临床研究的正确性和可信性，可以开展必要的调查研究。

2.4 GCP 检查与有因调查

根据PAL规定，申办者应根据厚生劳动省令规定的标准进行临床试验（PAL第80-2第4款）。临床试验的委托企业，应根据厚生劳动省令规定的标准，对临床试验实施管理（PAL第80-2第5款）。

当厚生劳动大臣认为：为审查临床试验是否符合第4款或第5款标准有必要时，可要求临床试验的委托企业、自行实施临床试验的企业、受托企业或其他专业管理临床试验对象的药物或器械用具等的企业，提供必要的报告；或令其工作人员进入医院、医疗诊所、饲养动物诊疗设施、生产厂、事务所或其他专业管理

---

1   梁伟雄，李慧. 日本临床研究的伦理指导原则介绍［J］. 中成药，2008，01：110-112.

临床试验对象的药物或器械用具等的场所，检查其设施设备、台账资料以及其他物品；或向其员工或其他相关人员提出质询（PAL第80-2第7款）。所述入内检查及质询，适用PAL第80-2第6款的规定（重大事项上报）。厚生劳动大臣，可要求PMDA负责实施上述入内检查或质询中政令规定的事项（PAL第80-4）。

2.4.1 日本GCP检查制度

日本从1997年开始进行GCP检查，当时的检查由2个机构分别进行，即由国立医药品食品卫生研究所医药品医疗器械审查中心进行现场检查；由医药品副作用被害机构研究振兴调查机构进行适合性书面调查，检查结果由厚生劳动省汇总并出具最终检查报告。2004年后，上述2个机构和日本的医疗器械中心合并，成立了PMDA，此后由PMDA的信赖性保证部，负责GCP的现场检查工作和适合性书面调查，对临床试验和申报资料之间的一致性进行检查。

以往的适合性书面调查，是由申办者将所需资料搬入PMDA的会议室，手续较为繁琐。从2009年开始，PMDA正式导入了企业访问型书面调查方式，根据注册品种的类别和申办者的希望，检查地点也可以选择在申办者所在企业的会议室进行。预计到2013年底，这种检查方式的比例将达到50%以上。另外，为了提高工作效率，也将企业访问型适合性书面调查与对申办者进行的现场检查整合到同时进行，特别是对优先审查品种等的GCP检查[1]。

2.4.2 日本GCP检查要点

日本的GCP检查是在药品注册审评过程中，对该品种进行的临床试验是否符合GCP进行的检查。检查分为现场检查和适合性书面调查2个部分，分别由不同的检查组承担。

（1）现场检查

GCP现场检查是对试验的原始数据（如原始病历、实验室检查报告、病人日记卡等）和病例报告表（CRF）之间的一致性进行检查。检查对象分为研究者和申办者。

[1] 王佳楠. 中日两国药物临床试验管理规范及其检查制度的比较［J］. 中国临床药理学杂志，2011，v.27；No.14309；718-721.

GCP现场检查的结果分为适合、有条件适合（剔除不合格病例）和不适合。对申办者的现场检查，时间一般为1~2天，检查员人数4~5人。检查内容包括，申办者的药品研发组织体制、试验的准备工作和试验的管理工作。对研究者的现场检查，对一个注册品种，一般在全部试验机构中，选择2~4个试验机构，时间一般为1天，检查员人数2人。检查员对该试验机构完成的全部CRF进行检查，将CRF与原始病历等进行核对，并且查看相关的SOP和临床试验管理方面的文件。

（2）适合性书面调查

适合性书面调查不仅是对临床部分的检查，也包括对药品质量（主要是药品检验和稳定性试验）和非临床试验部分的检查。其中，临床部分是对CRF和注册资料之间的一致性进行检查，检查对象是申办者。GCP适合性书面调查的结果也分为适合、有条件适合（剔除不合格病例）和不适合。检查时间为1~2天，检查员人数4~5人。检查员对所有试验机构的CRF，按照1∶7的比例进行抽查。检查内容包括试验的准备工作和试验的管理工作。

日本不实行药物临床试验机构资格认定制度，任何医疗机构只要经申办者的认可，就可以开展临床试验，责任由申办者承担。

除了申办者对研究者进行GCP检查外，PMDA也对申办者（包括CRO）进行GCP检查。检查分为现场检查和适合性书面调查2种；检查内容为GCP规定由申办者承担的职责履行情况。我国目前尚未对申办者进行GCP检查。

日本对研究者的GCP检查，主要是以试验资料检查的形式，此外，检查员会查看药物保管设施和对研究者进行简单询问，对于病房、医疗器械、抢救器械和临床检验科等，不进行检查。

日本一般不对Ⅰ期实验室进行现场检查，因为生物等效性试验不属于新药注册资料，所以与新药的GCP检查不一样，不需要对每个项目进行检查，一般只进行抽查。

2.5 临床试验数据公开

临床试验注册数据公开的规定：所有的临床试验在入组第一个受试者前，必须在公众可及的数据库注册。如因知识产权等问题对研究带来不便时，经过伦理委员会审议及研究机关负责人的许可，也可以免除公开。

日本有3个注册中心，为日本主要注册网络（JPRN）。其搜索门户是日本国家公共卫生研究所主办的。搜索门户只适用日语，3个注册的网站也可用英文。3个网站为：①University Hospital Medical Information Network（UMIN CTR）；②Japan Pharmaceutical Information Center-Clinical Trials Information（JapicCTI）；③Japan Medical Association-Center for Clinical Trials（JMACCT CTR）[1]。

临床试验的登记注册不受法律约束，日本目前也没有相关的指南文件。自愿登记的临床试验可在"临床试验信息网"查询（Clinical Trials Information /JapicCTI：www.clinicaltrials.jp/user/cte_main.jsp.）。该网站由日本药物信息中心（JAPIC）管辖，该系统由WHO和医学杂志编辑国际委员会（ICMJE）授权。所有的验证性试验和探索性药效试验要求自招募首个受试者之日起21日内在该网站进行注册。

根据2008年11月18日医学杂志编辑国际委员会（IFPMA）、欧洲制药工业协会（EFPIA）、日本制药工业协会（JPMA）、美国制药工业协会（PhRMA）通过的《通过临床试验登记和数据库披露临床试验信息》，日本本地药企可自愿公开他们在研的临床试验及临床试验结果。

2.6 儿科药物临床试验管理

日本作为ICH成员国，MHLW下属的"评估和授权部门"还发布了儿科药品临床研究指南（2000年12月的1334号通告）来简化儿童用药的审批过程。这个指南规定，当药品公司使用的数据已经在国外进行了大量的关键性试验并且这些数据可以同样外推至日本人时，可以申请直接使用这些数据。近年来，日本许多包括儿科药物生产在内的企业采取了这种灵活处理的方式，在没有进行大规模国内临床试验的情况下使用国外的临床数据，缩短了新药的研发过程，简化了审批程序，鼓励了制药企业特别是儿科制药企业的发展。

与西方国家相比，日本并没有一个完善的提供儿科用药激励和授权的综

[1] 廖联明. 临床试验注册制的前世今生［J］. 新药汇，2016-05-03，http：//www.xinyaohui.com/news/201605/03/8339.html.

合法规。日本药物监管的主要法规有：PAL、《药师法》《药物不良反应解除、研究开发推广及产品评审机构法》等[1]，在这些法规中还缺少专门针对儿童的法律法规[2]。

日本人口少，药品研发特别是儿科新药的研发存在一定困难。日本的儿科药品市场以仿制药居多，其儿童用药的监管机制也与西方国家有区别。

日本没有专门的儿童用药监管机构，但是针对儿童用药成立了一些相关的小组来负责儿童用药的监管以及促进工作，这些监管小组包括：儿科用药研究小组、未获批准药品研究小组及儿童药物疗法研讨会等。

A. 儿科用药研究小组

2006年3月，日本成立了儿科用药研究小组，负责将药物扩展应用于儿童，收集日本和其他地区的标签外用药数据，同时要求制药公司对于批准的儿童用药进行修订和外包装的修改说明。这个小组还致力于收集和评估儿科药品有效性和安全性的信息，针对儿科处方药开展研究，为卫生专家提供资料以改善儿科用药的环境。

B. 未获批准药品研究小组

MHLW于2004年12月成立未获批准药品研究小组，负责对西方国家已经批准且疗效明确的药品开展可靠的临床研究，以确保这些药品及时在日本获得批准。除此之外，还负责将儿童用药的研发和新药创制进行价格保护的工作。

日本为了简化儿科药品临床研究，"医政局研发部"在新药的研制过程中规定，如果需要增加新药品中的新适应证，可通过相关学术协会申请部分变动，如申请适应证或剂量/给药方式变动，可将新药用药范围扩展到儿童。如果公众了解某些药品说明书以外的适应证的医学和药理学原理，或公众普遍清楚某些药品的使用范围超过说明书规定的适应证，重复的临床研究无需开展[3]。

该小组于2010年2月和儿科用药研究小组重组为"针对卫生保健急需的未

1　HUYJ, SONG R L, SHAO R, et al. Overview and development trends of foreign and domestic pharmaceutical laws and regulations [J]. China Pharm（中国药师），2004，7（11）：890-892.

2　陈薇，欧阳昭连，郭文姣，等. 日本儿童用药监管策略研究 [J]. 中国药学杂志，2014，v.4907：618-621.

3　WANG C, MI X Q. Introduction on administration and supervision of medical devices in Japan [J]. China Med Dev Inf（中国医疗器械信息），2009，15（2）：26-29.

获批准药品和标签外用药开展调查的研究小组"，负责简化药品的研发与评审过程，促进儿童用药的生产和研发。

C. 儿童药物疗法研讨会

MHLW设立的儿童药物疗法研讨会，是根据在国外特别是美国、欧洲等国家已经被批准并且用于目前无法治疗和预防的重大疾病的儿科治疗的相关的药物进行临床数据的采集、组织讨论、形成报告后指导儿科药品的生产厂家进行相应适应证的补充申请，从而让此类药品用于儿童的重大疾病的预防和治疗中。

日本为了防止儿童受试者的不必要暴露，申请企业可就儿童药品的临床试验方案以"机构咨询会"的形式和评审机构进行沟通，从而确定最合理的儿童的临床试验方案。为了简化临床试验，扩大药品的使用范围，"未获批准药品研究小组"对西方国家已经批准且疗效明确的药品开展可靠的临床研究，以确保这些药品及时在日本快速获得批准上市并在临床上应用。儿童药物疗法研讨会促使企业将国外儿科治疗的相关药物进行相关的补充申请，使其能够应用在日本的儿童的重大疾病的预防和治疗中。从2006年3月到2009年7月，已经召开了此类的研讨会6次，相关的会议讨论治疗可以在MHLW网站上找到。

2.7 国际多中心临床试验可接受性

2.7.1 日本国际多中心临床试验的现状

众所周知，在日本临床开发时限较长的主要原因是：受到患者招募和入组时间延迟的影响。平均来说，每一个日本临床中心每月入组一例患者的时候，美国能够入组18例，加拿大不足9例，欧洲21个国家约3.5人左右，很明显，无论哪个地区其入组例数都远超过日本，为了缓解这个问题，日本只能增加参与临床研究的中心数量，但由此产生的人工成本及其他费用又大大增加。

对于企业来说，如何能在较早阶段就确认出研究是否有继续开展的必要性以节省成本这一点至关重要。为了能更早地做出这类判断，许多日本企业开始在海外开展早期阶段的临床试验，近年来这一趋势愈加明显。据文献资料显示[1]，每年日企在海外开展的Ⅰ期、Ⅱ期临床试验的数量正呈增长趋势。

2.7.2 多中心临床试验的发展

日本厚生劳动省（原厚生省）在1998年8月11日发布了《关于在接受国外临床数据时应考虑的种族性要素》，该文是基于ICH E5指导原则制定，旨在通过桥接开发战略，针对药物的种类、对象的疾病种类以及临床开发的国际性发展状况，不断地积累并活用国内外试验数据的知识和经验。其中的"种族性要素"包括了人种、国家之间的环境因素、医疗现状的差异等。日本认为，为了从本质上解决本国的新药注册时间比其他国家要迟数年的问题，药物开发的时间有必要与国外保持一致。作为有效手段之一，建议能够早期参加国际多中心临床试验，从而推进日本的药物研发，使国内患者可以在不迟于其他国家的情况下，用上安全有效的药物，这对于提高药物治疗水平和提高公共卫生事业具有重大作用[2]。

为了推进包含日本在内的国际多中心临床试验，自2006年PMDA开始对关于国际多中心临床试验的当面咨询预约申请给予了优待措施，主要是讨论国际多中心临床试验设计、试验数据等。基于以上的经验和事例等，PMDA于2007年9月28日正式发布了《国际多中心临床试验的基本原则》，对于国际多中心临床试验的计划以及实施过程中的基本思路等进行了总结。

2.7.3《国际多中心临床试验的基本原则》

基本条件：国际多中心临床试验必须满足以下所有的条件：①参加的所有国家、医疗机构等可以基于ICH-GCP进行临床试验；②参加的所有国家、医疗机构等可以接受日本的GCP实地检查；③在预先探讨影响试验药的安全性和有效性因素（人种、地域、患者背景等）的同时，应可以实施以上相关因素的亚组分析，并对此有适当的考虑；④能够把握如生活习惯等的社会差异或者试验的管理、运营等试验实施状况，针对认同的差异是否会对试验结果产生影响等，应有适当的考虑。

---

[1] 冈崎雅彦，栾雪梅. 日本临床试验现状及与中国协作的可能性［J］. 中国处方药，2007，No.6912：28-29.

[2] 鲁爽，王涛，杨进波，等. 中国与日本对国际多中心临床试验监管的比较［J］. 中国临床药理学杂志，2011，v.27；No.14208：642-644.

（1）临床试验要求

①Ⅰ期：对国际多中心临床试验中的用法用量在日本人中的安全性是否特别的问题，预先必须进行确认。因此，试验开始前，至少要进行以日本人健康志愿者或者患者为对象的单次给药试验，从而验证安全性和药代动力学特征等，并应与在外国人的试验结果比较，应确认日本人与外国人的用药安全程度相当。但是，如果可以通过国外的Ⅰ期临床试验结果，来判断关于日本人用药的安全性；或者是通过同类药品的状况等，可以判断日本人和外国人的推荐用量相同时，也不一定在国际多中心临床试验前进行Ⅰ期临床试验。在这种情况下，应对日本人与外国人在药代动力学与临床疗效的关联等进行比较性评价，这对于设定日本人合适的用量会有所帮助。另外，分析试验结果时，在进行国际多中心临床试验的同时，根据需要进行临床药理学试验；或者进行药代动力学和临床疗效的关联研究等。如果申请上市注册，建议将这些试验结果包含在申报资料中。

②Ⅱ、Ⅲ期：根据至今的审评实例和以ICH E5指导原则为基础的审评经验等，可以了解到确实存在日本人与外国人之间的体内药代动力学（PIE）行为不同的事例；还发生过基于在外国人中临床试验结果设定在日本人中的推荐剂量，最后很难下结论的事例。基于国外临床试验结果来设定用量，在国内不进行剂量探索试验，这样的开发计划，是有悖于以为本国患者提供安全有效药品为初衷的想法的，所以为了使开发圆满顺利进行，保证在日本和国外同时间注册，应在剂量探索阶段，入组日本人患者，在开发早期确定民族间用量差异，之后再进行验证性试验的策划。另外，假定日本人和外国人之间的推荐用量不同时，针对不同地区而设定不同用量，如果可以充分说明即使这样也能够进行同等的安全性和有效性验证的理由，之后的Ⅲ期国际多中心临床试验也可以综合各地区结果，作为主要的分析集进行处理。如果PK具有类似性，PK和药效学（PD）之间已显示出具有相关性的情况下，不一定要在日本人中进行剂量探索试验。罕见病用药或者在危及生命的疾病的其他治疗方法尚未确立时，原本在国内进行剂量探索试验就很困难时，应考虑在医生的严格管理下进行Ⅲ期临床试验。

（2）试验设计

注意事项：①在进行国际多中心临床试验时，要评价不同地区的种族性因素对于药物的有效性和安全性的影响；同时，该试验必须设计为能够评价药物在日本人中的安全性和有效性。②国际多中心临床试验的设计和分析方法必须是本国可以接受的。③主要评价终点必须是在各地区被允许的；如果各地区的评价终点不同，必须收集所有地区的所有主要评价终点，并且必须能够针对地区间的差异进行讨论。④为了可以恰当地评价安全性，要尽可能统一所有地区对于不良事件的收集和评价方法。

样本量：①国际多中心临床试验时，应以所有地区入选人群的结果为前提计算样本量；在日本亚组中，未必需要确保检验出有统计学显著差异的把握度。但是，在验证性试验中，如果以整体人群作为主要分析对象时，必须说明为什么不是以地区人群而是整体人群作为一个群体来考虑。②假设日本人亚组的结果与整体人群的结果明显背离时，必须充分地分析原因；如果有必要，应考虑进一步实施临床试验，在这种情况下，建议与PMDA进行当面咨询。③国际多中心临床试验，应以获得整体人群与日本人群的试验结果的一致性而设计，只有保证各地区的一致性，整体的结果才有可能外推到各地区。所以，如果样本量没有确立，则可以推荐的方法，应根据临床试验地区数、试验规模、对象疾病、整体样本量和日本人占的比例数等来决定。关于不同情况下目标样本量的设定，可以与PDMA讨论。

主要评价指标：在国际多中心临床试验时，对在其他国家已经被认可，而在本国还没有得到确认的指标必须作为主要评价指标时，要尽早在国内进行先导性临床试验，以确认是否可以获得与国外临床试验结果同样的反应。另外，在多中心试验前，预先制定研究计划并实施统一的评价方法，尽可能使得评价者之间、各临床机构之间及各地区之间的差异最小化。如果没有任何考虑地参加国际多中心临床试验，不仅不能够在日本获得适当的结果，还可能对整体试验产生不好的影响。

对照组：如果在国际多中心临床试验中只设定安慰剂对照组，原则上在日本不需要另设阳性药为对照，只要临床试验设计可以证明：试验药优于安慰剂，并且各地区可以得到一致的结果就可以。另外，如果有独立实施的阳性对照比较试验，就可以确定试验药明确的临床地位。但是，如果临床定位可以通过其他的方式说明，不一定要求一律都进行试验。

对照药：如果可以说明使用的阳性对照药是国际标准用药，并在各国的指导原则中有所记载，即使是国内没有批准的药物，也可以作为试验中的对照药使用。这种未被批准的药物，对国人会产生什么样的影响，尤其是该药的安全性，要进行预先的探讨。因为必须慎重判断对于以非劣效性为目的获得的试验结果的分析，因此，未获上市许可药品的安全性和有效性信息，特别是关于获批准的药物和这种未获批准的药物的异同等，尽可能收集多的信息，建议事先通过获得的结果对于日本人患者的外推性进行讨论。

联合用药、联合疗法：国际多中心临床试验中，联合用药、联合疗法多种多样，很难一概而论。关于联合用药的用法用量的妥当性，不同的情况要充分地讨论。在这个前提下，如果拟实施的国际多中心临床试验方案，是基于其他国家具有充分依据的情况下，一般在理论上，应使用与国外相同的联合用药、联合疗法等在国内进行临床试验，这样也可以提高试验的成功率。举2个例子：①如果联合使用像抗癌制剂这类具有毒性高、治疗窗窄等特点的药物时，建议国内外严格使用同一种用法用量；②针对某一种疾病的标准治疗方法中常规联合用药或者联合疗法，各地区使用统一的用法用量可能很困难。在这种情况下，可以容许最小限度的差异，为了使这些差异对于试验药的安全性和有效性的影响保持在最小限度，应考虑保持每位患者联合用药或疗法中的用法用量恒定。

2.8 ADR 报告

申办者应在得知试验用药物可能因其副作用导致疾病、损害或死亡的发生；或怀疑因使用该药物或器械用具等导致发生传染病；或发生其他厚生劳动省令规定的、临床试验对象的药物、器械用具的功效性、安全性有关事项时，根据厚生劳动省令的规定，应向厚生劳动大臣（及PMDA）报告。届时，厚生劳动大臣应进行与该报告有关的信息梳理或调查（PAL第80-2第6款）。调查包括入内检查及质询（见2.3）。厚生劳动大臣，可要求PMDA对政令规定的药物或器械用具有关的、上述信息进行梳理。PMDA应将信息梳理的结果立即向厚生劳动大臣通报，不得延误（PAL第80-4）。

根据ER-PAL第273条的规定，任何与试验用药品相关的不良反应和感染疾病的发生要在规定的时间内按照规定程序上报给厚生劳动大臣。不良反应和感染疾病的报告在试验结束后和整个MAA的审查期限内都是强制进行的。

有关不良反应报告的法律法规依据有：①临床试验数据管理法规（Clinical Safety Data Management，1995年3月20日　第227号the Pharmaceuticals and Cosmetics Division-PAB通知）；②向PMDA上报不良反应等的报告（Reporting of Adverse Reactions，Etc to the PMDA，2004年3月30日第0330001号PFSB通知）；③新药审批申请数据的注意事项（Points to Consider for Approval Application Data for New Drugs，第0331022号the Evaluation and Licensing Division通知，2006年3月31日第0331009号the Safety Division-PFSB通知）；④不良反应报告注意事项（Points to Consider in Reporting Adverse Reactions，2006年4月26日　第0426001号the Evaluation and Licensing Division-PFSB通知）；⑤不良反应报告的问答（Q and A on Adverse Reaction Reporting，2006年5月31日Office Communication）。

不良反应报告类型与上报期限如表4-7所示。需要包含ER-PAL第273条规定的安全信息范围。若临床试验过程中发生不良反应，申办者或发起人应在规定的时间内向厚生劳动大臣进行汇报（ER-PAL第273条第1款）。

ER-PAL 第273 条第 1 款:

1．（1）当如下事件是怀疑与试验用药的不良反应相关，或海外使用的同试验用药品相关成分的，或怀疑试验药品而导致感染的，诸如此类事件的开端、病例数、发病率、出现的情况等，在研究者手册（有关临床试验质量、安全和有效性的文件；本条款下同）中不能预测得到的：7天

（a）死亡；

（b）生命威胁

（2）如下事件（排除上述情况）：15天

（a）当如下事件是怀疑与试验用药品的不良反应相关，或海外使用的同试验用药品相关成分的，或怀疑使用试验用药品而导致感染的，诸如此类事件发生的原因、病例数、发病率、发生时的情况等，在研究者手册（有关临床试验质量、安全和有效性的文件；本条款下同）中不能预测到的：

　　①延长住院期；

　　②致畸；

　　③可能致畸的情况；

　　④介于①～③，或（1）所说的（a）（b）项情况；

　　⑤先天疾病或下一代异常。

（b）如（1）所述（a）（b）发生的原因，怀疑与试验用药品的不良反应相关，或海外

使用的同试验用药品相关成分的，或怀疑使用试验用药而导致感染的。

（c）采取措施防止公共健康和卫生损害的措施和传播，包括停止生产、进口、上市，召回和处理包括与试验用药有相同成分的海外产品。

（d）研究报告显示，试验用药等相关药品的使用，可能引起癌症或其他严重疾病，不良反应或药物感染所致的畸形或死亡；试验用药等相关药品的使用，导致初始治疗趋势的显著改变，如病例数、发病率、事件发生的最初状况；试验用药等相关药品使用，显示不符合临床试验设计的治疗初衷（适应证不对等）。

自临床试验方案首次申报试验用药物那天起至临床试验期满的2个月内，临床试验的委托者需每6个月定期上报试验用药物引起的不良反应或感染的事件，如上述两段所述情况（ER-PAL第273条第3款）。

表4-7　ADR 报告时限

ADR 类型	报告时限
死亡	7天
生命威胁	
延长住院期	15天
致畸	5天
可能致畸的情况	
介于上述3种情况之间	
先天疾病或下一代异常	
首次CTN申报至期满前2个月，试验用药物引起的不良反应或感染的事件	6个月定期报告

3　机构与个人法律责任

3.1　临床试验的委托者（申办者）

接受临床试验委托的企业，或自行实施临床试验的企业，应根据厚生劳动省令规定的标准进行临床试验（PAL第80-2第4款）。临床试验的委托企业，应根据厚生劳动省令规定的标准，对临床试验实施管理（PAL第80-2第5款）。

GCP规定，委托者向医疗单位委托临床试验时，除遵守PAL第80-2的有关规定外，还应执行以下各项规定。

（1）委托试验前，要按以下各项规定，从专业的角度去研究预定的试验内容，根据其结果并判断该试验是否妥当：①根据试验目的，充分了解和掌握该药物的非临床试验及初期治疗效果，以及有关的有效性、安全性等资料；②根据所掌握的资料，考虑委托试验实施的伦理问题及科学性问题。

（2）将有关试验实施方案交付给试验总结医师。

（3）为了确认试验委托是否符合PAL第80条及本标准，应指定自行监督者或设置相应的监督组织。

（4）在试验过程中，得到有关该试验的有效性、安全性的新情况时，应立即向试验总结医师及试验执行医师传达，迅速采取必要的措施。

（5）上述各项规定有关事项应写成记录。

3.2 临床试验机构

日本法律对临床试验机构不做特殊要求，Jpn-GCP关于医疗单位的规定：医疗单位的必要条件是能够进行充分的临床观察及试验检查，而且能在紧急时采取必要的措施，并保证该试验顺利地实施。

3.3 研究人员

3.3.1 试验总结医师

试验总结医师既负责总结临床试验工作，还应对试验执行医师及其他参加试验的研究人员给予必要的指示：①根据试验药的非临床试验及初期试验结果等有关资料及情报，研究试验的实施在伦理和科学上是否妥当。②根据（1）的结果，写出恰当的临床试验方案。③随时监督试验按临床试验方案正确地实施。④根据需要变更临床试验方案。⑤总结试验结果，对试验执行医师及其他参加试验的研究人员给予必要的指示。⑥将从试验委托者处收到的资料及情报传达给试验执行医师及其他参加试验的研究人员。⑦有关临床试验方案的书写、变更以及试验实施等，应和试验委托者相互联络和协商。⑧确认试验的完成。⑨上述各项规定的有关事项要有记录。⑩试验完成后，写出试验的总结报告书，并提交给试验委托者。⑪核对试验执行者完成的病例记录后，提交给试验委托者。⑫试验委托者对试验总结报告书、病例记录等提出调查、核对的要求时，应采取必要的措施。

3.3.2 试验执行医师

试验执行医师应由具有必要的专门知识及经验，并能对试验药的有效性、安全性等做出确切评价的人担任。

试验执行医师应执行以下各项规定：①根据试验的非临床试验及初期试验结果的资料及情报，要考虑该试验实施在伦理及科学上是否妥当。②有试验委托提出时，要在得到所属医疗单位负责人的批准后开始实施。③应尽力收集该试验药物的非临床试验及初期试验结果等必要的资料。④按照临床试验方案实施试验工作。⑤临床试验方案有重大变更时，接受所属医疗单位负责人的指示。⑥试验进行中发生严重的副作用时，应迅速向所属的医疗单位负责人、试验总结医师及试验委托人提交书面报告。⑦完成病例记录，每个受试者的试验完成后需迅速署名、盖章，提交给试验总结医师。⑧试验全部完成后，迅速向其所属的医疗单位负责人提交报告。

在同一医疗单位有多位试验执行医师参与试验时，该单位的试验医师的代表者应按上述②⑤⑥⑧等有关规定执行。

3.3.3 医疗单位负责人

医疗单位负责人对试验委员会工作的有关事项及试验实施的必要事务手续，应通过文书形式制定下来。医疗单位的负责人应设置保管、管理试验药物的管理者。医疗单位的负责人在本医疗单位实施试验工作时，应执行以下各条规定的事项：①有关试验的实施应征求试验审查委员会的意见，并根据其意见安排试验执行医师承担试验的实施或给予必要的指示。②临床试验方案的重大变更应征求试验审查委员会的意见，根据其意见由试验执行医师承担临床试验方案的重大变更或给予必要的指示。③从试验执行医师处接到试验药物有副作用等的报告时，应对该试验执行医师给予指示并布置必要的措施。④试验结束后，接受试验执行医师的报告，确认试验的完成。

3.4 法律责任

对泄露临床试验有关的秘密或者因职务之便获取他人秘密的所有人，PAL第86-3条规定处6个月以下有期徒刑或30万日元以下处罚。对违法开展临床试验的申办者或临床试验机构，PAL第87条规定处以50万日元以下罚款（表4-8）。

表4-8   PAL中有关临床试验处罚的条款

条款	违法情形	条款	处罚
第14条第1款	生产销售医药品（厚生劳动大臣根据其制定的标准而指定的医药品，以及根据第二十三条之二第1款的规定而指定的体外诊断用医药品除外）、医药部外品（厚生劳动大臣根据其制定的标准而指定的医药部外品除外）、含有厚生劳动大臣指定成分的化妆品或医疗器械（一般医疗器械及根据同款规定而指定的管理医疗器械除外）的企业，应按其生产销售的产品获得厚生劳动大臣的批准	第84条	三年以下有期徒刑或是300万日元以下罚款，或该两项并处
第14条第9款	获得第1款批准的企业在对该产品已批准事项中一部分进行变更时（该变更为厚生劳动省令规定的轻微变更时除外），应接受厚生劳动大臣对其变更事项的批准		
第80-2第10款	委托临床试验或自行实施临床试验的企业，或其董事或工作人员，在没有正当理由的情况下，不得泄露临床试验有关的、因职务之便获取他人秘密。曾经属于上述范围的人员亦同。（上述各项罪行，在没有起诉的情况下，则不能提起公诉）	第86-3条	六个月以下有期徒刑或30万日元以下处罚
第80-2第1款	委托进行临床试验的企业，在委托临床试验时，应遵守厚生劳动省令规定的标准	第87条	50万日元以下款
第80-2第2款	委托临床试验（仅限厚生劳动省令规定的药物或器械用具等，本款下同），或自行实施临床试验的企业，应根据厚生劳动省令的规定，事先向厚生劳动大臣申报临床试验方案（备案）。但在该临床试验对象的药物或器械用具等被迫紧急使用，符合厚生劳动省令规定的紧急情况，且在该临床试验开始之日起30日之内，根据厚生劳动省令的规定，向厚生劳动大臣申报其临床试验方案的，不受此限		
第80-2第3款前段	根据上款前半段规定进行申报的企业（仅限针对该申报有关的、临床试验对象的药物或器械用具等，首次进行同款规定的上报的企业），自该申报之日起未满30日内，不得委托或自行实施临床试验		
第80-2第5款	临床试验的委托企业，应根据厚生劳动省令规定的标准，对疗效证实施管理		

第五部分
国内外药物临床试验管理法律制度比较

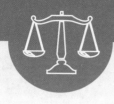

　　通过对中美欧日临床试验管理法律制度的比较，本研究提取关键制度要素共同点与差异，并试图从药物临床试验规律和制度目标出发，分析异同背后的原因与制度选择利弊，供我国进行同类制度设计参考。

　　本研究认为药物临床试验管理制度的核心定位是保护受试者安全和权利，并把制度要素分解为7个主要方面，分别为科学审查、伦理审查、知情同意、安全报告、试验用药物管理、信息公开和关键人员及职责（图5-1）。

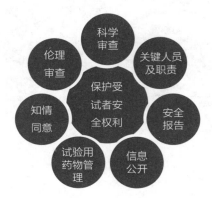

图 5-1　药物临床试验管理制度核心与关键要素

1 制度定位——保护和促进公众健康

　　药物临床试验是验证过程，具有很大的不确定性，同时伴随着风险。对于新药，风险不确定更为明显，如何保证受试者风险效益达到平衡，试验过程中数据获得的真实、可靠和完整，促进患者及时获得更好的治疗，加速新药上市是监管机构需要考虑的问题。

　　药物临床试验管理制度应定位于保护和促进公众健康，通过制度设计鼓励创新，促进患者更加可及、及时地获得更加合理的，更好的治疗，并确保临床试验过程遵循GCP，监控风险，减轻伤害，减少伤害，避免伤害，预防伤害。

2 审评审批原则——保护受试者安全和权利

　　审评审批原则贯穿药物临床试验的全过程，指导临床试验的审评和监管，应在法律体系中予以明确。通过对审评原则比较，保护受试者的安全和权利，同时维护临床试验的科学与规范，保护试验结果的客观、真实、可靠是通用原则。我国GCP规定更多强调的是试验操作过程应关注受试者安全与权利，法律法规层面对药物临床试验审评审批原则规定不明确。各国及地区临床试验审评审批原则见表5-1。

表5-1　各国和地区临床试验审评审批原则

国家	法律	法规	规章	具体条款
美国	—	21CFR 312.22	—	1）FDA审评IND的主要目标是在各研究阶段保证受试者的安全和权利。在Ⅱ期和Ⅲ期，FDA审评IND的主要目标是保证对药物进行科学性评价的质量较高，从而正确评价药物有效性和安全性 2）各期提交的资料数量取决于药物的新颖性、药物以前的研究程度、已知或可疑风险以及研究阶段等因素
欧盟	—	Reg.（EU）NO 536/2014 序言（1）（7）	—	1）在临床试验中，受试者的权利、安全、尊严和福祉，应得到保护。所生成的数据应是可信稳健。受试者的利益应始终优先于其他所有利益 2）为了避免临床试验的启动遭遇行政迟延，程序应具有灵活性，且有效率，且不损害患者安全或公共健康等
中国	—	—	GCP 第8条	在药物临床试验的过程中，必须对受试者的个人权益给予充分的保障，并确保试验的科学性和可靠性。受试者的权益、安全和健康必须高于对科学和社会利益的考虑。伦理委员会与知情同意书是保障受试者权益的主要措施

3　科学审查——许可类型、程序、时限与灵活性

3.1　许可类型——默示许可与审批差异

各国对临床试验许可和上市许可采取了不同的审评程序，临床试验多采用默示许可模式，与我国分段许可制度设计存在较大差异。分析差异的原因，药物临床试验申请作为药品上市的一个环节，其本质并不是决定药品安全性有效性的许

可事项，只是允许申请人（发起人）获得临床试验证据的一个必要步骤，可作为药品上市许可的一个阶段对待，制度设计应符合药物研发规律，使申请人（发起人）成为保护受试者安全和权益，并对试验过程质量进行控制的责任主体，控制试验过程风险，并把风险及时监测、报告给监管机构，根据情况采取必要的控制措施，对临床试验采取灵活的暂停、恢复进行、中止或终止等监管措施。

　　而对于仿制药BE试验则区分风险类型，对于高风险品种仍沿用与新药相同的许可模式，如默示许可，一般BE试验则不设行政许可，简化程序提高审评效率，同时对仿制药申请人通过发布单品种指南的方式给予必要的指导。

　　各国和地区药物临床试验审评审批在药品上市许可中的地位如表5-2所示。

表5-2　各国和地区临床试验审评审批在药品上市许可中的地位

国家	类别	名称	许可类型	上市许可	许可类型
美国	新药	IND申请	默示许可	NDA/BLA	审批
	仿制药	BE试验	默示许可	ANDA	审批
	仿制药	Bio-IND	默示许可	ANDA	审批
欧盟	新药	CTA申请	审批	MAA	审批
	仿制药	BE试验	审批	MAA	审批
日本	新药	CTN申请	默示许可	MAA	审批
	仿制药	BE试验	默示许可	MAA	审批
中国	新药	IND申请	审批	NDA	审批
	仿制药	BE试验	备案	ANDA	审批
	仿制药	特殊BE	审批	ANDA	审批

注：Bio-IND 指一些高风险仿制药做BE试验应申报IND，并按IND程序进行审评；特殊BE指《化学药生物等效性试验备案范围和程序》规定一些高风险仿制药等需按照原有的仿制药申报临床试验流程进行申报和审批。

3.2 审评审批——分阶段提交、时限长短、过程控制

　　我国临床试验审批没有分阶段提交申请与审批程序设计，审批在先，伦理审查在后，审批时限长。药物临床试验的限速环节包括：研制现场检查、一

次提交、审批与伦理审查顺序进行，另外，针对国外制药企业的遗传资源登记程序也是限速环节所在。从理论上计算，上述限速步骤将导致我国临床试验与国外同步申请到正式开展延迟约3～4个月，甚至6～7个月时间。

美欧等临床试验审评或默示许可在较短时间内（30～60天）完成，审评时限很短，很大程度上，依赖于分段提交申请、申报资料阶段性提交、新药申请前沟通，以及审评标准的科学与灵活性设计，这一系列的设计使审评时限缩短，审评效率提高，申请人主体地位更加清晰，临床试验过程控制更加充分，临床试验数据对上市许可支撑作用最终得以真实体现。各国和地区审评审批比较见表5-3。

表5-3　各国和地区审评审批比较

国家/地区	美国	欧盟	日本	中国
技术审评与伦理审评并行	√	√	√	先CFDA后IRB
I\II\III期许可类型	默示许可	审批	默示许可	审批
IV期许可类型	—	审批（英国）	—	没有事前申报要求
I\II、III分段提交	√	√	√	否
法定时限（形式检查+现场检查+技术审查+行政审批）	30天（5+0+25+0）	60天（10+0+45+5）	30天	145天（5+30+90/80+20）
现场检查（时限）	无	无	无	药物研制情况及原始资料（30天）
审评决定	进行；暂缓；中止；终止	批准；附条件批准；拒绝	—	批件：批准，不批准
特殊规定	基因或DNA疗法在IND前先获得NIH批准	生物技术及先进疗法审批时间延长50天	—	80天的特殊审评时限；遗传资源登记

3.3 申报资料要求

临床试验的申报资料一般包括四部分：药理和毒理试验数据、药学研究（CMC）资料、临床试验方案及其他相关资料（如研究者的资历、研究手册等）。

但在对材料的提交方式和内容的要求上，我国对临床试验申请材料的要求比较严格，尤其是药学研究资料要求在I期临床前全部提交，并在4个月内补齐所有材料。这与国外的通行方式有所不同，申报资料满足基本要求时，美国允许CMC资料随着研究计划的开展、研究范围的扩大以及可获得信息量的增加而逐步提交；对药理毒理研究资料，以及有关安全性的附加信息，可在合适的时间提交修正案。日本在法律中规定供人体使用的支持性数据文件应当是3~5页的简明摘要。

申报临床资料的可变更。在美国，研究用新药申请只需提交一次。当发起人开始对同一个药物进行新的临床试验项目时，只需向FDA提交研究用新药申请修正，即把新的临床试验项目作为修正案补充项目增加到最初的研究用新药申请中即可。欧盟把同一个药物的不同临床试验项目视为独立的研究用新药申请，即每一个临床试验项目都必须单独向欧盟提交研究用新药申请[1]。各国和地区的IND阶段申报资料要求见表5-4、表5-5。

表5-4　IND阶段申报资料详细要求

国家/地区	法律	法规	规章	指南	具体条款
美国		√			21CFR 312.23-32
欧盟		√			Reg.（EU）NO536/2014附录I
日本	√	√			《药事法》第43条 《药事法施行规则》第269条
中国			√		《药品注册管理办法》附件2

---

[1] 刘川. 药物临床试验方法学［M］。北京：化学工业出版社，2010：46-47.

表5-5 申报资料的具体要求

国家/地区	美国	欧盟	日本	中国
提交原则	Ⅰ期与Ⅱ期和Ⅲ期资料要求不同	—	简明摘要（大约3~5页）	—
申请表	√	√	—	—
综述资料	√	√	√	√
研究计划	√	√	√	√
试验方案	√	√	√	√
研究者手册	√	√	√	√
临床资料	√	√	—	√
药学资料	√	√	√	√
重要资料或新试验增补	试验方案修改、安全报告、年度报告、资料修改	—	变更报告、安全报告	—
重要资料或新试验增补的程序	需要提交，但无需等待	需要提交，试验开始或停止时提交	—	—

3.4 沟通和争议解决程序

临床试验本质是科学研究，因此需要监管部门和申办者对科学问题和潜在风险进行沟通交流，使IND申请成功率大大提升，节约研发投入，提高审评效率，同时，有利于审评过程中有关科学问题的解决争议。

美国技术审评会议沟通在上位法予以明确规定，特殊和一般审批途径所适用的各类型会议适用范围具有区分性，凸显轻重缓急，使沟通资源能更好地分配到临床前景较好的新药审评中去。Pre-IND和EOP1最初都是针对严重或危及生命疾病的药物提出的，因此适用于临床急需或有确切疗效的药物，加快有临床效果新药的研发进程。EOP2和Pre-NDA则是对新药的常规会议，对大规模Ⅲ期临床试验开展和NDA申报提供咨询和帮助。各国及地区沟通和争议解决的条款及程序见表5-6、表5-7。中美技术审评沟通会议比较见表5-8。

表5-6 申办者与监管机构沟通和争议解决

	法律	法规	规章	指南	具体条款
中国			√		《国家食品药品监督管理总局行政复议办法》（国家食品药品监督管理总局令第2号）；《药物研发与技术审评沟通交流管理办法（试行）》
美国	√	√			FD&CA 505（b）（5）（C） 21CFR 312.47-48
欧盟		√			Reg.（EC）No 536/2014第77条
英国		√			Reg. 2004 No. 1031第16条
日本					—

表5-7 沟通和争议解决程序

国家	具体条款
美国	协商程序［FD&CA 505（b）（5）（C）］ 会议应以书面形式形成有关临床试验设计和规模参数达成一致的协议，并作为监管记录的一部分，试验开始后不得改变协议，除非满足下述条件：（i）发起人或申请人的书面同意；（ii）审评负责人在试验开始后发现药品安全有效性的关键性科学问题
	Pre-IND、EOP1、EOP2、Pre-NDA会议（21CFR 312.47）
	审评过程和检查程序中出现科学问题和监管问题时，一般以召开会议或书面回复的形式，给予申请人回复和解释问题的机会（21CFR 312.48）
欧盟	成员国采取的纠正措施［Reg.（EC）No 536/2014第77条］ 1）成员国有正当理由认为临床试验不再符合Reg.（EC）No 536/2014要求，可在本国领土内采取：（a）撤销对临床试验的批准；（b）中止临床试验；（c）要求申办人对临床试验的某些方面予以修正 2）除非需要立即采取行动，成员国在采取上述行动之前，应询问申办者和/（或）研究者的意见。该意见应在7天之内提交
英国	研究者对伦理委员会意见有异议时申诉（Reg. 2004 No. 1031第16条）
中国	行政复议
	I类会议；II类会议（包括I期申请前会议、II期结束/III期启动前会议、新药上市申请前会议、风险评估和控制会议）；III类会议

表5-8　中美技术审评沟通会议

紧急程度	中国（针对新药）		美国	
	类型	目的	类型	目的
最紧急	Ⅰ类会议（30天）	临床试验中重大安全性问题；突破性治疗药物研发过程中的重大技术问题	A类会议（30天）	试验暂缓讨论；争议解决；特殊试验方案评价标准
紧急	Ⅱ类会议（60天）	Ⅰ期临床试验申请前会议 — 临床试验申请前重大技术问题	B类会议（60天）	临床前会议（Pre-IND meeting） — 危及生命或严重疾病药物及快速通道资格认定；试验终止讨论
		Ⅱ期临床试验结束/3期临床试验启动前会议 — Ⅲ期开展前重大技术问题		Ⅰ期试验结束时的讨论会（EOP1） — 有条件批准或快通道药物的试验设计讨论
		提交新药上市申请前会议 — 现有研究数据是否满足新药上市审查所需资料要求		Ⅱ期结束Ⅲ期开始前的讨论会（EOP2） — 常规，进入Ⅲ期交流CMC、安全有效
		风险评估和控制会议 — 药品上市后风险控制是否充分和可控进行讨论		新药上市前的讨论会 — 常规，上市申请资料的实质审查和提交形式
最不紧急	Ⅲ类会议（75天）	新药上述会议外，以及改良型新药和仿制药的特殊问题	C类会议（75天）	A类和B类会议以外问题的讨论

3.5 GCP检查与临床试验现场检查

我国申报IND时还需要进行研制现场检查，试验机构资格认定检查和复核检查占据GCP检查的大部分内容，对试验项目和人员的合规性检查较少。根据对比结果，GCP检查应以相关人员的合规性检查为主，在NDA申报阶段开展，以保证临床试验数据用于注册上市的真实可靠性为目的（表5-9）。

表5-9　GCP检查

	美国	欧盟	日本	中国
检查人员部门	BIMO 专门检查员	—	PMDA 信赖性保证部	省市组织相关资质人员
检查对象	发起人 CRO 研究人员 IRB	申办者 研究人员 试验机构	申办者 CRO 研究人员	试验机构
检查时间	NDA阶段	IND申报、IND阶段和NDA阶段	NDA阶段	IND申报； NDA申报；试验机构资格认定/复核
检查内容	试验项目和人员合规性检查	试验项目和人员合规性检查	原始数据和CFR一致性检查	准入性和试验项目检查
检查结果	无行动（NAI）、官方行动（VAI）、官方行动（OAI）	适合、有条件适合（剔除不合格病例）和不适合	—	—

4 伦理审查与知情同意——法律地位 |||||||||||||||||||||||||||||||||||

中国《药品管理法》等其他法律中未对伦理委员会地位和伦理审查予以明确规定，伦理审查流程等在GCP中有详细规定，伦理审查作用未能体现。美欧等均在法律法规中规定临床试验必须经伦理审查通过后方能展开，对伦理委员会实行登记或第三方认证，美国实行HHS官方网站注册；英国设有专门的伦理委员会机构UKECA，负责对全英伦理委员会的成立、认可与监督。我国则采取备案的形式，伦理委员会缺乏主体地位（表5-10）。各国和地区伦理审查及伦理委员会管理比较见表5-11。

表5-10　伦理审查的地位和伦理委员会管理制度

	法律	法规	规章	指南	具体条款
中国			√	√	GCP第9-13条：设立，备案，人员要求，召开会议，审评和操作要求，记录保存 《涉及人的生物医学研究伦理审查办法（试行）》：审查程序，监督管理 《药物临床试验伦理审查工作指导原则》：审查程序
美国		√			21CFR 56.103：临床试验需要经过IRB审评通过并符合持续审评要求后方可开始，未经IRB审评的临床试验无法支持IND和NDA申请 45CFR 46&21 CFR 56：IRB注册；成员组成；功能与运作；审评；加速审评程序；批准临床试验进行的标准；记录和报告；违规处理程序
欧盟		√			Reg.（EC）No 536/2014第4条：临床试验应接受科学和伦理审查，并应依Reg.（EC）No 536/2014获得批准。依据相关成员国法律进行伦理审查
英国		√			Reg. 2004 No. 1031第5~9条，14~18条：主管机构；成立；认可；认可的撤销；性质、运作和职能；申请伦理委员会意见；伦理委员会的意见；伦理委员会意见的审查和上诉
日本			√		Jpn-GCP第27-34条：伦理委员会的组成、职责、设立、负责人、各类委员的职能、审查注意事项、终点疗效指标的确定等

表 5-11　伦理审查及伦理委员会管理

	美国	欧盟	日本	中国
上位法中地位	√	√	—	—
注册/登记	HHS注册	英国（UKECA认可）	—	备案
资质与人员	√	√	√	√
运作与职能	√	√	√	√
审评程序	√	√	√	√
记录与报告	√	√	√	√
监督管理	违规处理	认可及撤销	—	—

美欧均在法规层面对知情同意程序和受试者相关权利有详细的规定，美欧对受试者的知情同意权给予法律法规上的保证。我国和日本相关规定均在GCP的层面上，法律位阶较低。伦理委员会和知情同意作为保护受试者权利的重要条件，我国均未在法律法规中给予足够的重视（表5-12，表5-13）。

表5-12　知情同意要求和受试者保护法规

	法律	法规	规章	指南	主要内容
中国			√		GCP第14，15条
美国		√			专门法规：21 CFR 50及45 CFR 46
欧盟		√			Reg.（EC）No 536/2014第28~35条
日本			√		Jpn-GCP

表5-13　知情同意要求和受试者保护

		美国	欧盟	中国
基本必要要素	试验目的、方法及程序	√	√	√
	预期的受试者风险	√	√	√
	替代疗法	√	√	—
	保密程度	√	√	√
	保险与赔偿	√	√	√
	联系人	√	√	—
	受试者随时退出权利	√	√	√
	法定代理人或监护人	√	√	√
	紧急知情同意豁免	√	—	√
	书面及存档	√	√	√
特殊人群	儿童额外保护	√	√	√
	无行为能力人	—	√	√
	孕妇或哺乳期妇女	√	√	—
其他		—	—	重要新资料更新

5 关键责任主体及职责划分

关键责任主体即在法律法规层面中有明确界定、职责及法律责任设定的个人或组织，即应在临床试验中独立承担法律责任的主体。从比较研究结果看，发起人/申办者、CRO、研究人员、伦理委员会均应作为关键责任主体，并应承担相应的法律责任。我国目前对CRO、研究人员、伦理委员会的责任定位空缺，对发起人/申办者的主体责任并未在法律法规中予以明确（表5-14）。（注：下文将发起人/申办者统称为申请人）

表5-14 法律法规中规定的关键责任主体

责任主体	美国	欧盟	日本	中国
发起人/申办者	√	√	√	√
CRO	√	√	√	
研究人员	√	√	√	
伦理委员会	√	√	√	
试验机构			√	√
其他		质量受权人QP	医疗单位负责人	

5.1 发起人

各国和地区的发起人/申请人的法律界定及登记见表5-15。

表5-15 发起人/申办者法律界定、登记

国家	界定	信息登记（申报资料）
中国	—	—
美国	发起人即发起临床试验并承担相应责任的个体。发起人可以是个人、制药企业、政府机构、学术机构、私人组织或其他组织	在申报资料中提交：1）发起人的姓名、地址和电话号码；2）承诺：IND生效后开始临床试验及符合伦理审查；3）监管人员姓名及职位；4）评价安全报告信息人员姓名及职位

续表

国家	界定	信息登记（申报资料）
欧盟	申办者是指发起一项临床试验，并对该试验的启动、管理和资金筹措负责的个人、公司、机构或组织	申办者信息；签字声明试验资料的真实性完整性以及试验操作的合法性合规性

注：欧盟临床试验可有一个或多个申办者。任何申办者可以用书面合同委托个人、公司、机构或组织。这种授权不影响申办者承担如下责任：受试者临床试验的安全性和产生的数据的可靠性和稳健性。

发起人/申请人是药物临床试验的主要责任主体，承担对药物临床试验全过程质量、受试者安全和权益保护义务，具体体现为选择合适的CRO、临床试验机构和研究人员，并监督临床试验按GCP执行，管理临床试验过程，并承担相应的法律责任。发起人/申请人可以通过协议方式向CRO转移全部或部分职责，此种责任转移必须以向监管机构提交说明，方具有法律效力（图5-2）。

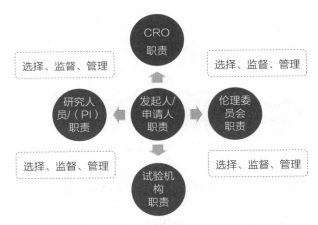

图 5-2　发起人 / 申请人与试验机构及研究人员（PI）的关系

综合比较研究结果，发起人/申请人承担的主要职责有以下几个方面。

（1）监管和保证临床试验的质量

发起人应定期对临床试验开展监查，根据试验特点和风险选择监查方式，保证临床试验操作符合法规的要求，及时发现不符合要求和法规操作。

（2）选择CRO、合格的研究人员和监查人员

发起人以书面合同委托个人、公司、机构或组织开展临床试验，但发起

人对临床试验的安全性和有效性数据负总责。

（3）保存文件和样品

保存临床试验相关记录，以供监管部门检查，如美国要求保存至药品上市申请获批或不再使用试验用药品的2年内。

（4）试验用药品管理

保证试验用药物符合GMP要求；试验用药品的供应、分配及处理记录，包括日期、产品数量和产品批号；试验结束时从研究人员或临床试验机构处回收并处理试验用药品。

（5）受试者保护

研究用药物对受试者具有巨大危害，应立即停止试验，采取紧急安全措施，并通知FDA、伦理委员会以及参与该研究项目的所有研究人员。

（6）安全报告

对试验用药物进行安全性评价，及时向研究人员、伦理委员会、监管机构通报安全性信息。

5.2 合同外包机构（CRO）

CRO是临床试验的主要参与者，其法律地位必须明确，由于CRO可能接受委托替代发起人/申请人承担部分职责，两者之间的责任划分也必须明确。CRO基本信息及所承担责任范围应在IND申报资料中予以体现，以便进行责任追溯（表5-16）。

表5-16　CRO法律界定、登记

	界定	信息登记（申报资料）
中国	—	—
美国	合同研究组织（CRO）即作为与发起人签订协议的独立承包人，承担发起人一项或多项职责的相关人员	名称和地址以及转让职责列表（全部转让或部分转让）
日本	—	CRO名称和地址及所承担的责任范围

综合比较研究结果，CRO承担的职责主要依据与发起人签订的书面合

同，CRO应承担书面合同规定的部分或全部发起人职责，主要包括起草协议、选择或监管研究项目、评估报告以及准备提交资料。

5.3 研究人员（PI）

从比较结果看，研究人员（PI）是临床试验的实际操作者，申报资料中有关基本信息的掌握也是日后追责的重要依据。研究人员中应区分主要研究者（PI）和协助研究者，PI对临床试验执行具有团队领导责任，单个研究人员对各自操作负有责任。对研究人员（PI）及其责任的界定是构建临床试验过程中责任体系的最基础部分（表5-17）。

表5-17 研究人员法律界定、登记

	界定	信息登记（申报资料）
中国	—	主要研究者姓名、参加研究单位及其研究者名单：备案
美国	临床研究人员即实际实施临床试验的个人（即直接指导受试者服用药品的相关人员）。如果研究项目是由团队执行，则研究人员指的是团队领导。"助理研究人员"包括研究团队的所有其他成员	试验方案中包括每个研究人员的姓名、地址和资历说明以及研究人员管理下的所有助理研究人员姓名
欧盟	研究者指在临床试验机构负责开展临床试验的个人；主要研究者指在临床试验机构进行临床试验的研究者团队中，负有领导责任的研究者	研究者信息
日本	试验总结医师既负责总结临床试验工作，还应对试验执行医师及其他参加试验的研究人员给予必要的指示 试验执行医师应由具有必要的专门知识及经验，并能对试验药品的有效性、安全性等做出确切评价的人担任	试验方案中应包含试验总结医师姓名、试验执行医师姓名等

注：欧盟、日本都界定了主要研究者和助理研究者的职责。日本的试验总结医生相当于PI，试验执行医生相当于助理PI。

综合比较研究结果，研究人员/（PI）承担的主要职责有以下几个方面。

（a）按照法规、GCP与试验方案要求执行研究操作。

（b）保护受试者的权益：依法获得受试者知情同意。

（c）管理研究用药品：只有研究人员能向受试者提供试验用药品；试验结

束或终止时向发起人返还所有试验用药品。

（d）保存记录：保存完整病例记录，保存临床试验相关记录如完整病例记录、药品分配及处理记录，以供监管部门检查，如美国要求保存至药品上市申请获批或不再使用试验用药品的2年内；

（e）报告：①及时向发起人报告研究用药物引起或可能引起的任何不良反应，对于严重不良反应，应及时上报，对于一般不良事件应记录，并按试验方案计划报上报。②试验过程中及时提交试验阶段性报告，试验完成后提交完整的最终报告。

5.4 伦理委员会（IRB）

伦理委员会作为临床试验伦理审查机构，其地位独立，同时也是临床试验参与者，其资质、法律地位、过程监控职责等对临床试验实施具有重要保证意义。美欧等对伦理委员会采用登记或第三方审查方式，强调其独立性，申报资料中必须提交详细信息，以便进行责任追溯（表5-18）。

表5-18　伦理委员会界定、信息登记及职责要求

	界定	信息登记（申报资料/注册登记）
中国	—	试验机构成立独立IRB向CFDA提交备案
美国	伦理委员会是试验机构正式指定的、审评和批准人类受试者参与生物医学试验，并进行周期性审评的组织，伦理委员会的主要目的是为保障人类受试者的权益和福利	1）试验方案中包含伦理委员会名称和地址 2）HHS网站上官方注册
欧盟	在一个成员国内，依据该成员国法律建立的，有权为Reg.（EC）No 536/2014的目的而提供意见的独立机构，需考虑非专业人员特别是患者或患者组织的意见	英国官方注册：UKECA第三方认可并登记注册
日本	伦理委员会是由医学专业人员、法律专家及非医务人员组成的独立组织，对临床的伦理性和科学性这两方面进行审查的能力	登记备案：伦理委员会主席的名字和地址

综合比较研究结果，伦理委员会承担的主要职责有以下几个方面。

①审查和批准临床试验：遵循书面程序对试验进行初次审查及持续性审

查，对试验做出批准、要求修改和不批准的书面决定。

②受试者保护：监督研究人员获得知情同意书的程序是否合法，对知情同意书的内容进行审阅；保护受试者。

③记录保存：保存IRB相关活动（会议记录、成员资质证明、审评记录）的完整记录，如美国要求应保留到临床试验完成后3年，供监管部门检查及复印。

5.5 试验机构

试验机构是实际承担临床试验的医疗机构或研究机构，我国设定了单独针对临床试验机构资格的行政许可事项，日本和中国台湾地区对临床试验机构设定了资质要求，日本还设置了医疗单位负责人这一责任主体，负责指导控制在本医疗单位展开的临床试验（表5-19，表5-20）。

表5-19 试验机构法律界定、登记

	界定	信息登记（申报资料/注册登记）
中国	经依法认定的具有药物临床试验资格的机构	独立行政许可事项，申请时备案
美国	试验机构指即进行临床试验的公共或私人实体机构，包括医疗机构和研究机构	试验方案中应包含研究机构名称和地址
欧盟	—	提供基本信息
日本	执行临床试验之医疗机构	试验方案中要包括参与试验的医疗单位名称

表5-20 临床试验机构有关的法律法规条款

	法律	法规	规章	具体条款
中国	《药品管理法》第29条	《实施条例》第30条		药物临床试验机构资格的认定办法，由国务院药品监督管理部门、国务院卫生行政部门共同制定 药物临床试验申请经国务院药品监督管理部门批准后，申报人应当在经依法认定的具有药物临床试验资格的机构中选择承担药物临床试验的机构，并将该临床试验机构报国务院药品监督管理部门和国务院卫生行政部门备案

续表

	法律	法规	规章	具体条款
日本			Jpn-GCP	医疗单位的必要条件是能够进行充分的临床观察及试验检查，而且能在紧急时采取必要的措施，并保证该试验顺利地实施 "医疗单位负责人"负责临床试验各方面指导控制作用

注：教学医院指为台湾卫生福利部和教育部评鉴合格的医院。

5.6 各责任主体法律责任

责任主体有关的法律责任条款见表5-21。

表5-21　各责任主体有关的法律责任条款

	法律	法规	规章	指南	具体条款
美国	√	√			FD&CA 303，306，307禁止行为及禁令 18 U.S.C 刑法 21CFR 312.60~70研究人员职责及取消资格 21CFR 312发起人职责
欧盟		√			英国Reg. 2004 No. 1031第48~52条：违法通知、违法犯罪行为界定、尽职辩护及处罚条款；提供虚假或误导性信息定性为犯罪
日本	√				《药事法》第86-3，87条
中国	√				除临床试验机构取消资格外，缺乏其他责任主体明确的处罚规定

对于各类责任主体的违法行为，各方均规定了相应的法律责任。责任主体与法律责任是建立临床试验责任追溯体系的关键节点，根据情节采取不同的追责手段、追责方式，处罚幅度与违法情节相适应是责任体系设置的关键。对于违规违法情节较轻的行为，如责任主体反复、故意或明显违规违法时，多采取行政处罚，如取消资格和公示等。对于违法情节严重的行为，适用于刑事处罚，包括监禁、罚款等。我国目前责任主体缺失，违法行为的恶劣程度没有区分，因此处罚规定比较单一，行政处罚缺少灵活性，严重违法时的刑事处罚缺少法律依据（表5-22）。

表5-22　责任主体与违法处罚

	责任主体	违法行为	处罚措施
中国	申请人	NDA阶段证明、文件资料、样品等造假	撤销已批准证明文件，五年内不受理其申请，并处罚款
		IND申请阶段资料造假	不予批准；警告；严重者3年内不接受申请
		未按要求在信息与公示平台注册试验	3年内未完成首次提交公示，批件自行废止
	临床试验机构	未按照规定实施GCP	给予警告，责令限期改正；责令停产、停业整顿，罚款；吊销资格
美国	发起人	重大事实虚假陈述；申请资料造假；提交资料完整性出现模式化的错误或系统性的失误	1）受申请完整性政策影响，排除不合规数据或延迟批准；2）违法情节严重涉及犯罪，如虚假声明罪、共谋罪等：监禁、罚款或两者并处；3）禁令
		未能按要求注册和公开结果信息或提交错误及误导信息	不超过1万美元的罚款；30天内不纠正则开始以日计罚
	研究人员	反复违法；故意违法	取消资格并公示
		未保存和提交要求的报告	监禁、罚款或两者并处
		严重违法 涉及犯罪，如临床试验操作过程造假、提交虚假声明	1）禁令；2）认定为共谋罪或诈骗罪、陈述或声明造假罪；欺诈和诈骗罪等：监禁、罚款或两者并处
	伦理委员会	明显违规	取消资格并公示
英国	伦理委员会	违规	撤销资格
	任何人	违反Reg. 2004 No. 1031所定罪行	监禁、罚款或两者并处
日本	申办者/医疗机构	违法开展临床试验	罚款
	任何人	泄露临床试验资料	监禁、罚款

6 发起人强制安全报告要求

　　美欧等对临床试验的前置许可程序简化，而管理重点在于临床试验开展过程中的控制，过程控制的责任主体是申请人/发起人，其承担临床试验过程的各项报告义务，确保临床试验过程中的风险效益信息及时向监管机构报告，并采取相应的风险控制措施。我国对临床试验过程控制相对较弱，申请人责任不明晰，临床试验安全性报告义务不明确，不系统（图5-3）。各国和地区不良反应报告或安全报告规定见表5-23。

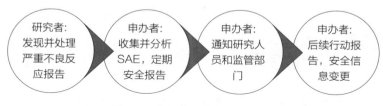

图 5-3　发起人强制安全报告流程

表5-23　不良反应报告或安全报告规定

	法律	法规	规章	具体条款
中国			√	《药品注册管理办法》第41条 GCP第26，40条
美国		√		21CFR 312.32 IND安全报告
欧盟		√		Reg.（EU）NO536/2014第41～46条
日本	√	√	√	《药事法》第80-2条、《药事法施行规则》第273条（主要）、Jpn-GCP

对比发现，安全性报告不止单一严重不良事件的上报，还包括不良反应事件分析，并满足定期上报的要求。报告主体主要为研究者和申办者，研究者应负责将发现的严重不良事件及时上报给申办者，申办者进行综合分析后提交给监管部门，并通知伦理委员会和其他相关研究人员。申办者还应将试验过程中的不良事件定期进行汇总分析，形成定期安全报告或在年度报告中予以体现，并及时修改研究人员手册等安全资料（表5-24）。

表5-24　临床试验安全报告管理要素

		美国	欧盟	日本	中国
提交主体		发起人	申办者	发起人	研究者
提交机构		FDA	EMA	厚生劳动省	CFDA

		美国	欧盟	日本	中国
提交形式		ＦＤＡ-3500Ａ或电子表格	电子版提交到药物警戒数据库	—	传真
不良反应是否预期		非预期	非预期	非预期	预期与非预期
不良反应报告类型和报告时限	致命或危及生命	7天	7天	7天	24小时
	非致命或危及生命	15天	15天	15天	24小时
安全报告内容	不良事件和因果关系分析	√	√	√	—
	后续行动报告	√	√	—	—
	安全信息变更	在试验方案、知情同意书和研究人员手册中予以更新	—	—	—
	其他临床研究发现	√	—	√	—
	动物或体外试验发现	√	—	—	—
	通知所有相关研究人员	√	—	—	—
定期/年度安全报告		年度报告中以摘要形式提交给FDA	专门的年度安全报告提交给EMA	每6个月提交一次报告	—
伦理委员会参与审评		—	√	—	—
其他规定		上市后药品临床试验提交IND安全报告	辅助药品报告需提交安全报告	—	—

7 试验用药品管理

我国在《药品注册管理办法》、GCP层面对试验用药品的生产、使用、标签、收费等均有原则性的规定，但不够细化。美欧日则在法规层面对上述要素有明确详细的规定，对各阶段的责任主体较为明确。（表5-25，表5-26）

表5-25 试验用药品管理法律条款

	法律	法规	规章	指南	具体条款
美国		√			21CFR 210.2（c）CGMP 生产 21CFR 312 使用、进口与出口、标签、收费与推广
欧盟		√			Reg.（EU）NO536/2014第62~65条：生产、进口、标签
日本		√			《药事法施行规则》第269条-12 试验用药物收费的书面请求
中国			√		《药品注册管理办法》第35~36条：生产 GCP第6，56~60条：使用与管理

表5-26 试验用药品管理具体要素

	美国	欧盟	日本	中国
生产	大多数Ⅰ期可豁免遵守CGMP，Ⅱ期或Ⅲ期必须符合CGMP要求	生产符合GMP（包括辅助药品）；质量授权人应确保符合GMP	—	严格执行GMP，申请人负责，自行检验合格
相关罚则	—	—	—	—
标签	不得表示研究用新药安全有效；直接包装附上"警告：联邦（美国）法律规定新药仅限于研究使用"	内外包装有确保受试者安全、保证临床试验数据可靠性和稳健性的必要信息	—	申办者负责包装和标签，标明临床试验专用
进/出口	进口药物收件人为发起人/研究人员；出口药物针对出口国和不同情形有不同要求	进口同生产要求	—	—

续表

	美国	欧盟	日本	中国
收费销售	不得销售，经FDA批准可收费	—	收费书面理由	不得销售
使用过程	1）发起人保存药物分配记录 2）研究人员保存药物分发和使用记录；不得向他人提供药物；监督受试者使用	—	—	1）使用记录，应剩余和回收（专人记录与管理） 2）研究者遵循试验方案
研究者退回	√	—	—	√

8 临床试验数据公开与信息公开

临床试验过程公开是国际惯例，各国和地区药品监管机构都建立起了临床试验信息公开网站，如美国NIH建立的ClinicalTrials.gov，欧盟的EU CTR网站，但各国公开的程度和范围有所不同。美国要求公开对药品和医疗器械临床试验注册和结果数据库（早期/Ⅰ期试验除外，报告仅限于已批准产品，但FDA未批准产品的结果公开），还包括不良事件公开，在法规中还规定了申请人未按要求公开的法律责任。欧盟要求公开内容更广，在基本注册信息和结果数据公开的基础上，还公开了监管机构关于临床试验的行政处理措施。我国目前对试验结果和审评结果并没有要求公开（表5-27，表5-28）。

表5-27 临床试验数据公开与信息公开

	法律	法规	规章	指南	具体条款
美国	√				PHSA 402节
欧盟	√	√			Directive 2001/20/EC；Implementing Guideline 2008/C168/02、2009/C28/01
日本			√		Jpn-GCP
中国				√	《关于药物临床试验信息平台的公告》

表5-28　临床试验过程信息公开制度

国家地区	平台	公开产品范围	注册信息	试验结果信息	审评结果	不要求公开
中国	药物临床试验登记与信息公示平台	获临床试验批件、在我国进行（含生物等效性试验、PK试验、Ⅰ、Ⅱ、Ⅲ、Ⅳ期试验等）	强制	不要求	不要求	药物的生产地/生产日期/批号、伦理委员会和知情同意书相关信息、数据监察委员会成员姓名、为受试者购买试验伤害保险
美国	ClinicalTrials.gov	药品和医疗器械的注册和结果信息	强制	强制	不要求	早期/Ⅰ期试验除外，未批准产品的结果信息
欧盟	Clinical Trial Register.eu	成人Ⅱ~Ⅳ期临床试验和儿科临床试验的注册和结果信息	强制	强制	强制	非干预性药物；外科手术、医疗器械和精神治疗药品；各成员国内的综合审评意见
日本	—	—	—	—	—	如因知识产权等问题对研究带来不便时，经过伦理委员会审议及研究机关负责人的许可，也可以免除公开

9 其 他

9.1 国外临床试验数据可接受性

美国在法律中鼓励国外临床试验数据用于上市注册，法规中规定国外临床试验满足GCP即可用于上市注册。日本对国外临床试验数据的接受程度有专门的技术指南。我国对国外临床试验数据的接受程度和范围并不明确，仅在《药品注册管理办法》中对于国际多中心临床试验有相应规定（表5-29）。

表5-29　对国外临床试验数据的接受性

	法律	法规	规章	指南	具体条款
美国	√	√			FD&CA 567节；21 CFR 312.120
日本				√	《关于在接受国外临床数据时应考虑的民族性要素》
中国		√	√		国际多中心临床试验

9.2 药物临床试验管理范围——上市前、后临床研究，同情使用

临床试验按目的可分为以药品上市注册为目的临床试验、上市后研究临床试验以及研究者发起临床试验。我国对于研究者发起临床试验没有清晰界定，对上市后研究和研究者发起临床试验没有明确的监管要求。在美国，除了满足豁免条件的风险较低的临床试验可豁免FDA审评以外，其他无论是否以注册为目的，临床试验均应提出申请。欧盟对所有药品临床试验都要按照相同程序申报和管理（表5-30）。

美日的法律体系中均明确提出了扩大使用临床试验的概念，并将其纳入法规管理，尤其是美国作为提高患者可及性的一项重要规定（表5-31）。

表5-30　临床试验定义和监管范围

	法律	法规	规章	指南	监管特点
美国	√	√			注册IND、上市后研究、研究者发起临床试验都需要按照IND申报和管理，但规定了豁免IND的情形，如上市后说明书内研究等
欧盟		√			除CTA外，上市后研究和研究者发起临床试验都按照CTA程序申报和管理
日本			√		注册试验和非注册试验分类管理
中国	√				IND、上市后研究

表5-31　扩大使用IND/同情使用

	法律	法规	规章	指南	具体条款
美国	√	√			FD&CA 561节；21 CFR 312 I节
日本	√				药事法80-2（试验中止或变更）

9.3　儿科药物临床试验要求

儿童是弱势群体，是发达国家立法特别关注的重点领域，体现健康权平等维护的立法理念。美欧对儿科药物临床试验立法基础完善，儿科药物临床试验是临床试验制度的重要组成部分。中国目前尚未对儿童药品管理单独立法，但发布了指导原则（表5-32）。

表5-32　儿科药物临床试验

	法律	法规	规章	指南	具体条款
中国				√	《儿科人群药物临床试验技术指导原则》
美国	√				BPCA；PREA
欧盟	√	√			儿科药品管理法规Reg.（EC）No 1901/2006
日本				√	《儿科药品临床研究指南》

第六部分
我国药物临床试验管理制度完善建议

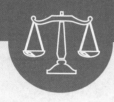

本研究建议将药物临床试验管理的审评审批原则、制度要素调整关键点在法律法规中予以修订，主要是对《药品管理法》和《药品管理法实施条例》做出修改。

1 关于药物临床试验管理定位与审评审批原则

药物临床试验管理制度应定位于保护和促进公众健康，通过制度设计鼓励创新，促进患者更加可及、及时地获得更加合理的，更好的治疗，并确保临床试验过程遵循GCP，监控风险，减轻伤害，减少伤害，避免伤害，预防伤害。

《药品管理法》中应明确临床试验审评审批原则如下。

【审评原则】第……条　在药物临床试验中，受试者的权利、安全应得到保护。受试者的利益应始终优先于其他所有利益。申请人应保证提交数据和资料的真实可靠。药物临床试验审评审批程序和决策应具有灵活性，且有效率，并以不损害受试者安全或公共健康为目标。

第……条　审评标准应兼具科学与灵活性，如科学合理地使用替代终点指标代替终点指标，加速新药研发。考虑不同临床试验的差异，多采取沟通交流方法，讨论申请人与监管部门在科学和医学问题的不同观点。

2 药物临床试验管理范围应予以明确

从保护受试者安全和权利的目的出发，药物临床试验的管理范围应从以上市为目的的临床试验，扩大至研究性临床试验和上市后临床试验。

【管理范围】第……条　药物临床试验即受试者服用或使用某种药物的任何试验，即在医疗过程中使用除上市药品外药物的试验研究，包括以药品上市为目的临床试验、上市后临床试验以及以研究为目的的临床试验。任何单位和个人拟开展上述临床试验应遵循本法规定。

3 新药临床试验由审批改为默示许可

新药临床试验许可由审批改为默示许可，审评时限缩短至60天。

【默示许可】第……条　开展药物临床试验，申请人应向国务院食品药品监督管理部门药品审评机构提出申请，并在获得药品审评机构书面受理通知后60日后开展临床试验，但申请人在收到受理通知后60日内收到药品审评机构暂缓临床试验通知的情形除外。

开展仿制药生物等效性研究，申请人应向国务院食品药品监督管理部门药品审评机构备案，但申请人生物等效性研究设计有充分依据的，可免于备案。对于生物等效性试验不适用备案程序的，还应按新药临床试验受理程序进行：①放射性药品、麻醉药品、第一类精神药品、第二类精神药品和药品类易制毒化学品；②细胞毒类药品；③不适用BE试验方法验证与参比制剂质量和疗效一致的药品；④不以境内注册申请或仿制药质量和疗效一致性评价为目的进行BE试验药品；⑤注册申请人认为BE试验可能存在潜在安全性风险需要进行技术评价的药品。

4　技术审评与伦理审查程序并行安排

伦理审查应纳入《药品管理法》条款，采取伦理审查与技术审评并行的制度设计，减少临床试验延迟。此项调整将使理论上新药临床试验正式开展时间提前3～5个月。

【伦理审查】第……条　药物临床试验必须经过伦理委员会审查后方可开展，申请人必须在药品技术审评与伦理委员会审查通过后方可正式开展临床试验。

伦理委员会应在国家药物临床试验信息管理信息系统中备案，被取消伦理审查资格的伦理委员会不得开展伦理审查工作。

伦理委员会实行第三方认证管理，并应保持独立性。

5　临床试验机构许可改为备案

药物临床试验机构是实际承担药物临床试验的医疗单位和科研单位，药物临床试验机构应在国家药物临床试验信息管理信息系统中备案，被取消药物临床试验机构资格的机构不得承担药物临床试验。

【临床试验机构备案】第……条　药物临床试验机构应在国家药物临床试验

信息管理信息系统中登记备案，被取消药物临床试验机构资格的机构不得承担药物临床试验。

6 现场检查与审评结论相关联

建立临床试验过程中现场检查与上市许可申请审评中现场检查制度，对于发现严重缺陷或可能导致受试者安全和权益受到损害的，应采取暂停、中止或终止临床试验的措施。

【现场检查】第……条 临床试验过程中，发现严重缺陷或可能导致受试者安全和权益受到损害时，国务院食品药品监督管理部门药品审评部门可以在根据审评需要对申请人、合同研究组织、药物临床试验机构、研究人员执行GCP情况进行现场检查，必要时采取暂停、中止或终止临床试验的措施。

【临床试验数据造假】第……条 国务院食品药品监督管理部门药品审评部门在临床试验申请技术审评或现场检查中发现数据可疑，申请人无法证明数据真实性的，临床试验不予批准或终止。

【临床试验机构数据造假】第……条 临床试验机构存在多项临床试验数据造假行为的，取消该临床试验机构资格，并在国家药物临床试验信息管理信息系统中公示。

7 临床试验过程中的安全性报告

药物临床试验过程中的安全性报告应纳入上位法规定，建立申请人报告主体责任，并强化申请人对临床试验过程中风险识别、评估和控制义务要求。

【安全性报告】第……条 临床试验过程中，研究人员应搜集试验用药品有关的不良反应/事件信息，并向申请人报告，申请人在规定时限内向国务院食品药品监督管理部门药品审评机构提交安全性报告，严重不良反应/事件在15日内报告，危及生命不良反应/事件在7日内报告，每半年提交一次定期安全性汇总报告。申请人应对药物临床试验过程中发生的不良反应/事件信息进行汇总、分析和评价，并采取适当的风险控制措施。

8 关键人员职责与法律责任

　　药物临床试验管理制度能否有效实施的关键在于建立完整的关键人员责任体系，并建立责任追究机制，包括资格罚、禁业罚、行政处罚、刑罚。临床试验过程中关键责任人包括申请人（发起人）、合同研究机构（CRO）、临床试验机构、研究人员（PI）、伦理委员会。其中申请人是临床试验关键责任人员中的严格责任承担者，其对CRO、临床试验机构、研究人员选择负责，并承担最终法律责任。

8.1 申请人法律界定与职责

　　申请人应采取必要的合理的措施保证临床试验过程中受试者的安全和权利。申请人在提交药物临床试验申请时，应承诺对参与临床试验的合同研究组织、药物临床试验机构、研究人员开展临床试验过程进行监查，确保临床试验过程符合GCP要求。申请人应提交详细的合同研究组织、药物临床试验机构、研究人员资料和信息，以备临床试验现场检查和责任追溯。

　　申请人应对临床试验过程中因使用试验用药品给受试者造成的损害承担赔偿责任。

　　【申请人法律界定与职责】第……条　申请人是发起一项临床试验，并对该临床试验的启动、管理和资金筹措负责的个人、公司、机构或组织。申请人承担以下职责：

　　（一）监管和保证临床试验的质量。申请人应定期对临床试验开展监查，根据试验特点和风险选择监查方式，保证临床试验操作符合法规的要求，对于监查中发现的风险和违规行为，及时予以控制。

　　（二）选择CRO、合格的研究人员和监查人员。申请人以书面合同委托个人、公司、机构或组织开展临床试验，受委托人承担合同规定的责任，申请人对临床试验的安全性和有效性数据负总责。

　　（三）申请人应保存临床试验相关记录。以供监管部门检查，应保存至药品获得批准上市或不再使用试验用药品的至少5年备查。

　　（四）试验用药品管理。保证试验用药品符合GMP要求。试验用药品的供应、分配及处理情况应及时记录。试验结束或暂停时从研究人员或临床试验机构处回收并处理试验用药品。

（五）安全信息报告。对试验用药物进行安全性评价，及时向研究人员、伦理委员会、监管机构通报安全性信息。

（六）申请人应对临床试验过程中因使用试验用药品给受试者造成的损害承担赔偿责任。

【申请人法律责任】【警告信及禁业罚】第……条　临床试验核查中发现申请人、研究人员、合同研究机构、监查员、伦理委员会违反本法及《药物临床试验质量管理规范》的要求，药品监管机构发布警告信，并处以5年以上禁业处罚，并向社会公示。

【恶意造假追究刑事责任】第……条　药物临床试验过程中，申请人、研究人员明知并故意做出如下行为，追究刑事责任：

（一）以任何欺诈手段，故意伪造、隐藏重要临床试验事实；

（二）做出任何重大虚假、伪造或欺诈性陈述或申述；

（三）制造或使用任何虚假书面资料，并且已知内容包括重大虚假、伪造或欺诈性陈述或申述。

刑法中增加衔接性条款：【陈述或申述造假罪】　药物研发、申报及审评过程中，相关人员向药品监管机构提交虚假陈述或申述资料，应处三年以下有期徒刑或者拘役，并处罚金；对人体健康造成严重危害或者有其他严重情节的，处三年以上十年以下有期徒刑，并处罚金；致人死亡或者有其他特别严重情节的，处十年以上有期徒刑、无期徒刑或者死刑，并处罚金或者没收财产。

8.2 CRO法律界定与职责

【CRO法律界定与职责】第……条　合同研究组织（CRO）与申请人签订书面合同，承担申请人一项或多项职责的个人或机构。CRO应承担书面合同规定的部分或全部申请人职责，包括评估临床试验报告、准备申请材料等。

8.3 伦理委员会法律界定与职责

【伦理委员会法律界定与职责】第……条 伦理委员会是由医学专业人员、法律专家及非医务人员组成的独立组织，对临床的伦理性和科学性这两方面进行审查。临床试验经伦理委员会审评通过并持续符合审评要求后方能开展。伦理委员会承担以下职责：

（一）遵循书面程序对临床试验进行初次审查及持续性审查，对临床试验做出批准、要求修改和不批准的书面决定。

（二）监督研究人员获得知情同意书的程序是否合法，对知情同意书的内容进行审阅；试验过程中发现受试者处于风险，及时暂停或中止试验 。

（三）保存临床试验过程中IRB相关活动的完整记录至临床试验完成后3年备查，包括会议记录、成员资质证明、审评记录等，供监管部门检查及复印。

【伦理委员会法律责任】

【伦理委员会违规时取消资格】第……条 伦理委员会有明显违规操作时，药品监管机构会向伦理委员会及所在试验机构发布违规信，并要求伦理委员会在一定期限内回复并说明纠正措施。伦理委员会采取纠正措施前，不得审评新试验，正在进行的试验不得增加新受试者；若试验对受试者造成直接危害，则药品监管机构将直接终止试验。

伦理委员会所在试验机构对违规操作负有责任时，根据责任认定追究试验机构的责任。

第……条 伦理委员会及所在试验机构在收到违规信后没有纠正违规行为，并屡次违规操作，导致受试者的权益受到有害影响，药品监管机构将取消伦理委员会的审评资格。通知申请人和研究人员，并向社会公示。

伦理委员会取消资格后，正在审评的临床试验都将失效。已审评的临床试验所得数据无法支持上市申请。伦理委员向药品监管部门提交书面的纠正措施，重新符合法规要求后，可恢复资质。

8.4 研究人员法律界定与职责

【研究人员法律界定与职责】第……条 研究人员指在临床试验机构负责开

展临床试验的个人。主要研究人员（PI）指临床试验研究团队中负有领导责任的研究人员。研究人员承担以下职责：

（一）依照法规、GCP与试验方案的要求，执行临床试验。

（二）依法获取受试者知情同意，保护受试者的权益。试验过程中受试者遭遇风险时，应采取紧急安全措施，及时救助受试者。

（三）依法管理研究用药品。只有研究人员能向受试者提供试验用药品；试验结束或终止时向申请人返还所有试验用药品。

（四）保存临床试验相关记录如完整病例记录、药品分配及处理记录，以供监管部门检查，如保存至药品上市申请获批或不再使用试验用药品的2年内。

（五）安全性报告责任。①及时向发起人报告研究用药物引起或可能引起的任何不良反应，对于严重不良反应，应及时上报，对于一般不良事件应记录，并按试验方案计划报上报。②试验过程中及时提交试验阶段性报告，试验完成后提交完整的最终报告。

【研究人员法律责任】

【研究人员资格罚】第……条　研究人员多次或故意违反受试者保护、伦理委员会相关要求，或者多次或故意向监管机构、发起人提交包含虚假信息的相关报告，药品监管机构通知研究人员、该研究人员参与研究项目的发起人和伦理委员会，剥夺该研究人员参与临床试验资格，并向社会公示。

第……条　在删除剥夺资格研究人员提交的虚假数据后，如果药品监管机构认为现有数据不足以得出可以确保受试者安全的结论，则不予批准和中止临床试验。如果监管机构认为研究项目对公众健康构成威胁，则药品监管机构将立即终止临床试验，并通知发起人上述决定。

9 建立临床试验申请及审批灵活沟通程序

【灵活沟通】第……条　治疗危及生命或严重疾病的药品申请人可在临床试验申请前，向国务院食品药品监督管理部门药品审评机构申请召开临床前会议。

会议应以书面形式就有关临床试验设计和规模参数达成一致的协议，并作为监管记录的一部分，试验开始后不得改变协议，除非满足下述条件：（i）发起人或申请人的书面同意；（ii）审评负责人在试验开始后发现药品安全有效性的关键性科学问题。

审评过程和检查程序中出现科学问题和监管问题时，一般以召开会议或书面回复的形式，给予申请人回复和解释问题的机会。

10　临床试验数据公开应纳入法律规定

我国药物临床试验管理信息系统应建立药物临床试验注册和结果数据库，公开临床试验基本注册信息、临床试验结果数据、临床试验过程中安全性报告信息、审批结果与行政处理措施等。

【临床试验数据公开】第……条　药物临床试验注册信息、结果数据、安全性报告信息、临床试验审评结果、临床试验现场检查结果、临床试验违规处理措施等信息应公开。

11　临床试验管理制度改革的其他配套措施

11.1　建立药物临床试验管理信息系统

在原来CDE建立的临床试验登记平台基础上，扩展平台功能，涵盖药物临床试验注册信息、结果数据、安全性报告信息、临床试验审评结果、临床试验现场检查结果、临床试验违规处理措施等信息。

建立黑名单制度，在该平台进行临床试验责任主体资格罚、禁业罚公示，包括申请人、CRO、伦理委员会、研究人员、临床试验机构。

11.2　遗传资源登记程序建议调整为与临床试验技术审评、伦理审查并行

新药上市时间对于患者意味着生命和健康，鼓励创新是我国药品审评审批改革的重要内容，新药受药品审评制度影响作用非常巨大，其中制约临床试验审评速度的制度设计是影响新药上市的重要因素。新药临床试验开始的时间

取决于多重限速环节，其中，外资企业开展药物临床试验前的遗传资源登记程序就是限速环节之一，为了加快新药物试验在我国开展的进程，建议把临床试验技术审评与伦理审查、遗传资源登记并行处理，理论计算，可加速临床试验开展120天时间。

遗传资源登记与技术审评和伦理审查并行处理后，在药物临床试验管理信息平台中进行信息登记，满足三方面要求后，申请人方可开展药物临床试验，接受受试者入组。

11.3　儿科药物临床试验管理单独立法

儿童是一个国家的未来，也是需要保护的弱势群体。儿童药物研发需要政策支持，也需要制度保障。我国儿童药物研发亟待建立单独立法，鼓励儿童药物创新，关注儿童疾病治疗特殊领域，强化儿童药物临床试验伦理要求，保障儿童受试者安全和权利。

11.4　仿制药生物等效性试验由现有的备案逐渐过渡为无需备案

我国应逐步建立完善的BE试验参考药物目录（桔皮书）和单品种指南，为仿制药申请人BE试验提供指导，在参考体系成熟的情况下，BE试验可由备案管理逐渐过渡为无需备案，同时进一步强化申请人的主体责任。

11.5　优化新药的国际多中心临床试验审评程序

国际多中心临床试验是吸引新药进入我国同步开展临床试验的重要途径，制度完善应引导MRCT临床数据支持国际新药在我国上市，加速患者及时获得药物治疗。建议国际多中心临床试验申报审批不再设置特殊设置，不论国际多中心还是国内多中心临床试验均采用相同的申报审批程序，并使多中心临床试验审批管理与国际接轨，简化行政流程，鼓励国际多中心临床试验，特别是Ⅰ期临床试验在国内的开展。

11.6 加强试验用药品管理及可追溯性

临床试验用药品具有特殊性，不同研发阶段和临床试验各分期，药品生产质量控制程度应有所不同，明确试验用药品质量、标签、分配、使用全过程的责任主体，建立以文件溯源的追责体系，同时制定临床试验用药品生产、监管的技术标准及行政规章，为试验用药品的生产及质量控制提供指导。

建议在《药品管理法》中加入如下条款：

【试验用药品】第……条　申请人应负责建立并保存试验用药品的生产、贮存、分配和销毁记录，研究人员应负责建立并保存临床试验用药品的保管、使用记录，其他相关人员应负责建立并保存操作试验用药品的记录。上述记录应保存至药品获得批准上市或不再使用试验用药品的至少5年备查。监管部门可检查上述记录，追溯责任人法律责任。

临床试验管理法律法规调整框架如表6-1所示

表6-1　临床试验管理法律法规调整框架

序号	修订关键节点	原条款	说明	修订条款
1	药物临床试验管理定位与审评审批原则	—	药物临床试验管理制度应定位于保护和促进公众健康，通过制度设计鼓励创新，促进患者更加可及、及时地获得更加合理的、更好的治疗，并确保临床试验过程遵循GCP，监控风险，减轻伤害，减少伤害，避免伤害，预防伤害	修改《药品管理法》，增加【审评原则】第……条 在药物临床试验中，受试者的权利、安全应得到保护。受试者的利益应始终优先于其他所有利益。申请人应保证提交数据和资料的真实可靠。药物临床试验审评审批程序和决策应具有灵活性，且有效率，并以不损害受试者安全或公共健康为目标
2	药物临床试验管理范围	—	从保护受试者安全和权利的目的出发，药物临床试验的管理范围应从以上市为目的的临床试验，扩大至研究性临床试验和上市后临床试验	修改《药品管理法》，增加【管理范围】第……条 药物临床试验即受试者服用或使用某种药物的任何试验，即在医疗过程中使用除上市药品外药物的试验研究，包括以药品上市为目的临床试验、上市后临床试验以及以研究为目的的临床试验。任何单位和个人拟开展上述临床试验应遵循本法规定

续表

序号	修订关键节点	原条款	说明	修订条款
3	新药临床试验由审批改为默示许可	《药品管理法》第五章 药品管理 第二十九条 研制新药，必须按照国务院药品监督管理部门的规定如实报送研制方法、质量指标、药理及毒理试验结果等有关资料和样品，经国务院药品监督管理部门批准后，方可进行临床试验	新药临床试验许可由审批改为默示许可，审评时限缩短至60日	【默示许可】第……条 开展药物临床试验，申请人应向国务院食品药品监督管理部门药品审评机构提出申请，并在获得药品审评机构书面受理通知后60日后开展临床试验，但申请人在收到受理通知后60日内收到药品审评机构暂缓临床试验通知的情形除外。 开展仿制药生物等效性研究，申请人应向国务院食品药品监督管理部门药品审评机构备案，但申请人生物等效性研究设计有充分依据的，可免于备案。 对于化学仿制药BE试验不适用备案程序的，还应按新药临床试验受理程序进行：①放射性药品、麻醉药品、第一类精神药品、第二类精神药品和药品类易制毒化学品；②细胞毒类药品；③不适用BE试验方法验证与参比制剂质量和疗效一致的药品；④不以境内注册申请或仿制药质量和疗效一致性评价为目的进行BE试验药品；⑤注册申请人认为BE试验可能存在潜在安全性风险需要进行技术评价的药品
4	技术审评与伦理审查程序	—	伦理审查应纳入《药品管理法》条款，采取伦理审查与技术审评并行的制度设计，减少临床试验延迟。此项调整将使理论上新药临床试验正式开展时间提前3~5个月	【伦理审查】第……条 药物临床试验必须经过伦理委员会审查后方可开展，申请人必须在药品技术审评与伦理委员会审查通过后方可正式开展临床试验 伦理委员会应在国家药物临床试验信息管理信息系统中备案，被取消伦理审查资格的伦理委员会不得开展伦理审查工作 伦理委员会实行第三方认证管理，并应保持独立性
5	临床试验机构许可改为备案，取消临床试验机构资格认定，以"三甲医院加特殊通道申请认证"的形式，并建立	—	药物临床试验机构是实际承担药物临床试验的医疗单位和科研单位，药物临床试验机构应在国家药物临床试验信息管理信息系统中备案，被取消药物临床试验机	【临床试验机构备案】第……条 药物临床试验机构应在国家药物临床试验信息管理信息系统中登记备案，被取消药物临床试验机构资格的机构不得承担药物临床试验 删除临床试验资格认定相关法律法规章条款，包括如下：《药品管理法》第五章第二十九条《药品管理法》第五章 药品管理、第三十条 药物的非临床安全性评价研究机构和临床试验机构必须分别执行药物非临床研究质量管理规范、药物临床试验质量管理规范

序号	修订关键节点	原条款	说明	修订条款
5	临床试验机构的纳入/退出机制	—	构资格的机构不得承担药物临床试验	药物非临床研究质量管理规范、药物临床试验质量管理规范由国务院确定的部门制定。 　　《药品管理法实施条例》第五章 第二十八条 药物非临床安全性评价研究机构必须执行《药物非临床研究质量管理规范》，药物临床试验机构必须执行《药物临床试验质量管理规范》。《药物非临床研究质量管理规范》《药物临床试验质量管理规范》由国务院药品监督管理部门分别商国务院科学技术行政部门和国务院卫生行政部门制定。 　　第二十九条 药物临床试验、生产药品和进口药品，应当符合《药品管理法》及本条例的规定，经国务院药品监督管理部门审查批准；国务院药品监督管理部门可以委托省、自治区、直辖市人民政府药品监督管理部门对申报药物的研制情况及条件进行审查，对申报资料进行形式审查，并对试制的样品进行检验。具体办法由国务院药品监督管理部门制定。 　　第三十条 研制新药，需要进行临床试验的，应当依照《药品管理法》第二十九条的规定，经国务院药品监督管理部门批准。 　　药物临床试验申请经国务院药品监督管理部门批准后，申报人应当在经依法认定的具有药物临床试验资格的机构中选择承担药物临床试验的机构，并将该临床试验机构报国务院药品监督管理部门和国务院卫生行政部门备案。 　　药物临床试验机构进行药物临床试验，应当事先告知受试者或者其监护人真实情况，并取得其书面同意。"

续表

序号	修订关键节点	原条款	说明	修订条款
6	现场检查与审评结论相关联	—	建立临床试验过程中现场检查与上市许可申请审评中现场检查制度，对于发现严重缺陷或可能导致受试者安全和权益受到损害的，应采取暂停、中止或终止临床试验的措施	【现场检查】第……条 临床试验过程中，发现严重缺陷或可能导致受试者安全和权益受到损害时，国务院食品药品监督管理部门药品审评部门可以在根据审评需要对申请人、合同研究组织、药物临床试验机构、研究人员执行GCP情况进行现场检查，必要时采取暂停、中止或终止临床试验的措施 【临床试验数据造假】第……条 国务院食品药品监督管理部门药品审评部门在临床试验申请技术审评或现场检查中发现数据可疑，申请人无法证明数据真实性的，临床试验不予批准或终止 【临床试验机构数据造假】第……条 临床试验机构存在多项临床试验数据造假行为的，取消该临床试验机构资格，并在国家药物临床试验信息管理信息系统中公示
7	临床试验过程中的安全性报告	—	药物临床试验过程中的安全性报告应纳入上位法规定，建立申请人报告主体责任，并强化申请人对临床试验过程中风险识别、评估和控制义务要求	【安全报告】第……条 临床试验过程中，研究人员应搜集试验用药品有关的不良反应/事件信息，并向申请人报告，申请人在规定时限内向国务院食品药品监督管理部门药品评价机构提交安全性报告，严重不良反应/事件在15日内报告，危及生命不良反应/事件在7日内报告，每半年提交一次定期安全性汇总报告。申请人应对药物临床试验过程中发生的不良反应/事件信息进行汇总、分析和评价，并采取适当的风险控制措施
8	关键人员职责与法律责任	—	申请人应采取必要的、合理的措施保证临床试验过程中受试者的安全和权利。申请人在提交药物临床试验申请时，应承诺对参与临床试验的合同研究组织、药物临床试验机构、研究人员开展临床试验过程进行监查，确保临床试验过程符合GCP要求。申请人应提交详细的合同	【申请人法律界定与职责】第……条 申请人是发起一项临床试验，并对该临床试验的启动、管理和资金筹措负责的个人、公司、机构或组织。申请人承担以下职责： （一）监管和保证临床试验的质量。申请人应定期对临床试验开展监查，根据试验特点和风险选择监查方式，保证临床试验操作符合法规的要求，对于监查中发现的风险和违规行为，及时予以控制 （二）选择CRO、合格的研究人员和监查人员。申请人以书面合同委托个人、公司、机构或组织开展临床试验，受委托人以承担合同规定的责任，申请人对临床试验的安全性和有效性数据负总责 （三）申请人应保存临床试验相关记录，

续表

序号	修订关键节点	原条款	说明	修订条款
			研究组织、药物临床试验机构、研究人员资料和信息，以备临床试验现场检查和责任追溯 申请人应对临床试验过程中因使用试验用药品给受试者造成的损害承担赔偿责任	以供监管部门检查，应保存至药品获得批准上市或不再使用试验用药品的至少5年备查 （四）试验用药品管理。保证试验用药品符合GMP要求。试验用药品的供应、分配及处理情况应及时记录。试验结束或暂停时从研究人员或临床试验机构处回收并处理试验用药品 （五）安全信息报告。对试验用药物进行安全性评价，及时向研究人员、伦理委员会、监管机构通报安全性信息 （六）申请人应对临床试验过程中因使用试验用药品给受试者造成的损害承担赔偿责任
8	关键人员职责与法律责任	—	CRO法律界定与职责	【CRO法律界定与职责】第……条 合同研究组织（CRO）与申请人签订书面合同，承担申请人一项或多项职责的个人或机构。CRO应承担书面合同规定的部分或全部申请人职责，包括评估临床试验报告、准备申请材料等
		—	伦理委员会法律界定与职责	【伦理委员会法律界定与职责】第……条 伦理委员会是由医学专业人员、法律专家及非医务人员组成的独立组织，对临床的伦理性和科学性这两方面进行审查。临床试验经伦理委员会审评通过并持续符合审评要求后方能开展。伦理委员会承担以下职责： （一）遵循书面程序对临床试验进行初次审查及持续性审查，对临床试验做出批准、要求修改和不批准的书面决定 （二）监督研究人员获得知情同意书的程序是否合法，对知情同意书的内容进行审阅；试验过程中发现受试者处于风险，及时暂停或中止试验 （三）保存临床试验过程中IRB相关活动的完整记录至临床试验完成后3年备查，包括会议记录、成员资质证明、审评记录等，供监管部门检查及复印 【伦理委员会法律责任】 【伦理委员会违规时取消资格】第……条 伦理委员会有明显违规操作时，药品监管机构会向伦理委员会及所在试验机构发布违规信，并要求伦理委员会在一定期限内回复并说明纠正措施。伦理委员会采取纠正措施前，

序号	修订关键节点	原条款	说明	修订条款
				不得审评新试验，正在进行的试验不得增加新受试者；若试验对受试者造成直接危害，则药品监管机构将直接终止试验 伦理委员会所在试验机构对违规操作负有责任时，根据责任认定追究试验机构的责任 第……条 伦理委员会及所在试验机构在收到违规信后没有纠正违规行为，并屡次违规操作，导致受试者的权益受到有害影响，药品监管机构将取消伦理委员会的审评资格。通知申请人和研究人员，并向社会公示。 伦理委员会取消资格后，正在审评的临床试验都将失效。已审评的临床试验所得数据无法支持上市申请。伦理委员向药品监管部门提交书面的纠正措施，重新符合法规要求后，可恢复资质
8	关键人员职责与法律责任	—	研究人员法律界定与职责	【研究人员法律界定与职责】第……条 研究人员指在临床试验机构负责开展临床试验的个人。主要研究人员（PI）指临床试验研究团队中负有领导责任的研究人员。研究人员承担以下职责： （一）依照法规、GCP与试验方案的要求，执行临床试验 （二）依法获取受试者知情同意，保护受试者的权益。试验过程中受试者遭遇风险时，应采取紧急安全措施，及时救助受试者 （三）依法管理研究用药品。只有研究人员能向受试者提供试验用药品；试验结束或终止时向申请人返还所有试验用药品 （四）保存临床试验相关记录如完整病例记录、药品分配及处理记录，以供监管部门检查，如保存至药品上市申请获批或不再使用试验用药品的2年内 （五）安全性报告责任。①及时向发起人报告研究用药物引起或可能引起的任何不良反应，对于严重不良反应，应及时上报，对于一般不良事件应记录，并按试验方案计划报上报。②试验过程中及时提交试验阶段性报告，试验完成后提交完整的最终报告 【研究人员法律责任】 【研究人员资格罚】第……条 研究人员多次或故意违反受试者保护、伦理委员会相关要求，或者多次或故意向监管机构、发起人

续表

序号	修订关键节点	原条款	说明	修订条款
				提交包含虚假信息的相关报告，药品监管机构通知研究人员、该研究人员参与研究项目的发起人和伦理委员会，剥夺该研究人员参与临床试验资格，并向社会公示。 第……条 在删除剥夺资格研究人员提交的虚假数据后，如果药品监管机构认为现有数据不足以得出可以确保受试者安全的结论，则不予批准和中止临床试验。如果监管机构认为研究项目对公众健康构成威胁，则药品监管机构将立即终止临床试验，并通知发起人上述决定。
8	关键人员职责与法律责任	—	法律责任	【申请人法律责任】【警告信及禁业罚】第……条 临床试验核查中发现申请人、研究人员、合同研究机构、监查员、伦理委员会违反本法及《药物临床试验质量管理规范》的要求，药品监管机构发布警告信，并处以5年以上禁业罚，向社会公示。 【恶意造假追究刑事责任】第……条 药物临床试验过程中，申请人、研究人员明知并故意做出如下行为，追究刑事责任： （一）以任何欺诈手段，故意伪造、隐藏重要临床试验事实 （二）做出任何重大虚假、伪造或欺诈性陈述或申述 （三）制造或使用任何虚假书面资料，并且已知内容包括重大虚假、伪造或欺诈性陈述或申述 刑法中增加衔接性条款：【陈述或申述造假罪】药物研发、申报及审评过程中，相关人员向药品监管机构提交虚假陈述或申述资料，应处三年以下有期徒刑或者拘役，并处罚金；对人体健康造成严重危害或者有其他严重情节的，处三年以上十年以下有期徒刑，并处罚金；致人死亡或者有其他特别严重情节的，处十年以上有期徒刑、无期徒刑或者死刑，并处罚金或者没收财产

序号	修订关键节点	原条款	说明	修订条款
9	建立灵活沟通程序	—	明确临床前会议的定义和适用，强调会议结论具有法律效力，申请人有回复机会	【灵活沟通】第……条 治疗危及生命或严重疾病的药品申请人可在临床试验申请前，向国务院食品药品监督管理部门药品审评机构申请召开临床前会议。 会议应以书面形式就有关临床试验设计和规模参数达成一致的协议，并作为监管记录的一部分，试验开始后不得改变协议，除非满足下述条件：（ⅰ）发起人或申请人的书面同意；（ⅱ）审评负责人在试验开始后发现药品安全有效性的关键性科学问题 审评过程和检查程序中出现科学问题和监管问题时，一般以召开会议或书面回复的形式，给予申请人回复和解释问题的机会
10	临床试验数据公开应纳入法律规定	—	我国药物临床试验管理信息系统应建立药物临床试验注册和结果数据库，公开临床试验基本注册信息、临床试验结果数据、临床试验过程中安全性报告信息、审批结果与行政处理措施等	【临床试验数据公开】第……条 药物临床试验注册信息、结果数据、安全性报告信息、临床试验审评结果、临床试验现场检查结果、临床试验违规处理措施等信息应公开

术 语 表

表1　美国临床试验术语

中文	英文及缩写
卫生和人类服务部	Health and Human Services，HHS
新药办公室	Office of New Drug，OND
仿制药办公室	Office of Generics，OGD
执法部	Office of Compliance，OC
科学研究处	Office of Scientific Investigations，OSI
法规事务部	Office of Regulatory Affairs，ORA
人类研究保护办公室	Office for Human Research Protection，OHRP
国立卫生院	National Institutes of Health，NIH
生物研究监查项目	Bioresearch Monitoring Program，BIMO
人类受试者保护	Human Subject Protection，HSP
《食品药品和化妆品法案》	Food Drug Cosmetric Act，FDCA
《公共健康服务法》	Public Health Service Act，PHSA
联邦法典	U.S. Laws
《联邦法规汇编》	Code of Federal Regulations，CFR
国立卫生研究院	National Institute of Health，NIH
《FDA现代化法案》	Food and Drug Administration Modernization Act，FDAMA
《食品与药品管理修正案》	Food and Drug Administration Amendments Act，FDAAA
《安全与创新法案》	Food and Drug Administration Safety and Innovation Act，FDASIA
合规项目指导手册	Compliance Program Guidance Manual（CPGM）For FDA Staff
法律和程序手册	Manual of Policies and Procedures，MaPPs
商业赞助IND	Commercially Sponsored IND
发起人兼研究人员	Sponsor-Investigator
国际医学科学组织	Council for International Organizations of Medical Sciences，CIOMS
临床试验暂缓	Clinical Hold

中文	英文及缩写
化学、制造和质量控制信息	Chemistry, Manufacturing, and Controls, CMCs
临床前会议	Pre-IND Meeting
Ⅰ期结束会议	END-OF-PHASE 1 MEETING, EOP1
Ⅱ期结束会议	END-OF-PHASE 2 MEETING, EOP2
上市申请前召开会议	"pre-NDA" meetings,
《处方药消费者付费法案》	Prescription Drug User Fee Act, PDUFA
消费者安全官	Consumer safety officer, CSO
调查官	Ombudsman
完备且良好对照试验	Adequate and well controlled trials
扩大使用/同情使用	Expanded access uses/passionate uses
快速通道	Fast-track
突破性疗法	Breakthrough-therapy
加速审批	Accelerated approval
生物等效性试验	Bioequivalence, BE
生物利用度	Bioavailability, BA
临床药理办公室	Office of Clinical Pharmacology
生物等效部门	Division of Bioequivalence
非活性成分指南	Agency's Inactive Ingredient Guide, IIG
数据监测独立委员会	Data Safety Monitoring Committee, DMC
人体研究保护认证体系	Association for the Accreditation of Human Research Protection Program, AAHRPP
认证文件	Federal wide Assurance, FWA
新药申请	New Drug Application, NDA
简略新药申请	Abbreviated New Drug Application, ANDA
研究新药申请	Investigational New Drug Application, IND
伦理委员会	Institutional Review Board, IRB
独立伦理委员会	Independent Ethics Commitee, IEC
《儿科标签法规》	Pediatric Labeling Rule

中文	英文及缩写
儿科研究要求	Proposed Pediatric Study Request，PPSR
国家儿童健康和人类发展研究所	National Institute of Child Health and Human Development，NICHD
《儿科最佳药物法案》	Best Pharmaceuticals for Children Act，BPCA
《儿科研究公平法案》	Pediatric Research Equity Act，PREA
儿科药物审评委员会	Pediatric Review Committee，PRC
检查报告	Establishment Inspection Report，EIR
违规信	Noncompliance letter
禁令	Debarment order
申请完整性政策	Application Integrity Policy，AIP
"欺诈，重大事实虚假陈述，贿赂和非法馈赠的最终政策"	"Fraud，Untrue Statements of Material Facts，Bribery，and Illegal Gratuities; Final Policy"
治疗等效性	Therapeutic Equivalence，TE
申请完整性政策委员会	Application Integrity Policy Committee，AIP-C
可信性评价	Validity Assessment
强制性禁止	Mandatory Debarment
许可性禁止	Permissive Debarment
研究者发起的科研性临床研究	Investigator Initiated Trial，IIT
发起人	Sponsor
合同研究组织	CRO
主要研究人员	Principal Investigator，PI
新分子实体	New Molecular Entity，NME
上市后要求	Postmarketing Requirements，PMR
上市后承诺	Postmarketing Commitment，PMC
现场管理组织	Site Management Organization，SMOs
临床研究监查员	CRA

续表

中文	英文及缩写
临床研究协调员	CRC
现场管理组织	Site Management Organization，SMOs

表2   欧盟临床试验术语

中文	英文	中文	英文
欧洲药监局	The European Medicines Agency，EMA	管理委员会	Management Board
工作组	Working parties	科学咨询组	scientific advisory groups
人用药品委员会	Committee for Medicinal Products for Human Use，CHMP	药物警戒审评委员会	Pharmacovigilance Risk Assessment Committee，PRAC
兽用药品委员会	Committee for Medicinal Products for Veterinary Use，CVMP	孤儿药委员会	Committee for Orphan Medicinal Products，COMP
传统草药委员会	Committee on Herbal Medicinal Products，HMPC	先进疗法委员会	Committee for Advanced Therapies，CAT
儿科委员会	Paediatric Committee，PDCO	欧洲经济区	the European Economic Area，EEA
欧洲临床试验数据库	EudraCT database	临床试验注册网站	the EU Clinical Trials Register，EUCTR
儿科研究计划	paediatric-investigation-plan，PIP	临床试验申请	clinical trial Authorization，CTA
药监机构牵头组织	heads of Medicines Agencies，HMA	欧盟委员会	European Commission，EC
管理组	Management Group	常设秘书处	Permanent Secretariat

续表

中文	英文	中文	英文
临床试验协调小组	Clinical Trials Facilitation Group, CTFG	条约	Treaty
官方公报	Official Journal	法规	Regulation
指令	Directive	检查	inspections
行政费用	administrative costs	审计	audited
审计通过	the green light	临床试验的开始/中止/暂停/提早结束	Start of trial, suspension or temporary holds, early termination
非干预研究	non-interventional study	临床研究	clinical study
确定	ascertaining	常规临床实践	Normal clinical practice
诊断	diagnostic	监查	monitoring
低干预度的临床试验	Low-intervention clinical trial	非干预性研究	Non-interventional study
非商业性申办者	non-commercial sponsors	学术机构	academia
替代疗效终点指标	surrogate endpoint	诸如世界医学学会	World Medical Association
《赫尔辛基宣言》（2008年版）	Declaration of Helsinki	门户网站	EU Portal
确认受理	Verify	默示批准	tacit authorization
事先审批	Prior authorisation	伦理委员会	ethics committee
报告成员国	reporting Member State	相关成员国	Member State Concerned
申请资料	dossier	确认	validate
完善	completed	审评报告	Assessment report
偏好	preference	先进疗法的试验用药物	Advanced therapy medicinal product
组织改造产品	tissue engineered product	组织工程产品	tissue engineered product

续表

中文	英文	中文	英文
报告日期	reporting date	补充资料	additional information
报酬	rewarding	补偿	compensating
损害赔偿	damage compensations	独立监管决定	a single administration decision
上诉程序	appeal procedure	实质性修正	Substantial modification
受试者	Subject	未成年人	Minor
无行为能力的受试者	Incapacitated subject	法定代理人	Legally designated representative
知情同意	Informed consent	临床试验的起点	Start of a clinical trial
临床试验的终点	End of a clinical trial	提前终止临床试验	Early termination of a clinical trial
临床试验的暂停	Temporary halt of a clinical trial	临床试验的中止	Suspension of a clinical trial
模块数据库	a module of the database	不良事件	
	adverse events		
严重不良事件	serious adverse event	非预期严重不良反应	unexpected serious advers
e reaction			
临床研究报告	clinical study report	生产	manufacturing
拆分	dividing up	解毒剂	challenge agents
伴用药品	concomitant medications	辅助药品	auxiliary medicinal product
已许可的试验用药品	authorised investigational medicinal product	已许可的辅助药品	authorised auxiliary medicinal product
直接包装的有限标签	Limited labelling of immediate packaging	直接包装的有限标签	Limited labelling of immediate packaging

续表

中文	英文	中文	英文
儿科人群	paediatric	许可儿科适应证的药品	medicinal product authorised for a paediatric indication
产品性质梗概	the summary of the product characteristics	儿科使用上市许可	paediatric use marketing authorisation, PUMA
补充保护证书	supplementary protection certificate, SPC	儿科药品临床研究	clinical investigation of medicinal products in the pediatric population
儿科药品管理法规	The Pediatric Regulation, PR	框架计划	Community Framework Programs
集中审评程序	Centralized Procedures	相互认可程序	Mutual Recognized Procedure, MRP
成员国程序	CTA dependent National Procedure	生物等效性研究	bio-equivalence, BE
申办者	Sponsor	研究者手册	Investigator's Brochure
监查	monitoring	法定代理人	legal representative
自然人	a natural person	法人	a legal person
合同研究组织	contract research organisation's, CRO	检查报告	Inspection Reporting, IR
推荐信	recommendation	GCP检查工作组	Good Clinical Practice Inspectors Working Group, GCP IWG
标准操作规程	Standard Operating Procedures, SOP	临床试验报告	Clinical Study Report, CSR
临床试验报告表	Case Report Form, CRF	生物制品授权申请	Biologics Licence Application, BLAs

续表

中文	英文	中文	英文
国家联络点	National contact points	临床试验协调和咨询小组	Clinical Trials Coordination and Advisory Group, CTAG
伦理委员会	Independent Ethics Committee, IEC	药物警戒数据库	Eudravigilance
英国卫生部	Department of Health, DH	部级委员会	a ministerial department
英国医疗服务体系	National Health Service, NHS	英国药监局	Medicines and Healthcare products Regulatory Agency, MHRA
《英国药品法》	《Medicines Act》	发证机关	licensing authority
上诉小组	appeal panel	基因治疗委员会	Gene Therapy Advisory Committee
转基因修饰生物药物	genetically modified organism	英国伦理委员会主管机构	United Kingdom Ethics Committee Authority, UKECA
临床试验和临床研究及患者安全	Clinical trials and investigations and Patient safety	国务秘书	the Secretary of State
英格兰卫生部发布的指导性文件	Department of Health guidance HSG（91）5, HSG（91）5	全民医疗保健体系	national health service, NHS
地区性的伦理委员会	Local Research Ethics Committee, REC	英格兰卫生部发布的指导性文件	Department of Health guidance HSG（97）23, SG（97）25
多中心伦理委员会	Multi-center Research Ethics Committee, MREC	伦理委员会中央办公室	Central Office for Research Ethics Committees, COREC

续表

中文	英文	中文	英文
《NHS伦理委员会管理要求》	Governance Arrangements for NHS Research Ethics Committees, GA f REC	全国伦理研究服务体系	National Research Ethical Services, NRES
地区性的伦理委员会	Local Research Ethics Committee, LREC	《英国伦理委员会标准操作规程》	《tandard Operating Procedure for UK RECs》
违法通知	Infringement notices	执法机构	enforcement authority
违法行为	Offences	违法犯罪行为	guilty of an offence
虚假或误导性信息	False or misleading information	尽职辩护	Defence of due diligence
简易程序定罪	summary conviction	监禁	imprisonment
试验伦理委员会标准操作规程	Standard Operating Procedures for Research Ethics Committees	保险、补偿、赔偿的法律要求	lusurance, CT-Aemnity and compensation Legal requirements
现场管理组织	Site Management Organization, SMO	医疗过失信托计划	clinical negligence scheme for trusts
索赔发生制	CLAIMS MADE FORM		

表3　日本临床试验术语

中文	英文	中文	英文
药事法	pharmaceutical affairs law, PAL	临床试验通报：（ER-PAL第269条）	notification of clinical trial protocol, CTN
药事法施行令	enforcement ordinance of pharmaceutical affairs law	临床试验操作：（药事法第80-2条）	handling of clinical trials
药事法施行规则	the Enforcement Regulations of PAL, ER-PAL	试验用药	investigational drug

续表

中文	英文	中文	英文
药品和医疗器械法	law for the pharmaceuticals and medical devices agency	研究员手册:(药事法施行规则第273条第1条第1项)	Investigator's brochure
临床试验:(药事法第2条第16项)	clinical trial / study	药品和医疗器械管理局	Pharmaceutical and Medical Devices Agency, PMDA
临床试验常驻经理人［规则第269（1-13）条］	resident clinical trial manager	政令	Cabinet Order
临床试验责任医师［规则第269（8）条］	investigator	省令	MHLW regulation
主要研究者	Principal Investigator, PI	厚生劳动省	Organization of Ministry of Health, Labour, and Welfare, MHLW
药品与食品安全局	Pharmaceutical and Food Safety Bereau, PFSB	评价和许可司	the Evaluation and Licensing Division
安全部	Safety Division	合规与禁毒处	Compliance and Narcotics Division
血液和血液制品事业部	Blood and Blood Products Division	上市许可申请	Marketing Approval Application, MAA
药品和医疗器械审评中心	Pharmaceuticals and Medical Devices Evaluation Center	药品安全性和研究组织	the Organization for Pharmaceutical Safety and Research, OPSR/KIKO
医疗器械中心	the Medical Devices Center	《特别法人合理化计划》	the special corporation rationalization plan
面对面协商机制	the interview advice or face-to-face advice system	事先咨询	prior consultation
再评价申请	re-examination and re-evaluation	新化学实体	new chemical entities, NCE

中文	英文	中文	英文
协调委员会成员	the study coordinating committee	研究者发起的临床试验	Investigator-initiated clinical trials, IITs
辅助研究者	Sub-investigator, Sub-I	现场检查	on-site inspection
适合性书面调查	document—based conformity inspection	病例报告表	Case Report Form, CRF
自愿登记的临床试验	Voluntary CT registry	日本药物信息中心	Japan Pharmaceutical Information Center, JAPIC
验证性试验	confirmatory CTs	探索性药效试验	exploratory efficacy trials
医学杂志编辑国际委员会	International Committee of Medical Journal Editors, ICMJE	医学杂志编辑国际委员会	International Committee of Medical Journal Editors, IFPMA
欧洲制药工业协会	European Federation of Pharmaceutical Industries and Associations, EFPIA	日本制药工业协会	Japanese Pharmaceutical Manufacturers Association, JPMA
美国制药工业协会	Pharmaceutical Research and Manufacturers of America, PhRMA	《通过临床试验登记和数据库披露临床试验信息》	Joint Position on the Disclosure of Clinical Trial Information via Clinical Trial Registries and Database
《药物不良反应解除、研究开发推广及产品评审机构法》	The Law of the Organization for Drug ADR Relief R&D Promotion and Product Review		

沈阳药科大学国际食品药品政策与法律研究中心简介

沈阳药科大学国际食品药品政策与法律研究中心（International Food & Drug Policy and Law Research Center）于2016年7月经校长办公会批准成立，专注国际药品、医疗器械、食品监管法律、政策、国际监管科学标准与指南研究工作，适应药品市场全球化、监管全球化、药物政策国际化的新形势。上海东富龙科技股份有限责任公司与中心进行战略合作，设立"东富龙-沈药"政策研究基金。

中心自建立以来，主办药品管理法修订高级研讨会、激励药物创新高级研讨会、药品上市许可持有人高级研讨会，得到国家食品药品监督管理总局高级研修学院、中国外商投资企业协会药品研制和开发行业委员会（RDPAC）、西安杨森制药有限公司、哈尔滨三联药业股份有限公司、天士力制药集团、沈阳兴齐眼药股份有限公司、上海勃林格殷格翰药业有限公司、山东绿叶制药有限公司、湖南景峰医药股份有限公司的大力支持。

主要研究领域

（一）药品、医疗器械、食品法律法规研究
（二）药品、医疗器械、食品政策研究
（三）ICH、PIC/S系列指南研究
（四）药品风险效益评价方法与应用研究
（五）药品器械食品监管理论研究

中心研究成果

（一）国家食品药品监督管理总局项目
　　药品管理法实施评估研究
　　药物临床试验管理制度研究

药品进出口管理制度研究

药物紧急授权使用管理制度研究

中美创新药管理法律制度比较研究

药品上市许可制度设计研究

药品风险管理研究

食品药品安全应急管理机制研究

国外药品监管机构变革调研

药品监管信息化调研

保健食品监管调研

仿制药管理制度调研

药用辅料管理制度调研

（二）WHO及国家卫生计生委（含原卫生部）项目

药品耗材招标采购模式发展研究

公立医院药房改革研究

基本药物制度相关信息数据库研究

循证为基础的基本药物遴选模式研究（WHO项目）

我国基层医疗卫生机构基本药物剂型规格、包装标准化研究

（三）其他研究项目

创新驱动产业发展战略研究（工信部项目）

药物警戒规范制定研究（CFDA药品评价中心）

药品风险管理计划制定与推进策略研究（CFDA药品评价中心）

原辅料包材DMF与药品上市许可关联审评研究

药品风险管理计划及实施策略研究

儿科药物不良反应数据挖掘研究

抗菌药物药品不良反应数据挖掘研究

以风险为基础的企业药品生产线风险识别模型研究

企业在药物警戒和药品风险管理中的地位和责任研究

米多君安全性有效性评价

医疗器械重点监测品种研究

新药研发中的专利策略研究

新药研发价值评估模型研究

化妆品不良反应报告质量评估研究

药品说明书风险管理研究

藏药执业药师制度设立研究（西藏自治区食品药品监督管理局）

药品上市许可持有人制度实施路径研究

注射用益气复脉药物经济学评价研究

普佑克药物经济学评价研究

（四）微信公众号

中心创办微信公众号"国际药政通"，刊发国际食品药品、医药行业相关政策最新进展，政策和法律解读等相关文章，在业内建立了一定的影响力。

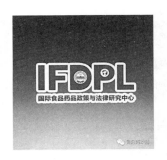